Herzgesunde Kost

Herzgesunde Kost

Über 100 Rezepte aus der
Jahreszeitenküche von Dean Ornish

Dr. Dean Ornish

Janet Fletcher, Jean-Marc Fullsack
und Helen Roe

Aus dem Amerikanischen
von Hasso Rost

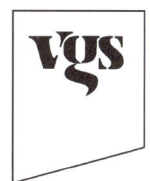

Die Deutsche Bibliothek – CIP-Einheitsaufnahme

Herzgesunde Kost : über 100 Rezepte aus der Jahreszeitenküche von Dean Ornish / Dean Ornish ... Aus dem Amerikan. von Hasso Rost. – Köln : vgs, 1998
Einheitssacht.: Everyday cooking with Dr. Dean Ornish ⟨dt.⟩
ISBN 3-8025-1361-4

© vgs verlagsgesellschaft, Köln 1998

Umschlagfoto: The Stock Market / Swarthout & Associates
Umschlaggestaltung: Christa Stüber, Köln
Redaktion: Martina Weihe-Reckewitz
Lektorat: Marcus Reckewitz, Bonn
Produktion: Ilse Rader
Satz: Typo Forum Gröger, Singhofen
Druck: Freiburger Graphische Betriebe, Freiburg
Printed in Germany
ISBN 3-8025-1361-4

Inhalt

Hinweis des Autors

Wenn Sie an koronarer Herzkrankheit, Übergewicht oder sonstigen Gesundheitsstörungen leiden, holen Sie in jedem Fall ärztlichen Rat ein, bevor Sie mit der Umsetzung unserer Ratschläge und Rezepte beginnen. Entscheidungen, die die Gesundheit betreffen, sollten individuell und nur nach Absprache mit dem behandelnden Arzt getroffen werden. Wenn sich Ihr Befinden verbessert, können Sie vielleicht sogar auf Medikamente, die Sie bis dahin nehmen mußten, teilweise oder gänzlich verzichten. Verändern Sie Ihre Medikation aber keinesfalls, ohne Ihren behandelnden Arzt zu fragen; das plötzliche Absetzen einiger Wirkstoffe kann sehr gefährliche Folgen haben.

Eine medikamentöse oder chirurgische Behandlung oder eine Veränderung des Lebenswandels zeigt nicht unbedingt bei jeder Person die gleiche Wirkung; mancher verliert trotz aller Bemühungen kein Gewicht oder fühlt sich gerade wegen einer Gewichtsabnahme schlechter.

Dieses Buch gründet auf den aktuellen wissenschaftlichen Erkenntnissen zur menschlichen Ernährung, die sich jedoch ständig erweitern, was dazu führen mag, daß dereinst einige der hier ausgesprochene Empfehlungen abgewandelt oder ergänzt werden müssen.

Ziel meiner Arbeit ist es, Ihr Verständnis dafür zu wecken, wie positiv sich eine umfassende Änderung Ihrer Lebensführung auf Ihre Gesundheit auswirken kann. Darüber hinaus liegt mir daran, daß Sie nach der Lektüre dieses Buches in der Lage sind, mit Ihrem Arzt ein fachkundiges Gespräch über eine gesunde Ernährungsweise zu führen, daß Sie gemeinsam mit ihm Ratschläge aus diesem Buch erörtern – ganz im Sinne einer selbstbestimmten und gesunden Lebensführung.

Eine Entscheidung für das Leben

■ *Warum ich dieses Buch geschrieben habe*

Mit Freude nehme ich zur Kenntnis, daß mir jedes Jahr Tausende von Menschen schreiben, die davon berichten, daß sich ihr Leben – oft tiefgreifend – verändert habe, seit sie die Umstellungen in Ernährung und Lebenswandel, die meine Kollegen und ich empfehlen, vollzogen haben. Nachdem »Mehr essen, weniger wiegen« erschienen war, wurde ich von vielen Lesern bestürmt, hierzu einfache Rezepte mit alltäglichen Zutaten nachzureichen.

■ *Köstlich und wertvoll*

Als ich vor einigen Jahren mit meinen Forschungsergebnissen nachweisen konnte, daß sich selbst schwere Schädigungen der Herzkranzgefäße durch eine konsequente Umstellung der Ernährung und Lebensführung zurückbilden lassen, waren die meisten Menschen über Ernährungsfragen noch nicht sonderlich gut informiert. Die meisten hingen noch der irrigen Annahme nach, daß eine Mahlzeit entweder lecker, dann aber fettreich und gesundheitsschädlich sei, oder aber sie sei gesund und fettarm, schmecke dann aber fade. Mit Hilfe namhafter Köche und Ernährungsfachleute konnte ich jedoch zeigen, daß man sehr wohl schmackhafte und gleichzeitig gesunde Gerichte zubereiten kann.

Viele Menschen halten fettreiche Speisen nach wie vor einfach deshalb für schmackhafter, weil die großen Küchenmeister mit Fett traditionell nicht geizten. Wahr ist jedoch, daß nicht die Menge des Fettes, sondern in erster Linie die Zubereitungsart über den Geschmack einer Speise entscheidet: Fettige Mahlzeiten schmecken grauenhaft, wenn sie falsch zubereitet werden; umgekehrt können fettarme Gerichte ausgesprochen delikat sein, wenn man sie nur richtig zuzubereiten versteht.

Und so ließ ich meine fettarmen Rezepte von hervorragenden Köchen entwickeln, auch wenn einige nicht gerade für eine kalorienarme Küche bekannt waren. Denn ich war sicher: Gute Köche wissen, wie man gutes Essen zubereitet – auch ohne Fett.

Einige der besten Köche Nordamerikas konnte ich für mein Vorhaben gewinnen. Ich gab ihnen lediglich vor, im Rahmen meiner Richtlinien zu arbeiten. Einschränkungen, die Rezepte einfach oder praktisch zu halten, gab es keine. Im Ergebnis waren die Gerichte zwar delikat, viele davon jedoch schwierig und zeitraubend zuzubereiten; viele enthielten zudem teure oder seltene Zutaten, die nicht ohne weiteres zu beschaffen waren.

■ *Wenig Fett, viel Geschmack*

In diesem Buch stelle ich Ihnen nun über 100 einfache und dennoch außergewöhnliche Rezepte mit preiswerten und gebräuchlichen Zutaten für frische und köstliche Gerichte vor, die Sie ohne großen Zeitaufwand zubereiten können. Die Rezepte sind in jahreszeitliche Menüs unterteilt, damit Sie stets frisches Obst und Gemüse zur besten Erntezeit nutzen können. Ich hoffe, daß Ihnen diese Art des Kochens und Essens viel Vergnügen bereiten wird.

Sie profitieren auf diesem Weg von den Erfahrungen, die meine Kollegen und ich während all der Jahre gesammelt haben, in denen wir die Grundlagen und Feinheiten gesunder Ernährung in ungezählten Schulungen in den gesamten Vereinigten Staaten gelehrt haben. Die Ratschläge und Rezepte auf den folgenden Seiten sind in der Praxis viele Male erprobt.

■ Nicht nur das Herz ...

Mit der von mir und meinem Team entwickelten Ernährungsweise kann man nicht nur koronare Gefäßschäden zurückführen, man kann selbstverständlich auch Herzerkrankungen vorbeugen. In den westlichen Wohlstandsgesellschaften sterben am Herzinfarkt mehr Menschen als an fast allen anderen Krankheiten zusammen. Dabei könnten wir die Zahl der Todesfälle durch Herzkrankheiten drastisch reduzieren, wenn wir nur umsetzen würden, was wir schon längst wissen – im Klartext: wenn wir uns an das hier vorgestellte Ernährungsprogramm hielten.

Für eine Umstellung Ihrer Ernährung und Ihres Lebenswandels sollte aber nicht allein die Hoffnung auf ein längeres Leben oder das Hinausschieben von Altersbeschwerden Motivation sein, sondern auch der Gewinn an Lebensqualität – und zwar heute. Ich selbst habe mit meinem neunzehnten Lebensjahr begonnen anders zu leben und mich anders zu ernähren: Bis heute sind meine Cholesterinwerte und mein Blutdruck niedrig geblieben. Ich bin kerngesund. Aber darüber hinaus fühle ich mich auch einfach unvergleichlich besser als vorher. Ich habe mehr Energie. Ich denke klarer. Ich fühle mich insgesamt wohler. Und ich kann, wenn ich Hunger habe, die köstlichsten Dinge essen – ohne mich um mein Gewicht sorgen zu müssen.

Viele Männer haben mir berichtet, daß sich sogar ihre sexuelle Potenz erhöht habe. (Das Herz ist schließlich nicht das einzige Organ, das von einem verbesserten Blutfluß profitiert.) Andere schrieben mir, daß sie seit der Ernährungsumstellung besser riechen, daß sogar ihr Atem angenehmer wirkt, was nicht sonderlich verwundert, bedenkt man, daß der Körper seine Abfallprodukte nicht nur über Darm und Blase, sondern auch über die Haut und die Atemluft ausscheidet. Viele Menschen stellten fest, daß sie ausgeglichener wurden, daß sich ihr Asthma verbesserte, daß ihre Arthritis weniger schmerzte, daß ihre Kraft und Ausdauer zunahm usw. Es geht also nicht nur darum, länger zu leben und Risikofaktoren auszuschalten – es geht vor allem auch darum, das Leben mit Freude zu genießen und sich wohl zu fühlen.

Im Zuge meiner Forschungen mußte ich immer wieder feststellen, daß viele Menschen eine Abneigung gegen Nahrungsmittel haben, die sie nicht kennen oder die ihnen nicht sonderlich schmecken, mögen diese auch noch so gesund sein. Als ich 1977 meine erste Studie leitete, ertrugen die zehn teilnehmenden Herzpatienten unser indisches Curry gerade einmal drei Tage lang; dann legten sie die Löffel nieder und forderten mehr Abwechslung im Speiseplan. Unsere Köchin, die auf ihre Künste in der indischen Küche zu Recht stolz war, mußte sich den kulinarischen Wünschen unserer Patienten beugen.

1980 leitete ich meine zweite Studie. Dieses Mal bereitete Martha Rose Shulman, eine begnadete Köchin und Autorin mehrerer ausgezeichneter Kochbücher, einen Monat lang alle Mahlzeiten zu. Martha hatte lange in Frankreich gelebt und von dort eine Vorliebe für französische Gemüsepasteten und andere kulinarische Köstlichkeiten mitgebracht, die sie unseren Patienten angedeihen ließ. Wiederum dauerte es ganze drei Tage, bis unsere Versuchspersonen gegen die exquisite Verpflegung aufbegehrten (»Wir essen nichts, was wir nicht kennen.«) und nach vertrauten heimischen Lebensmitteln verlangten: Maiskolben, Kartoffeln, weißen Bohnen, Kohl, Salaten usw. Aus diesen Erfahrungen habe ich gelernt.

Einkaufen und Kochen sind vielen Menschen unvertraute Tätigkeiten, die sie verunsichern. Früher ging es mir genauso. Zwischen den Regalreihen großer Supermärkte fühlte ich mich ziemlich hilflos und von der schieren Masse des Angebotes überwältigt. Bei einem Fertiggericht war die Angelegenheit hingegen einfach: aufwärmen und essen. Aber was sollte ich mit einer Tüte frischer Bohnen anfangen? Wieviel brauchte ich davon? Was sollte ich damit machen, wenn ich nach Hause kam? Mir als ungeübtem Koch erschien das alles viel zu schwierig und fremd. Wieviel leichter und einfacher war es da doch, Fertigmahlzeiten zu kaufen oder im Restaurant zu essen.

Dieses Buch ist für all jene gedacht, denen es so ähnlich geht, wie es mir damals ging. Beim Lesen der Rezepte werden Sie immer wieder feststellen, daß Sie das auch können. Sie brauchen keine besonders aufwendigen Geräte und auch nicht viel Zeit, um fettarm zu kochen. Außerdem sparen Sie Geld. Und zur Krönung schmecken die Gerichte auch noch richtig gut.

■ *Gute Ernährung ist nicht schwierig*

Die Ernährungswissenschaft mag eine vielschichtige und für den Laien undurchschaubare Disziplin sein, doch die Grundregeln einer gesunden Ernährung sind einfach. Auch ich arbeite bewußt auf einfache Regeln hin, denn je schwieriger man eine Anleitung darstellt, desto weniger sind die Menschen geneigt,

sie auszuführen.

Die wissenschaftlichen Grundlagen des »Life Choice«-Programms habe ich in meinen vorangegangenen drei Büchern – *Die Ornish-Herz-Diät, Revolution in der Herztherapie* und *Mehr essen, weniger wiegen* – ausführlich beschrieben. Hier soll es nun allein um die Küchenpraxis gehen; gleichwohl enthält das letzte Kapitel ab Seite 171 ausführliche Erläuterungen zur Ernährungstheorie.

Was ich 1981 in meinem ersten Buch an Empfehlungen ausgesprochen habe, gilt heute noch genauso, wie es damals galt. Mehr noch: Wissenschaftler haben inzwischen weiteres Beweismaterial dafür zusammengetragen, daß eine fettarme vegetarische Kost für die meisten Menschen eine nahezu optimale Ernährungsweise ist.

Deshalb rate ich nach wie vor zu denselben Lebensmitteln als wichtigste Bausteine der Ernährung: Obst, Gemüse, Getreide und Hülsenfrüchte, wahlweise ergänzt durch fettarme Milchprodukte und Eiklar.

Pflanzenöle sind ausgeschlossen, weil sie nichts anderes als flüssiges Fett sind. Selbst das vielgepriesene Olivenöl ist natürlich reines Fett, mit einem Anteil von immerhin noch 14 % gesättigten Fettsäuren. Je mehr Olivenöl Sie essen, desto höher wird Ihr Cholesterinspiegel steigen, und desto mehr Gewicht werden Sie zulegen.

Sofern Sie gerne Alkohol trinken, sollten Sie sich auf ein Glas eines beliebigen Getränkes pro Tag beschränken. Trinken Sie mehr, werden die schädlichen Wirkungen gegenüber dem möglichen Nutzen des Alkohols überwiegen. Wenn Sie bisher keinen Alkohol getrunken haben, wäre es unklug, jetzt damit anzufangen.

Verringern Sie Ihren Verbrauch an Kochsalz, vor

allem dann, wenn Sie unter Bluthochdruck, Nieren- oder Herzschäden leiden. Ihr Körper hält die Natriumkonzentration (neben Chlor der zweite Bestandteil von Kochsalz) in engen Grenzen von alleine konstant. Wenn Sie mehr Salz essen, als Ihr Körper braucht, lagert er Wasser im Gewebe ein, um die benötigte Konzentration wieder herzustellen. Darüber hinaus können Wasserablagerungen den Blutdruck steigen lassen. Ihre Nieren werden zwar ihr Bestes tun, um den Salzüberschuß auszuscheiden, aber das funktioniert nicht bei allen Menschen gleich gut. Schlimmer noch: Dauert der Bluthochdruck über längere Zeit an, schädigt er möglicherweise Ihre Nieren und deren Fähigkeit, Natrium abzuführen. Ihr Geschmackssinn wird sich ohne weiteres innerhalb weniger Wochen an eine verringerte Salzzufuhr gewöhnen; weniger Salz bewirkt dann dasselbe Geschmacksempfinden wie vorher eine weit höhere Menge.

Entwöhnen Sie sich vom Koffein. Koffein fördert zwar nicht das Entstehen von Herzerkrankungen, aber es begünstigt das Aufkommen von Streß, einem eindeutigen Risikofaktor für Herzschäden. Neben Kaffee ist es auch in schwarzem Tee, Kakao, Schokolade und vielen Medikamenten enthalten. Wenn Sie bisher regelmäßig Kaffee oder Tee getrunken haben, werden Sie in den ersten zwei oder drei Tagen Ihres Entzuges wahrscheinlich leichte Kopfschmerzen, Müdigkeit oder Reizbarkeit erdulden müssen. Alle Symptome verschwinden aber rasch.

■ Das »Life Choice«-Programm

Diese Diät ist Teil des in den USA vermarkteten »Life Choice«-Programms, welches außerdem regelmäßige Leibesübungen, Schulungen zur Streßbeherrschung und Nikotinentwöhnung sowie eine psycho-logische Unterstützung vorsieht. »Life Choice« heißt es deshalb, weil es die Betonung auf Lebensfreude (»life« heißt »Leben«) und nicht auf Furcht – vor Krankheit oder Tod – legt. »Choice« (Wahl, freier Entscheid) soll deutlich machen, daß die Entscheidung für diese Lebensweise aus eigenem Antrieb und nicht durch Zwang entsteht.

■ Warum Pflanzenkost?

Warum empfehle ich eine vegetarische Ernährung? Cholesterin kommt nur in Lebensmitteln tierischen Ursprungs vor, die überdies mehr oder weniger viel gesättigte Fette enthalten. Der Körper wandelt gesättigte Fette in Cholesterin um. Pflanzenkost enthält kein Cholesterin, und von wenigen Ausnahmen (Avocados, Samen, Nüsse und Öle) abgesehen, ist sie durchweg fettarm und beinhaltet auch kaum gesättigte Fettsäuren.

Fleisch enthält viel Eisen, welches oxidativ wirkt – das heißt, es wandelt Cholesterin in eine Form um, die sich leichter an den Arterienwänden festsetzt. Eisen begünstigt auch das Entstehen freier Radikale, die Krebsgeschwüre und eine abnorm schnelle Zellalterung verursachen können. Außerdem ist eine fleischhaltige Kost meist arm an Antioxidantien, welche diesen Prozessen entgegenwirken. Demgegenüber ist Pflanzenkost grundsätzlich arm an Oxidantien wie Eisen, dafür reich an Antioxidantien wie Betacarotin und den Vitaminen A, C und E. Tierische Lebensmittel enthalten auch so gut wie keine Ballaststoffe, pflanzliche Lebensmittel hingegen sehr viel.

In den letzten Jahren konnte die Wissenschaft neue Klassen chemischer Stoffe analysieren und dokumentieren, die dazu beitragen, Krankheiten zu verhindern und den Alterungsprozeß zu verlangsamen:

unter anderem Bioflavonoide, Carotinoide, Phytochemikalien und weitere Stoffe, die in pflanzlichen Nahrungsmitteln in relativ großen Mengen, in tierischen Lebensmitteln aber kaum enthalten sind. Betacarotin ist nur eines von über 600 bislang bekannten Carotinoiden, von denen ca. 40 in den verbreiteten Obstsorten und Gemüsen vorkommen. Mit anderen Worten: Es gibt immer mehr und immer überzeugendere Gründe, sich vegetarisch zu ernähren.

Vegetarische Kost trägt nicht nur zur Verhütung von Herzerkrankungen und Schlaganfällen, sondern auch von etlichen Krebsarten bei, darunter Brust-, Prostata-, Darm-, Lungen- und Eierstockkrebs. Ist die vegetarische Ernährung überdies fettarm, kann sie Osteoporose, Diabetes mellitus, Bluthochdruck, Übergewicht und viele andere Krankheiten verhindern helfen.

■ *Kohlenhydrate müssen nicht dick machen*

Einfache Kohlenhydrate, wie Zucker und andere konzentrierte Süßstoffe, Honig, Weißmehl und auch Alkohol, werden im Verdauungstrakt sehr schnell abgebaut und vom Körper aufgenommen. Der Blutzuckerspiegel schnellt in die Höhe, woraufhin der Körper rasch entsprechend viel Insulin herstellt, um den Zuckerspiegel wieder zu normalisieren. Zucker, der im Stoffwechsel nicht gebraucht wird, wird als Fett gespeichert – man wird dicker. Außerdem entwickeln einige Menschen durch eine andauernd erhöhte Insulinproduktion eine gewisse Resistenz gegen dieses Hormon, so daß sie, um die gleiche Wirkung zu erzielen, entsprechend mehr Insulin produzieren müssen. So wird eine potentiell gesundheitsschädliche »Insulinspirale« in Gang gesetzt.

Demgegenüber werden die verdaulichen komplexen Kohlenhydrate (Stärken) aus Obst, Gemüse, Getreide und Hülsenfrüchten langsam in ihre Bestandteile zerlegt und resorbiert und bewirken somit keinen sprunghaften Anstieg des Blutzuckers. Dies hält den Insulinausstoß der Bauchspeicheldrüse recht stabil.

Die unverdaulichen komplexen Kohlenhydrate (Ballaststoffe) in Vollkornmehl und braunem Reis sorgen für eine langsame Aufnahme der Kohlenhydrate (Glucose). Werden die Ballaststoffe – wie beim Weißmehl – entfernt, nimmt man auch mehr Kohlenhydrate auf, was wiederum eine Insulinantwort bewirkt. Sie brauchen deshalb nicht auf Nudeln und Brot zu verzichten, sollten aber möglichst auf Vollkornprodukte umsteigen. Auch Weißbrot oder polierter (weißer) Reis ist in kleineren Mengen in Ordnung, insbesondere wenn Sie dazu Gemüse oder andere komplexe Kohlenhydrate essen.

In der Regel wird man nicht durch den Verzehr von Nudeln dick, sondern vom in der Soße enthaltenen Fett. Ein Eßlöffel eines beliebigen Öls, inklusive Olivenöl, entspricht 14 g Fett oder 130 Kilokalorien (kcal). Eine normale Portion Nudelsoße enthält 2–3 EL Fett, also bis zu 400 kcal. Unter solchen Bedingungen darf niemand ernsthaft eine vernünftige Gewichtskontrolle erwarten. Übrigens ist es für den Energiehaushalt und damit für die Regulation des Körpergewichts völlig belanglos, welcher Art das verzehrte Fett ist, wenngleich fast alle Pflanzenöle nur relativ wenig der herzschädigenden gesättigten Fettsäuren enthalten.

Wenn Sie sich nahezu fettfrei mit Obst, Gemüse, Getreide und Hülsenfrüchten sowie kleinen Mengen Hühnereiweiß und fettarmen Milchprodukten ernähren, können Sie essen, wann immer Sie Hunger bekommen, und werden dennoch überschüssiges Gewicht verlieren. Und das alles, ohne Kalorien zählen oder Ihre Portionen halbieren zu müssen.

■ *Warum 10 % Fett?*

In den westlichen Industrienationen bestehen durchschnittlich 40 % der über die Nahrung zugeführten Gesamtenergiemenge aus Fetten. Ich empfehle eine Ernährung, die nur ca. 10 % der Nahrungsenergie aus Fett bezieht, und dies aus folgendem Grund: Ihr Körper benötigt ca. 4–6 % der gesamten Energiezufuhr in Form von Fett, um daraus die essentiellen Fettsäuren herzustellen. Addieren Sie hierzu einige Prozentpunkte als Sicherheitspolster, dann liegen Sie bei ca. 10 %. Erst übermäßige Mengen Fett und Cholesterin, also mehr als 10 % Energiezufuhr durch Fette, führen zu Übergewicht, Herz-Kreislauf-Schäden und anderen Krankheiten.

Um einen Anteil von 10 % Nahrungsfett zu ermitteln, benötigen Sie keinen Taschenrechner. Wenn Sie sich von Obst, Gemüse, Getreide und Hülsenfrüchten ernähren und gelegentlich Eiklar und Magermilchprodukte verzehren, werden Sie diesen Wert nicht überschreiten.

Bei den meisten Menschen entsprechen diese 10 % Nahrungsfett – abhängig vom Energiebedarf – 20–25 g Fett pro Tag. Natürlich brauchen Bauarbeiter mehr Nahrungsenergie als Sekretärinnen, Männer mehr als Frauen, Sportler mehr als Nichtsportler, aber 20–25 g dienen in jedem Fall als Richt- und Orientierungswert. Sofern Sie sich, wie oben beschrieben, vegetarisch und natürlich ernähren, brauchen Sie sich um eine Berechnung Ihres Fettverbrauchs nicht weiter zu kümmern. Essen Sie jedoch auch industriell gefertigte Lebensmittel, dann sollten Sie die Nährstoffangaben auf dem Etikett sorgfältig lesen! Wählen Sie nur solche Produkte, die pro Portion höchstens 3 g Fett beinhalten; je weniger, desto besser.

■ *Weshalb wenig Cholesterin?*

Ihr Nahrungsbedarf an Cholesterin ist gleich Null. Anders gesagt: Ihr Körper stellt alles Cholesterin, das er benötigt, selbst her. Wenn Sie mehr Fett und Cholesterin essen, als Ihr Körper metabolisieren (stofflich verwerten) kann, muß der Überschuß irgendwo bleiben – zum Beispiel in den Arterien. Wenn sich die Arterien zu Ihrem Herzen verengen, besteht die Gefahr, einen Herzinfarkt zu erleiden, verengen sich die Arterien zu Ihrem Gehirn, droht Ihnen ein Schlaganfall.

Dabei ist Ihr Körper durchaus fähig, sich selbst zu heilen – Sie müssen ihm nur die Gelegenheit dazu geben. Wenn Sie dreimal am Tag mehr Fett und Cholesterin essen als Ihr Körper abbauen kann, wird sich der Überschuß an den Innenwänden Ihrer Arterien ablagern. Mit einer cholesterin- und fettarmen Ernährung erhält Ihr Körper Gelegenheit, Fett und Cholesterin abzutragen, die sich über die Jahre in Ihren Arterien angesammelt haben.

Wie gut oder schlecht jemand überschüssiges Fett und Cholesterin über seinen Stoffwechsel bewältigen kann, ist zum Teil erblich vorgegeben. Das fanden die Nobelpreisträger Michael Brown und Joseph Goldstein durch ihre Entdeckung des Cholesterin-Rezeptors heraus. Diese Rezeptoren binden überschüssiges Cholesterin und entfernen es aus dem Blutkreislauf. Ihre Anzahl im Körper ist teilweise erblich bedingt.

Manche Menschen können sich in dieser Hinsicht glücklich schätzen: Sie weisen so viele Cholesterin-Rezeptoren auf, daß sie jeden Tag drei Eier und zwei Koteletts verdrücken könnten, ohne jemals herzkrank zu werden. Angesichts solcher Glückspilze beginnt mancher daran zu zweifeln, ob das ganze

»Gerede« über Fett, Cholesterin und Herzgesundheit nicht doch alles Unfug sei.

Doch am anderen Ende des Spektrums stehen die Herzkranken. Meist weisen sie relativ wenige Cholesterin-Rezeptoren auf, ihr Stoffwechsel kann deshalb nur entsprechend kleine Mengen an Fett und Cholesterin bewältigen. Folglich nehmen sie einfach mehr Fett und Cholesterin zu sich, als ihr Körper abbauen kann, was schließlich zu Schädigungen der Herzkranzgefäße führt. Aus diesem Grund sind die offiziellen Empfehlungen der meisten staatlichen Gesundheitsbehörden (30 % der Gesamtenergie als Fett und 200–300 mg Cholesterin pro Tag) immer noch viel zu hoch.

Nahezu jede veröffentlichte Studie (auch unsere) kommt zu dem Schluß, daß sich der Zustand von Koronarpatienten, die den herkömmlichen Diätempfehlungen folgen (weniger rotes Fleisch, mehr Fisch und Geflügel, Geflügelhaut entfernen, vier Eier pro Woche usw.), verschlechtert. Ihre Arterien verschließen sich zunehmend – langsamer zwar, als wenn sie sich ebenso wie vorher ernährt hätten, aber sie verengen sich weiter.

Dabei ist die einfachste und erfolgreichste Lösung, nämlich den Anteil an Fetten und Cholesterin in der Nahrung auf den hier empfohlenen Wert zu senken, auch und gerade bei denjenigen Menschen wirksam, die von Natur aus weniger Rezeptoren besitzen als andere. Ihr Körper kann beginnen, abgelagertes Cholesterin von den Arterienwänden abzutragen und sich so selbst zu heilen.

■ *Ursache und Wirkung – eine fatale Verwechslung*

Um ein gesundheitliches Problem zu lösen, muß man die Ursachen des Problems bekämpfen. Wer eine By-pass-Operation oder eine Angioplastie (Gefäßweitung) an sich vornehmen läßt, ohne gleichzeitig seinen Lebenswandel sinnvoll und konsequent umzustellen, wird vermutlich über kurz oder lang eine zweite, vielleicht eine dritte Operation benötigen. Das erinnert an die Haushaltshilfe, die immer wieder den Boden um das überfließende Waschbecken trokkenwischt, es aber versäumt, den Wasserhahn abzudrehen.

Einer Studie zufolge erkranken Frauen, welche Östrogenpräparate einnehmen, zwar seltener an Herzleiden und Osteoporose, dafür aber erheblich öfter – etwa um denselben Faktor – an Brustkrebs. Weil Herzschäden zehnmal häufiger als Brustkrebs auftreten, hielten einige Mediziner die Einnahme von Östrogen dennoch für vertretbar – welch ein Faustischer Handel!

Sollte man statt dessen nicht besser die Ursachen aller drei Krankheiten bekämpfen? Frauen, die zu einer fettarmen vegetarischen Ernährungsweise übergehen, können damit die Wahrscheinlichkeit, an Herzkrankheiten, Osteoporose und Brustkrebs zu erkranken, verringern. Wenn sie darüber hinaus Strategien zur Streßbewältigung erlernen, auf das Rauchen verzichten und sich in angemessener Weise sportlich betätigen, sinkt die Wahrscheinlichkeit zu erkranken noch weiter.

■ *Große Schritte fallen leichter als kleine*

Erfahrungsgemäß ist es leichter, eine Umstellung in Ernährung und Lebensführung mit einem großen Schritt zu vollziehen, als sich in kleinen Schritten an das erwünschte Ziel heranzutasten. Man fühlt sich auf diesem Weg sehr viel schneller um vieles besser, die qualitativen Unterschiede sind deutlicher zu spüren und das Geschmacksempfinden stellt sich rasch auf die neue Kost um.

Der Mensch vermag vier Geschmacksqualitäten zu unterscheiden: süß, sauer, salzig und bitter – fettig gehört nicht dazu. Deshalb wird es Ihnen auch leichter fallen, auf Fett zu verzichten als auf Salz. Hierzu ein Beispiel: Wenn Sie sich von Vollmilch auf Magermilch umstellen, wird die entrahmte Milch zunächst wahrscheinlich wie Wasser schmecken, nicht besonders gut. Nach spätestens zwei Wochen wird sich Ihr Gaumen an die Magermilch gewöhnt haben. Wenn Sie jetzt Vollmilch trinken, wird sie Ihnen vermutlich wie flüssige Sahne vorkommen – zu fettig, zu gehaltvoll.

Trinken Sie teils Vollmilch, teils Magermilch, wird Ihnen die Magermilch immer etwas fade vorkommen. Seien Sie also konsequent: Trinken Sie ab sofort überhaupt keine Vollmilch mehr.

Ähnliches werden Sie bei der Entwöhnung von Fleischkost erleben: Erfahrungsgemäß fällt es vielen Menschen leichter, sofort und gänzlich auf die gesünderen pflanzlichen Lebensmittel umzusteigen als sich dieser Ernährungsweise in zögerlichen Schritten zu nähern. Denn das unentschiedene Pendeln zwischen tierischer und pflanzlicher Ernährung wird bewirken, daß Sie zwischen »Ich will mehr Fleisch« und »Ich darf kein Fleisch mehr essen« hin und her gerissen sein werden. Besser werden Sie sich in einer solchen Übergangsphase jedenfalls nicht fühlen.

Sobald Sie bei Ihrer Ernährung weitgehend auf Fett verzichten, werden Sie sich ungeahnte, bislang verschüttete, natürliche Aromen der Pflanzenkost erschließen. Viele Menschen meinen zwar, Fett an sich schmecke gut, aber das stimmt nicht. Oder kämen Sie auf die Idee, Butter pur zu essen?

Es ist letztlich alles eine Frage des Willens. In meinen Seminaren frage ich meine Zuhörer manchmal, ob sie Kinder haben. Meist schnellen dann viele Hände hoch.

»Haben Sie Ihr Leben dadurch nicht mächtig umstellen müssen?«

»Doch – und wie!« ist unisono die Antwort.

»Stellen Sie sich nun vor, Sie hätten all die Schwierigkeiten vorher annähernd ermessen können: die schlaflosen Nächte, die finanziellen Opfer, die Sorgen, ob Sie alles richtig machen – würden Sie sich mit diesem Wissen nochmals für Kinder entscheiden?«

Ohne Zögern stimmen die meisten Eltern zu.

Ich will damit nur sagen, daß die meisten Menschen durchaus Mut genug besitzen, auch große Änderungen in ihrem Leben zu wagen – ein Kind zu bekommen, diesen oder jenen Beruf zu wählen oder aufzugeben. Warum also entscheidet man sich nicht auch für eine vegetarische Ernährung? Gute Gründe gibt es genug.

Über den gesundheitlichen Erfolg einer vegetarischen Ernährungsweise entscheidet weder das Lebensalter der Menschen noch die Schwere einer etwaigen Krankheit, sondern vor allem der Umfang, mit dem sie ihre Ernährung und ihren Lebenswandel ändern. Zu Beginn der Studie hatte ich vermutet, daß sich bei jüngeren Patienten mit leichten Kranzgefäßschäden die Verhärtungen am deutlichsten zurückbilden würden. Doch weit gefehlt: Den größten Fortschritt maßen wir beim ältesten Teilnehmer, Werner Hebenstreit, der heute 81 Jahre alt ist und unsere Empfehlungen konsequenter als jeder andere Proband umgesetzt hatte.

Ich sehe meine Aufgabe als Wissenschaftler darin, zu erforschen, zu begreifen und zu dokumentieren, unter welchen Umständen welche Maßnahmen sich wie auswirken – und meine Erkenntnisse versuche

ich möglichst vielen Menschen verständlich mitzu-
teilen. Wenn Sie den von mir, meinem Team und den
mittlerweile vielen Menschen eingeschlagenen Weg
zur Gesundheit ebenfalls beschreiten wollen, wird
Ihnen dieses Buch helfen.

Viele der Rezepte stammen von Jean-Marc Fullsack, der seit sechs Jahren mit mir zusammenarbei-
tet. Jean-Marc erhielt eine klassische Ausbildung im
elsässischen Straßburg; später bekochte er die Gäste
exklusiver amerikanischer Restaurants, beispielsweise im New Yorker Lutèce und im L'Ermitage in
Los Angeles. Als ich ihn kennenlernte, bildete er
Jungköche an der California Culinary Academy in
San Francisco aus.

Jean-Marc bereist unter anderem regelmäßig alle
Kliniken, die sich unserem Ernährungs-Programm
angeschlossen haben. Viele seiner Erfahrungen sind
in dieses Buch eingeflossen.

Dr. Dean Ornish   Im September 1995

Herzgesund kochen

■ **17 Tips von Jean-Marc Fullsack**

Es ist gar nicht so schwer, köstliche Mahlzeiten ohne Fett zuzubereiten. Jean-Marc Fullsack hat die wichtigsten Tips der Fachleute für Sie auf den folgenden Seiten zusammengefaßt.

1. Dünsten Sie Gemüse nicht in Butter oder Öl, sondern in etwas Gemüsebrühe, Wein oder Wasser. Wie schnell die Flüssigkeit verdunsten soll, können Sie durch Aufsetzen oder Abnehmen des Deckels und durch das Einstellen der Hitze steuern. Zum Ende der Garzeit sollte die Flüssigkeit verdunstet sein, so daß der natürliche Zucker der Gemüse leicht karamelisiert. Diese Garform wird Ihnen in diesem Buch öfters begegnen, besonders bei Zwiebeln und Knoblauch zu Beginn eines Rezeptes. Dünsten verleiht Zwiebeln einen angenehm süßlichen und Knoblauch einen weniger scharfen Geschmack. Verwenden Sie dabei nicht zu viel Flüssigkeit, sonst kochen Sie die Gemüse, anstatt sie zu dünsten und werden die gewünschte Bräunung nicht erzielen.

2. Wenn ein Rezept Ihnen die Wahl zwischen Gemüsebrühe und Wasser frei läßt, sollten Sie wegen des Geschmacks Brühe verwenden. In manchen Bioläden (möglicherweise auch in Supermärkten) finden Sie fertige fettfreie Gemüsebrühen als Pulver oder flüssige Extrakte. Sie selbst herzustellen, dauert nur eine knappe halbe Stunde (siehe unten). Wenn Sie den Geschmack intensivieren wollen, kochen Sie die Brühe auf die Hälfte ein.

■ **Gemüsebrühe**

Diese Brühe werden Sie beim fettfreien Kochen so häufig verwenden, daß es durchaus zweckmäßig ist, ständig einen kleinen Vorrat davon verfügbar zu haben. Verdoppeln oder verdreifachen Sie dazu die angegebenen Mengen (der Zeitbedarf liegt auch dann nicht wesentlich über 20 Minuten). Die fertige Brühe läßt sich bis zu drei Monate lang einfrieren.

Experimentieren Sie mit den Zutaten. Ersetzen Sie ein Gemüse oder ein Kraut durch ein anderes Ihrer Wahl. Verwenden Sie je nach Geschmack gewürfelte Tomaten, Kürbis oder Zucchini, Maiskolben (mit oder ohne Korn), Fenchel, Petersilie oder Basilikum. Vermeiden Sie wegen ihres starken Eigengeschmacks jedoch alle Kohlarten, also auch Brokkoli, Blumenkohl und Kohlrabi. Und verzichten Sie auf Kartoffeln, sie saugen die Aromen der anderen Gemüse auf.

Für 4 Tassen

2 große Möhren, geschält und gewürfelt
2 Zwiebeln, gewürfelt
2 Tassen Champignons, in Scheiben geschnitten
4 Stangen Sellerie, gewürfelt
1 Stange Porree (nur den weißen und hellgrünen Teil), in Scheiben geschnitten

2 große Knoblauchzehen, zerdrückt
1 TL getrockneter Thymian
1 Lorbeerblatt
6 ganze Nelken
2 TL Koriandersamen, ganz

Alle Zutaten in einen großen Topf geben. Mit Wasser vollständig bedecken (ca. 6 Tassen). Auf mittlerer Hitze zum Köcheln bringen und ohne Deckel 20 Minuten köcheln lassen. Anschließend durch ein Sieb streichen.

Liefert keine nennenswerten Nährstoffmengen.

Tip

Schneiden Sie die Gemüse in zentimeterlange oder kleinere Stücke – so geben sie ihren Geschmack in 20 Minuten an das Wasser ab. Bei größeren Stücken müssen Sie mit einer entsprechend längeren Garzeit rechnen.

3. Erweitern Sie die Palette der Gewürze und Kräuter, mit denen Sie kochen. Das bringt Farbe und Abwechslung in Ihre Gerichte. Suchen Sie sich einen Lieferanten für frische Kräuter, oder ziehen Sie diese selbst; ihr intensiver Geschmack entschädigt für das Fehlen von Fett in der Mahlzeit. Die geschmacklich kräftigste Wirkung erzielen Sie, wenn Sie die Kräuter möglichst spät dem Gericht zugeben, ein paar frische, grüne Blätter oder kleine Zweige eignen sich auch als appetitliche Garnierung. Getrocknete Kräuter brauchen einige Minuten Garzeit, um ihre Aro-

men zu entfalten. Ganze Gewürze, meist die Samenkerne von Pflanzen, kann man kurz rösten, um ihren Geschmack zu verstärken. Rösten Sie Kreuzkümmel, Koriander oder Fenchelsamen in einer trockenen Pfanne so lange, bis die Samen leicht Farbe annehmen. Anschließend sollten sie in einer Kaffeemühle gemahlen oder in einem Mörser zerstoßen werden. So macht beispielsweise eine Prise gerösteter, gemahlener Kümmel gedämpfte Möhren zu einem echten Geschmackserlebnis.

4. Experimentieren Sie mit Salatsoßen auf der Grundlage von weichem Tofu oder fettarmem Joghurt oder einer Mischung daraus. Beide stellen einen hervorragenden Ersatz für fettreiche Mayonnaise oder saure Sahne dar. Senf aus ganzen Körnern gibt der Salatsoße angenehmen Biß, etwas Essig sorgt für säuerliche Frische. Verfeinern Sie die Soße mit Kräutern wie Dill, Basilikum, Schnittlauch, Minze oder Petersilie. Wenn Sie wünschen, süßen Sie mit ein wenig Honig oder pürieren für eine etwas sämigere Konsistenz einige Gurken- oder Zucchinistücke hinein.

5. Essig und Zitrussäfte verleihen Gerichten Frische. Wählen Sie für Salatsoßen und gedämpfte Gemüse eher sanfte Essige wie Balsamico-Essig oder Sherry-Essig. Sofern Sie Essige aus Wein oder Cidre bevorzugen, mildern Sie ihre Schärfe durch etwas Zucker, Honig oder andere süße Zutaten. Einige Tropfen Zitronen- oder Limettensaft, gegen Ende der Garzeit zugefügt, verleihen auch schweren Eintöpfen oder Bohnensuppen einen Hauch von Frische. Eintöpfe und Obstsalate erhalten einen anregenden Duft und Geschmack durch das Einrühren von geriebener Zitrusschale.

6. Beim Backen mit entrahmten Milchprodukten achten Sie sorgsam darauf, die optimale Garzeit nicht zu überschreiten. Fett hält die Feuchtigkeit im Backgut, ohne Fett trocknet es leicht aus. Garen Sie also eher etwas zu kurz als zu lang. Fettfreie Teige sollten Sie mit Vorsicht und nur leicht mischen, um das Gluten, welches dem Teig schnell eine zähe Struktur verleiht, nicht zur Entfaltung zu bringen.

7. Verwenden Sie entrahmte Milcherzeugnisse, aber bedenken Sie, daß sie sich anders als Vollmilchprodukte verhalten. Joghurt eignet sich bestens für viele Arten von ungekochten Soßen und Dressings, gerinnt jedoch unter Hitzeeinwirkung. Wenn Sie einer heißen Soße Joghurt beimengen wollen, tun Sie dies erst unmittelbar vor dem Servieren. Fettarme saure Sahne und entrahmte Milch können Sie kochen, dürfen sie allerdings nicht mit Säure in Kontakt bringen. Zitronensaft, Tomaten oder Essig im selben Gericht lassen auch diese Milchprodukte gerinnen.

Magerkäse gibt es heute in sehr brauchbaren Qualitäten, die gut schmelzen und appetitlich bräunen. Zur Verwendung in Soßen und anderen heißen Gerichten eignet sich entrahmter Ricotta wegen seiner feinen Struktur besser als jeder andere entrahmte Frischkäse.

8. Dosentomaten eignen sich hervorragend zum Schmoren. Grob zerkleinert und zusammen mit ihrem Saft, Pilzen, Zucchiniwürfeln und Kräutern nach Wahl (z. B. Basilikum und Petersilie) ergeben sie einen schnellen Gemüseeintopf. Sie können auch gekochte Bohnen oder Dampfgemüse vom Vortag zusammen mit gewürfelten Dosentomaten und Basilikum aufwärmen.

Supermärkte bieten die unterschiedlichsten Tomatenprodukte an, so daß Sie genau das für den jeweiligen Zweck passende wählen können. Tomatenmark eignet sich am besten für kurzgarende Gerichte. Gewürfelte Tomaten im eigenen Saft bieten sich an, wenn Sie Struktur, beispielsweise in einer Minestrone, brauchen. Geschälte ganze Tomaten lassen sich – gewürfelt und mit Knoblauch und Kräutern gewürzt – gut für eine Nudelsoße oder einen Fonds für Schmorgemüse verwenden. Eine Menge Zeit sparen auch küchenfertige – selbstverständlich fettfreie – Tomatensoßen; zusammen mit grünen Blattgemüsen, gehacktem Brokkoli oder Dosenbohnen geköchelt, ergeben sie eine feine Nudelsoße. Sie können sie auch zu herzhaften Eintöpfen erweitern, indem Sie unterschiedliche Arten von Bohnen und Gemüsen darin garen.

9. Durch Bohnen und Getreide erhalten auch fleischlose Gerichte herzhaften Biß. Gemüse sind bei dieser Ernährungsweise keine bloßen Beilagen, sondern in der Regel das Hauptereignis des Speiseplans. Sie lassen sich zu kräftigen Mahlzeiten aufwerten, wenn Sie ihnen weiße oder Kidneybohnen, Kichererbsen, braunen Reis, Linsen oder Weizenkörner beigeben. So gewinnt ein Abendessen aus einer Folienkartoffel mit gedämpftem Spinat eine Menge an Substanz und Sättigungswert, wenn Sie die Kartoffel mit Maiskörnern oder den Spinat mit Kichererbsen oder braunem Reis überstreuen.

10. Verwenden Sie Obstsaftkonzentrate anstelle von Raffinadezucker, wenn ein fruchtiger Geschmack gewünscht wird. Solche Konzentrate aus Apfel-, Apfelsinen- oder Traubensaft geben wie auch Honig, Ahorn- und Rübensirup gebackenen Speisen, heißen

und kalten Soßen sowie Obstdesserts eine aromatische Süße, die raffinierten Zuckern fehlt. Selbstverständlich sollten auch diese Süßmittel nur sparsam verwendet werden.

11. Verwenden Sie Maisstärke anstelle von Zucker zum Eindicken von heißer Flüssigkeit, in der Sie Obst gar ziehen lassen. Lösen Sie dazu etwas Stärke in kaltem (niemals in heißem) Wasser auf, und rühren Sie diese in die Garflüssigkeit. Die Stärke wird den Saft sirupartig eindicken. Ein Rezeptbeispiel hierfür finden Sie auf Seite 150 (Apfelsinenscheiben in würzigem Sirup).

12. Sorgen Sie stets für einen guten Vorrat an Röstzwiebeln. Mit ihnen lassen sich viele Gerichte verfeinern. Im Mikrowellenherd dauert ihre Zubereitung gerade einmal fünf Minuten. In herkömmlichen Rezepten müssen Sie Zwiebeln meist in Fett anbraten, um den gewünschten süßlichen Geschmack zu erzielen; fettfreies Rösten bewirkt denselben Effekt und ist obendrein gesünder. Durch Rösten verstärken Sie auch das Aroma anderer Gemüse wie Knoblauch (s. S. 71f.), Paprika (siehe Tip auf Seite 70), Auberginen (s. S. 92f.), roter Bete (s. S. 62f.) und Tomaten.

Röstzwiebeln

Im Backofen: Den Ofen auf 200°C vorheizen. Die ganzen, ungeschälten Zwiebeln auf ein Backblech legen und so lange backen, bis sie leicht gebräunt sind und sich auf Fingerdruck weich anfühlen (ca. 30 Minuten). Abkühlen lassen, das Wurzelende abschneiden und das weiche Innere herausdrücken. Eine Zwiebel ergibt – je nach Größe – 1 bis 1½ Tassen gewürfelte Röstzwiebeln.

Im Mikrowellenherd: Die ganzen, ungeschälten Zwiebeln auf der höchsten Stufe sehr weich garen (ca. 4 bis 5 Minuten). Abkühlen lassen, das Wurzelende abschneiden und das weiche Innere herausdrücken. Eine Zwiebel ergibt – je nach Größe – 1 bis 1½ Tassen gewürfelter Röstzwiebeln.

13. Legen Sie sich eine Pfeffermühle zu, sofern Sie noch keine haben. Frisch gemahlen schmeckt Pfeffer ungleich würziger als streufertig abgepackt. Und wer ohne Fett kocht, muß jede Gelegenheit nutzen, seine Speisen zu aromatisieren.

14. Verwenden Sie möglichst scharfe oder kräftige Zutaten. Senf, Meerrettich, Sojasoße, Miso (japanische Sojapaste), Pfeffersoßen, Kapern und andere pikante Würzmittel geben Ihren Speisen immer neue, aufregende Geschmacksnuancen. Lebensmittel mit einem starken Eigengeschmack wie getrocknete Tomaten oder Shiitake-Pilze können ein Gericht geschmacklich bereichern.

15. Bemühen Sie sich um Abwechslung. Eine sehr fettarme vegetarische Kost kann schnell langweilig werden, wenn Sie immer wieder die gleichen Gemüse-, Obst-, Getreide- und Bohnensorten essen. Setzen Sie Ihre neue Küchenphilosophie mit Abenteuerlust um, so werden Sie immer neue Geheimnisse lüften, die Ihnen den Spaß an dieser Lebensart erhalten. Ob Wochenmarkt oder Einkaufszentrum – das

Angebot an pflanzlichen Lebensmitteln ist so vielfältig wie noch nie.

16. Das Auge ißt mit: Verwenden Sie ruhig einige Gedanken darauf, wie Sie die Speisen appetitlich anrichten können. Ein Salat schmeckt aus einer hübschen Schüssel gleich doppelt so gut. Bestreuen Sie ein Bohnengericht oder Kartoffelsalat mit frischen grünen Kräutern oder gehackten Frühlingszwiebeln. Achten Sie auch auf farbliche Kontraste zwischen den Gerichten und dem Dekor der Teller und Schüsseln: Wie werden die Speisen auf dem Teller aussehen? Eine dunkle Suppe wirkt in einer hellen Schüssel ebenso wie eine helle Suppe in einer dunklen Schüssel viel attraktiver.

17. Gönnen Sie sich nur Obst und Gemüse von bester Qualität. Wählen Sie auch alle anderen Lebensmittel vorrangig nach ihrer Qualität aus. Nutzen Sie die Besonderheiten der verschiedenen Garungsarten. Vermeiden Sie ein Übergaren der Speisen. Und schließlich: Kochen Sie mit Liebe und Freude am gesunden Essen.

■ *So wandeln Sie herkömmliche Rezepte um*

Mit der Umstellung auf eine fettarme vegetarische Ernährung werden Ihre alten Rezepte nicht gleich überflüssig. Lassen Sie nur das Fett daraus weg. Sie werden feststellen, daß Sie die meisten fettreichen Zutaten herkömmlicher Kochanweisungen problemlos durch magere Lebensmittel ersetzen können. Hier einige Anregungen:

■ Ersetzen Sie in allen Soßen saure Sahne durch entrahmte saure Sahne oder entrahmten Joghurt. Geben Sie Magerjoghurt jedoch nicht in Soßen, die kochen sollen, weil er sonst ausflockt.

■ Ersetzen Sie in allen Backwaren Vollei (Eiklar und Dotter) durch Eiklar allein.

■ Ersetzen Sie zum Sautieren von Zwiebeln und Knoblauch Öl durch einige Eßlöffel Gemüsebrühe, Wein oder Wasser.

■ Ersetzen Sie Salatsoßen aus Essig und Öl durch fettarme Fertigsoßen aus der Flasche (oder Tüte), oder beträufeln Sie Ihre Salate und Gemüse mit Balsamico-, Himbeer- oder Estragonessig.

■ Ersetzen Sie Mayonnaise als Brotaufstrich und in Kartoffelsalaten durch gewürzten entrahmten Joghurt. Grober Senf mit ganzen Körnern verleiht dem ganzen geschmacklichen Pfiff.

■ Ersetzen Sie das Fett in Backwaren durch Pflaumenmus oder ungesüßtes Apfelmus. Pflaumenmus können Sie leicht selber herstellen, indem Sie 125 g entsteinte und pürierte Backpflaumen mit 5 EL Wasser vermischen. Wenn Sie industriell gefertigtes Mus verwenden wollen, lesen Sie zuvor die Inhaltsangaben auf dem Etikett: Die meisten Produkte enthalten nämlich Fett oder Zucker. Verwenden Sie das Fruchtmus im Verhältnis 1:2 zur angegebenen Fettmenge – wird also im Rezept 1 EL Butter verlangt, nehmen Sie einen ½ EL Mus.

■ Ersetzen Sie die Sahne in Nudelsoßen durch fettarme saure Sahne oder durch entrahmte Milch mit Maisstärke. Lösen Sie die Maisstärke zunächst in etwas kaltem Wasser auf. Ein Eßlöffel Maisstärke reicht zum Eindicken einer Tasse Flüssigkeit.

■ *Ernährungswissenschaft und Medizin: Gemeinsam für Gesundheit*

Helen Roe leitet den Geschäftsbereich »Ernährung« unseres Forschungsinstituts für vorbeugende Medizin. Zuvor hat sie zwölf Jahre lang die Patienten einer angesehenen Houstoner Herzklinik in Kursen über gesunde Ernährung und Gewichtskontrolle unterrichtet.

»Ich bin in einem Dorf in Arkansas im Südosten der USA aufgewachsen. Frisches Gemüse war für uns etwas Selbstverständliches; meine Eltern achteten sehr auf gutes Essen. Schon als Kinder haben wir gelernt, wann man welche Saaten ausbringt, wie man die Pflanzen hegt und schließlich erntet. Durch Einfrieren und Einkochen hatten wir das ganze Jahr über Gemüse.

Auf unserem Feld zogen wir Kartoffeln, Mais, Erbsen, alle möglichen Bohnen, Tomaten, Zwiebeln, Kürbisse, Gurken, Paprika, Auberginen, Kopfsalat, Weiß- und Grünkohl, Brokkoli und Rüben. Was wir selber nicht anbauten, tauschten wir von Bauern aus der Nachbarschaft ein. Es gab jede Menge frische Pfirsiche, auch Erdbeeren und natürlich Wassermelonen; aus Beeren machten wir Konfitüre. Einmal die Woche, sonntags, gab es Fleisch – meistens ein Huhn. Wir lebten nahezu vegetarisch – obwohl mir das damals nicht bewußt war.

Ich habe schon früh versucht, die Zusammenhänge zwischen Ernährung und Gesundheit zu verstehen. Aus diesem Interesse und den Erfahrungen meiner Kindheit wuchs mein Berufswunsch: Ich ließ mich zur Ernährungsberaterin ausbilden und habe viele Jahre lang an der Seite von Ärzten wie Antonio Gotto und Michael DeBakey mit Herzpatienten zusammengearbeitet und versucht, ihnen eine gesündere Lebensführung nahezubringen und ihnen dadurch zu einem längeren und zufriedeneren Leben zu verhelfen. Dabei sind mir auch die Nachteile und Grenzen der amtlichen Ernährungsrichtlinien immer deutlicher geworden: 30 % der Nahrungska-lorien durch Fett aufzunehmen erschien mir immer als eine viel zu großzügige Empfehlung.

Die Ergebnisse meiner Arbeit beim Forschungsinstitut von Dean Ornish sind wirklich ermutigend. Viele Menschen, die zu uns kommen, haben bereits eine Herzoperation hinter sich, sind verzweifelt und leben in Angst vor dem nächsten Infarkt oder der nächsten Operation. Aber schon bald, nachdem sie mit unserem Ernährungsprogramm begonnen haben, fühlen sie sich besser und strahlen neuen Lebensmut aus, besonders, wenn sich die Ehe- oder Lebenspartner umfassend an der Umstellung der Lebensgewohnheiten beteiligen. Die Resonanz, die wir auf unsere Arbeit erhalten, ist so unmittelbar und so positiv, wie das wohl nur wenigen vergönnt ist.

Die Ergebnisse unserer Forschungsarbeit werden direkt dort, wo sie am dringendsten gebraucht werden, umgesetzt: in der Vorsorge gegen Herzerkrankungen bei Gesunden und in der diätetischen Begleitung der medizinischen Betreuung und Nachsorge derer, die bereits erkrankt sind. Allerdings verstehen nach wie vor viele Ärzte kaum etwas von gesundheitsdienlicher Ernährung. Deshalb liegt mir viel daran, die Rolle der Ernährungswissenschaft aufzuwerten und möglichst viele Ernährungskundler und -berater als Multiplikatoren zu gewinnen. Gemeinsam mit der Medizin kann die diätetische Forschung – auch unseres Institutes – vieles leisten, um Menschen gesünder und glücklicher zu machen. Ich bin froh, daß ich meinen Teil zu dieser Aufgabe beitragen kann.«

■ *Abwechslung im Küchenschrank*

Wenn Sie beschließen, sich fortan konsequent vegetarisch und fettarm zu ernähren, dann sollten Sie zunächst Ihre Schränke und Vorratskammer gründlich durchforsten und alle unpassenden Lebensmittel entfernen. Sicher finden Sie jemanden, der Verwendung dafür hat. Noch wichtiger ist aber der nächste Schritt: Legen Sie statt dessen einen großen Vorrat gesunder, fettarmer Lebensmittel an. Denn häufig scheitert das konsequente Einhalten eines Ernährungsplanes einfach daran, daß die entsprechenden Lebensmittel gerade nicht zur Hand sind.

Die folgende Liste soll Ihnen Ideen und Anregungen geben, wie Sie Ihre Vorräte zweckmäßig und abwechslungsreich zusammenstellen können. Nicht alles, was Sie im folgenden aufgezählt finden, müssen Sie unbedingt vorrätig haben. Sie können auch Lebensmittel nach eigenem Ermessen hinzufügen, denn es kommen permanent neue fettarme Produkte auf den Markt, die auch unseren strengen Vorgaben einer gesunden Kost entsprechen. Lesen Sie die Informationen auf den Etiketten, auch wenn es Ihnen mühsam erscheint. Jedes Lebensmittel sollte bezüglich des Fettgehaltes die folgenden zwei Bedingungen erfüllen:

– es darf höchstens 3 g Fett pro Portion enthalten, und
– bei der Herstellung sollte kein zusätzliches Fett zugesetzt worden sein.

Etliche der folgenden Lebensmittel finden Sie inzwischen auch in größeren Supermärkten, aber Naturkost- und Bioläden dürften nach wie vor die vorrangige Bezugsquelle sein, vor allem, wenn Sie biologisch angebautes Gemüse bevorzugen. Vielleicht ist aber auch der eine oder andere Supermarkt- oder Geschäftsleiter bereit, Ihnen bestimmte, nicht vorrätige Lebensmittel auf Bestellung zu besorgen.

Bewahren Sie in Ihrem Vorratsschrank genügend Lebensmittel auf, die Sie zubereiten können, wenn Sie ausreichend Zeit haben – vor allem getrocknete Bohnen und Linsen sowie Vollkorngetreide (am besten in ganzen Körnern). Diese komplexen Kohlenhydrate bilden das Rückgrat einer vernünftigen fettarmen Kost. Zu Beginn Ihrer Umstellung wird es Sie wahrscheinlich erstaunen, wie viele unterschiedliche Arten und Sorten von Bohnen und Getreiden es gibt, von denen sich jede durch ihren ganz eigentümlichen Geschmack auszeichnet. Sie werden feststellen, daß die besonderen Aromen, Farben und Konsistenzen vielfältiger Nahrungsmittel Ihre Mahlzeiten abwechslungsreich gestalten und nie langweilig werden lassen.

Die folgende Liste kann Ihnen als Fotokopie beim Einkaufen nützlich sein. Wenn Sie beim Stöbern in den Geschäften geeignete Lebensmittel entdecken, vermerken Sie auf Ihrer Liste am besten auch den Hersteller oder Markennamen des Produktes, damit Sie es beim nächsten Einkauf leicht wiederfinden. Weitere Hinweise zum richtigen Einkaufen finden Sie ab Seite 28 im Kapitel »Tips für schlaues Einkaufen«.

Bohnen
Dosenbohnen und Fertiggerichte mit Dosenbohnen
Greifen Sie nur zu solchen Dosengerichten, die kein zusätzliches Fett wie Fleisch oder Öl enthalten:

Bohnenzubereitungen (meist als Chilibohnen, Cayennebohnen usw. im Handel)
Borlottibohnen
Brechbohnen
Flageolets
Gebackene Bohnen in Tomatensoße (Baked Beans)
Grüne Bohnen

Kichererbsen
Pintobohnen
Rote Kidneybohnen
Rote Linsen mit Suppengrün
Schnittbohnen
Wachsbrechbohnen
Weiße Bohnen
Weiße Bohnen mit Suppengrün
Weiße Kidneybohnen (Cannellinibohnen)

Getrocknete Bohnen, Erbsen und Linsen

Experimentieren Sie zunächst mit den unterschiedlichen Sorten, bis Sie Ihre Favoriten gefunden haben. Bevorzugen Sie beim Kauf größere Verpackungseinheiten; das spart Geld und macht häufiges Nachkaufen überflüssig.

Gelbe Schälerbsen
Grüne Erbsen
Grüne Linsen
Grüne Schälerbsen
Kichererbsen
Limabohnen
Pintobohnen
Rote Kidneybohnen
Rote Linsen
Schwarze Bohnen
Spazubohnen
Wachtelbohnen
Weiße Bohnen
Weiße Kidneybohnen (Cannellinibohnen)

Brote, Getreide und Zerealien
Brote

Beim Brotkauf gilt dasselbe wie bei allen anderen verarbeiteten Lebensmitteln: Bringen Sie in Erfahrung, was drin steckt. Sofern Sie verpacktes Brot aus Großbäckereien kaufen, lesen Sie dazu die Inhaltsangaben auf dem Etikett; wenn Sie frisches Brot kaufen, fragen Sie den Bäcker nach den verwendeten Zutaten. Das Brot sollte keine Milch (weder Voll- noch Magermilch), keine Nüsse oder Ölsamen (z.B. Leinsaat oder Sonnenblumenkerne) und selbstverständlich kein zusätzliches Fett enthalten. Roggenbrote werden mit Sauerteig gebacken und halten sich deshalb länger als Weizenbrote. Wählen Sie bevorzugt Vollkornbrote. Diese enthalten wegen der mitverarbeiteten Keimlinge natürliches Fett, aber dieses Getreidefett ist cholesterinfrei und reich an ungesättigten Fettsäuren; außerdem sind 10% der Nahrungskalorien durch Fett erlaubt, ja notwendig. Auf Seite 30 finden Sie weitere Tips zum Brotkauf. Die folgende Liste gibt Ihnen einen Überblick über die gebräuchlichsten Brotsorten (in Klammern der mittlere Fettgehalt pro 100 g Brot, sofern Angaben verfügbar waren):

Baguettes
Brötchen (1,0 g)
Knäckebrot (1,7 g)
Maisfladen
Pumpernickel (1,2 g)
Roggen(mehl)brot (1,4 g)
Roggenmischbrot (1,4 g)
Roggenschrotbrot (1,2 g)
Roggenvollkornbrot (1,2 g)
Weizen(mehl)brot/Weißbrot (1,8 g)
Weizenmischbrot (1,5 g)
Weizenvollkornbrot (1,2 g)

Zerealien

Wählen Sie ballaststoffreiche Zerealien, denen kein Fett, keine Nüsse und Ölsaaten, kein Zucker und auch kein Salz zugegeben wurden. Vermeiden Sie Produkte, denen Zucker aller Art, Sirup, Honig, Fruchtsaftkonzentrat und gehärtetes oder teilgehärtetes Fett zugesetzt wurde. Das schließt fast alle handelsüblichen Müslimischungen aus; übrig bleiben die reinen Getreideflocken (z.B. Hafer- oder Weizenflocken) und solche, die außer den Getreiden nur noch Trockenfrüchte wie Rosinen oder Aprikosen enthalten. Solche Mischungen können Sie im übrigen auch leicht selbst herstellen. Je nach Ausmahlgrad (vor allem als Grütze und Schrot) lassen sich aus den meisten Getreiden auch schmackhafte warme Suppen- und Breigerichte bereiten.

Buchweizenflocken
Buchweizengrütze (Buchweizen ist botanisch ein Knöterichgewächs, wird aber wie Getreide verarbeitet und verwendet)
Dinkel, geschrotet
Gerstenflocken
Gerstengraupen
Gerstengrütze
Grünkern, geschrotet (Grünkern ist halbreif geernteter Dinkel)
Haferflocken (wahlweise als grobe oder feine Flocken)
Hafergrütze
Hirseflocken
Maisflocken (»Cornflakes«)
Maisgrieß
Puffmais (»Popcorn«)
Reisflocken
Roggenflocken
Roggenschrot
Weizenflocken
Weizenschrot

Getreide

In vielen Supermärkten finden Sie heutzutage ein gut sortiertes Angebot an ganzen Getreidekörnern, häufig sogar aus biologischem Anbau. Neben den sortenreinen Körnern gibt es auch Fertigmischungen aus mehreren Getreiden. Sorgen Sie stets für einen ausreichenden Vorrat dieser vielseitigen Lebensmittel, und probieren Sie möglichst viele unterschiedliche Arten. Wenn ein Rezept für ein Getreidegericht nach Fett verlangt, lassen Sie dieses einfach weg. Kaufen Sie eher große als kleine Verpackungseinheiten; die meisten Bioläden verkaufen Getreide lose aus Tonnen, so daß Sie hier auch größere Mengen kostengünstig erwerben können.

Amarant
Buchweizen
Dinkel
Gerste
Grünkern
Hafer
Hirse
Mais
Quinoa
Reis (Langkornreis, Naturreis, Basmatireis, Patnareis, Wildreis und andere Sorten)
Roggen
Weizen

Mehl

Je nach Feinheitsgrad unterscheidet man bei Mahlerzeugnissen zwischen dem oben genannten Schrot (sehr grob), Grieß, Dunst (feiner Grieß) und Mehl. Benutzen Sie möglichst nur Schrot (grob, mittel und fein) und Mehl aus vollem Korn, das im Handel hauptsächlich als Weizen- bzw. Roggenvollkornmehl angeboten wird.

Chips, Cracker und andere Knabbereien

Selbstverständlich sollten diese Erzeugnisse fettfrei geröstet sein. Sofern Sie verzehrfertig angebotene Soßen dazu verwenden, achten Sie auf fettarme, salz- und zuckerarme Versionen.

Nudeln und Teigwaren

Nudeln sind nahrhaft, nahezu fettfrei und schnell zubereitet. Halten Sie ständig eine gute Auswahl aus dem vielfältigen Angebot in Ihrer Küche bereit. Nutzen Sie die unterschiedlichen Formen und Größen der Nudeln zum Experimentieren.

Abissini
Farfalle
Fusilli
Gnocchi
Maccharoni
Penne
Penne rigate
Rigatoni
Spaghetti
Tagliatelle
Tortellini
Tortigliani
Tubetti

Gewürze, Essig und Soßen

Apfelessig
Balsamico-Essig

Chilis, konserviert
Dijonsenf
Estragonessig
Fruchtdicksäfte ohne zugesetzten Zucker
   (oft aus Äpfeln oder Birnen)
Gewürzgurken
Gewürzzwiebeln
Himbeeressig
Kapern
Rotweinessig
Senf aus ganzen Körnern
Sherryessig
Sojasoße, salzarm
Tomatenketchup, salzarm
Worcestersoße

Salatsoßen

Sofern Sie verzehrfertige Soßen verwenden, kaufen Sie fettarme, salz- und zuckerarme Produkte aus der Flasche oder Tüte.

Suppen und Brühen

Fertigsuppen mit Bohnen, Erbsen, Linsen oder Getreiden werden in der Regel als Trockenmasse in Tüten oder als Fertiggericht in Dosen angeboten. Sie sind nicht fettfrei, da die Pflanzen natürliches Fett enthalten. Das stellt jedoch kein Problem dar, weil die Menge des Fettes klein und die Art der Fettsäuren eher gesundheitsfördernd ist. Achten Sie aber darauf, daß diesen Produkten kein zusätzliches Fett beigegeben wurde; dies wird bei den meisten leider der Fall sein. Manche Fertigsuppen sind überdies salzreich oder enthalten Milchpulver, Käse, Butter, gehärtete Fette oder Nüsse. Lesen Sie hier die Inhaltsangaben auf den Etiketten besonders sorgfältig.

Sonstiges

Aromen (z. B. Vanille, Mandeln, Zitrone)
Backpulver
Dosentomaten (ganz oder gewürfelt), Tomaten-
mark
Gewürze
Kräuter
Magermilch, kondensiert
Magermilchpulver
Sojamilch
Zucker, Honig und Rübensirup zum maßvollen
Süßen

Obst

Obstkonserven

Vermeiden Sie alle Obstkonserven, die mit einer Zuk-
kerlösung aufgegossen sind. Auch »sehr leicht gezuk-
kertes« Obst enthält nach deutschem Lebensmittel-
recht noch bis zu 14 % Zucker im Aufguß. Nehmen
Sie statt dessen Kompott, das mit Fruchtsaft oder mit
reinem Wasser (Dunstobst) aufgefüllt wurde.

Trockenobst

Auch hier ist die Auswahl inzwischen recht anspre-
chend. Probieren Sie doch einmal getrocknete Äpfel,
Birnen, Aprikosen, Pfirsiche, Ananas, Backpflaumen oder Weinbeeren (Rosinen, Sultaninen, Korinthen). Durch das Trocknen liegen die Inhaltsstoffe in
konzentrierter Form vor. Besonders wegen des dich-
ten Zuckergehaltes sollten Sie Trockenfrüchte deshalb eher sparsam verwenden.

Säfte

Gemüsesaft, salzarm
Tomatensaft

Füllen Sie Ihre Gefriertruhe

Eine gut und zweckmäßig gefüllte Gefriertruhe gehört ebenfalls zu Ihrer Grundausstattung. Die Kühltheken der meisten Supermärkte bieten heute eine reiche Auswahl an
gefrorenem Obst, Gemüse und Fertiggerich-
ten, auf die Sie zurückgreifen können, wenn es
einmal besonders schnell gehen muß.

Tips für schlaues Einkaufen

In den reich gefüllten Regalen unserer Supermärkte
finden Sie eine Menge gesunder, fettarmer Lebensmittel, so daß Ihre tägliche Kost nie langweilig werden muß. Sehen Sie sich beim Einkauf als eine Art
»Lebensmittel-Detektiv«, und suchen Sie nach den
Produkten, die Ihren neuen Ernährungsgewohnhei-
ten entsprechen.

Dieser kurze Leitfaden soll Sie auf diejenigen
Abteilungen hinweisen, in denen Sie besonders leicht
fündig werden und Sie gleichzeitig vor denjenigen
warnen, die gefährliche Fallen bergen. Die ersten
Male sollten Sie sich für das Einkaufen besonders viel
Zeit nehmen, um alle notwendigen Etiketten zu stu-
dieren und sich mit solchen Produkten vertraut zu
machen, die Sie ohne Bedenken genießen dürfen.

Vermeiden Sie es, hungrig zum Einkaufen zu
gehen. Nehmen Sie vorher einen kleinen Imbiß ein;
das verringert die Gefahr von Spontankäufen zucker-
oder fetthaltiger Lebensmittel.

Gemüse

Beginnen Sie Ihren Rundgang stets in der Gemüseabteilung, und füllen Sie Ihren Einkaufswagen nach

Belieben. Fast alles, was Sie hier finden, können Sie unbedenklich kaufen. Lassen Sie sich aber nicht durch Zusatzangebote verführen, wenn beispielsweise neben dem Spargel auch Schinken oder zum Salat fettreiche Fertigsoßen angeboten werden. Wenn Sie regelmäßig unter Zeitdruck kochen, kaufen Sie eventuell vorgeschnittenes oder verzehrfertig gereinigtes Gemüse. Das spart eine Menge Zeit.

Meistens werden Sie zu wohlbekanntem und vertrautem Obst und Gemüse greifen, und das ist in Ordnung. Hin und wieder sollten Sie aber ruhig einmal etwas Neues probieren: eine exotische Frucht, ein ungewöhnliches Gemüse, frische Kräuter. Wie wäre es zum Beispiel mit einer Mango zum Frühstück, einer Artischocke im Bohnentopf oder einer Estragonsuppe? Im Spätsommer und Herbst gibt es sicher auch in Ihren Geschäften frische Pilze – z. B. Pfifferlinge für Suppen und Soßen oder Butterpilze für den Grill. Exotische Trockenpilze wie Shiitake oder Mu-Err (Baumpilze) kennen Sie vielleicht schon aus der asiatischen Küche; sie sind das ganze Jahr über erhältlich. Probieren Sie Frischgemüse wie Fenchel, Kürbis, Pastinaken – Ihrer Phantasie sind keine Grenzen gesetzt.

Halten Sie Ausschau nach solchem Obst und Gemüse, die sich leicht als kleine Zwischenmahlzeit portionieren lassen. Möhren sind z. B. eine ideale Knabberei beim Autofahren oder während der Arbeit am Schreibtisch; gleiches gilt für Blumenkohl- und Brokkoliröschen, die Sie zu Hause blanchieren und dann bequem überallhin mitnehmen können.

Tofu finden Sie nur selten in der Gemüseabteilung; meist wird es bei den gekühlten Milchprodukten angeboten. Nehmen Sie immer – sofern Sie die Wahl haben – das gekühlte Produkt, denn die niedrige Lagertemperatur hält Tofu länger frisch.

Denken Sie daran: Gemüse bildet die Grundlage Ihrer gesamten Ernährung. Suchen Sie diese Abteilung immer als erstes auf, um zu schauen, was besonders frisch oder besonders günstig ist oder was einfach lecker aussieht. Auch wenn Sie Ihre Mahlzeiten vor dem Einkauf bereits geplant haben, sollten Sie so flexibel bleiben, bei lohnenden Angeboten zuzugreifen und Ihren Speiseplan kurzfristig umzustellen. Wenn Ihr Supermarkt gerade eine Lieferung frischer Stangenbohnen hereinbekommen hat, dann streichen Sie das Nudelgericht zum Mittagessen und kochen statt dessen einen Bohneneintopf.

Die Rezepte dieses Buches sind jahreszeitlich angeordnet, so daß Sie Obst und Gemüse in seiner Hauptsaison kaufen können. In diesen Zeiten werden die Pflanzen besonders frisch, wohlschmeckend, reif und preiswert angeboten. Zu Beginn der jeweiligen Rezept-Kapitel finden Sie jeweils eine Liste derjenigen Obst- und Gemüsesorten, die dann besonders frisch und günstig zu bekommen sind. Sie sparen dabei nicht nur Geld, sie profitieren auch geschmacklich: Eine vollreife Strauchtomate aus dem Freilandanbau schmeckt unvergleichlich besser als eine Treibhaustomate im Februar.

Knabbergebäck

Chips werden zumeist mit Fett gebacken, es gibt allerdings fettfrei geröstete Versionen. Wenn Sie Kekse oder anderes Kleingebäck kaufen, greifen Sie zu fettarmen und cholesterinfreien Sorten. Bedenken Sie, daß diese dennoch zuckerhaltig sein können und Sie deshalb nicht zu viel davon verzehren sollten.

Getreide

Wenn Sie noch nie oder nur selten mit Getreide gekocht haben, finden Sie auf einigen Fertigpackungen nützliche Hinweise zur Zubereitung, vielleicht auch den einen oder anderen Rezeptvorschlag. Wenn Sie Ihr Getreide lose und in größeren Mengen kaufen, fragen Sie doch einfach den Verkäufer nach Tips und Rezeptideen. In kleineren Geschäften – vor allem in Naturkost- und Bioläden – ist das Personal oft kundiger und gesprächsbereiter als in Supermärkten. In jedem Fall gilt: Falls ein Rezept nach Fett verlangt, lassen Sie es ersatzlos weg.

Nudeln

Kaufen Sie möglichst viele unterschiedliche Formen, um Ihre Mahlzeiten abwechslungsreich zu gestalten. Wenn Ihr Supermarkt keine Vollkornnudeln anbietet, bitten Sie den Einkäufer, diese für Sie zu bestellen, oder suchen Sie sich ein Geschäft, in dem Vollkornware verkauft wird. Manche Nudelsorten werden mit Gemüse oder Gemüseauszügen versetzt (z. B. mit Spinat); sie bringen Farbe und ungewöhnliche Aromen in Ihre Gerichte. Achten Sie bei allen Nudeln darauf, daß sie kein Vollei enthalten (Eiernudeln).

Bohnen, getrocknet und in Dosen

Dosenbohnen sparen Zeit. Nutzen Sie auch hier das vielfältige Angebot, und kaufen Sie unterschiedliche Sorten: Rote und weiße Kidneybohnen, braune Wachtelbohnen, Pintobohnen, Flageolets usw. Eine Dose Bohnen bereichert Suppen und Eintöpfe ohne großen Aufwand um wertvolle Nährstoffe oder läßt sich rasch als eigenständiges Gericht zubereiten. Getrocknete Bohnen brauchen natürlich Zeit zum Quellen, aber Sie müssen währenddessen ja nicht daneben stehen. Außerdem gibt es einige der schmackhaftesten Bohnensorten überhaupt nur in getrockneter Form. Wenn es einmal schnell gehen muß, greifen

Sie zu Linsen: Sie garen – ohne vorheriges Einweichen – in nur 30 Minuten.

Frühstücks-Zerealien

Schauen Sie hier besonders in die oberen und unteren Regale; die vielen ungesunden Produkte stehen meist in Griffhöhe. Reine Getreideflocken sind am besten, eventuell durch Trockenobst angereichert. Prüfen Sie die angegebenen Inhaltsstoffe auf Fett und vor allem Zucker, der sich manchmal hinter wohlklingenden Namen wie Maltose, Fruktose, Dextrose usw. versteckt. Lassen Sie sich nicht von Aufdrucken wie »Enthält wertvolle Ballaststoffe« und ähnlichen Angaben verführen; sofern das Produkt mit Fett oder Zucker angereichert wurde, ist es für Ihre Ernährung nicht tauglich.

Brote

Meiden Sie Brot, welches Fett, Zucker, Milchpulver, Nüsse und Ölsaaten enthält. Bei verpackten Broten, wie sie im Supermarkt angeboten werden, finden Sie Informationen zu den Inhaltsstoffen auf dem Etikett. Lesen Sie es sorgfältig. Am besten kaufen Sie einfaches Vollkornbrot. Weitere Tips zum Brotkauf finden Sie ab Seite 25.

Säfte

Fruchtsaft widerspricht zwar nicht den Grundsätzen der Ornish-Diät, kann aber kaum als empfehlenswertes Nahrungsmittel oder guter Durstlöscher gelten. Er enthält – im Gegensatz zu den Früchten, aus denen er gewonnen wird – keine Ballaststoffe, dafür einfachen Zucker ohne Sättigungswert. Manche Fruchtsäfte sind kaum mehr als gezuckertes Wasser. Greifen Sie möglichst zu Direktsäften ohne Zuckerzusatz, die nicht aus Konzentraten hergestellt werden, oder noch besser: Kaufen Sie gleich frisches Obst. Fertiger Gemüse- oder Tomatensaft hingegen ist eine gesunde Bereicherung Ihres Speiseplans. Besonders empfehlenswert ist natürlich frisch gepreßter Saft (z. B. aus Mohrrüben), den Sie aber vermutlich nicht im Supermarkt, sondern allenfalls in Naturkostläden bekommen oder selbst herstellen müssen.

Gefrierkost

Füllen Sie Ihre Gefriertruhe mit Beeren und Pfirsichen, die Sie bei Bedarf portionsweise entnehmen und püriert in Soßen, Joghurts und Getreidebrei verwenden können. Wählen Sie nur Produkte ohne Zuckerzusatz. Lagern Sie eine ausreichend große und vielfältige Menge von tiefgefrorenem Gemüse für jene Tage ein, an denen Sie kein Frischgemüse bekommen können. Gefrorene Erbsen, Maiskörner oder Limabohnen lassen sich rasch zu einer nahrhaften Suppe verarbeiten. Dazu tauen Sie die gewünschte Menge auf, pürieren das Gemüse in Magermilch oder Brühe und würzen mit Kräutern oder anderen Gewürzen. Mehr Biß und einen höheren Nährwert erzielen Sie durch die Beigabe von Nudeln oder Reis.

Gefrorene Fruchtsaftkonzentrate (beispielsweise aus Apfelsinen, Äpfeln oder Weinbeeren) sind nützlich, um Gemüsegerichte und Nachspeisen zu süßen. Manche fettarmen Nachspeisen aus der Kühltruhe enthalten viel Zucker, verzehren Sie derlei Speisen aber nur in Maßen. Am besten stellen Sie solche Desserts selber her; so können Sie den Zuckergehalt selbst bestimmen. Nutzen Sie unser Rezept für ein Erdbeersorbet auf Seite 91 als Grundidee für weitere Nachspeisen.

In den Kühltheken finden Sie auch Produkte, die Sie als Fleischersatz verwenden können, z. B. Sojabratlinge. Diese Lebensmittel können Suppen, Nudelsoßen und Pizzen einen herzhaften Fleischgeschmack verleihen. Lesen Sie die Inhaltsangaben, und meiden Sie Erzeugnisse mit Fettzusatz.

Soßen

Wahrscheinlich erhalten Sie in Ihrem Supermarkt Tomatensoßen (z. B. bei den Nudelsoßen), die ohne Zugabe von Fett hergestellt wurden. Wenn nicht, suchen Sie ein Geschäft, das solche Waren führt. Viele Rezepte dieses Buches setzen die Verwendung einer fertigen Tomatensoße voraus, um Nudelgerichte, Gemüse- und Bohneneintöpfe sowie Chiligerichte zu verfeinern. Sorgen Sie dafür, daß Sie stets mehrere Gläser mit Tomatensoße vorrätig haben. Recht schmackhaft und meistens fettfrei sind auch viele Soßen, die für die asiatische oder südamerikanische Küche angeboten werden. In der Regel bestehen sie aus Fruchtmark, Fruchtsaft und Gemüseauszügen und werden unter Bezeichnungen wie »indisch scharf«, »chinesisch süß-sauer«, »mexikanisch pikant« usw. angeboten. Diese Soßen eignen sich für Reis- und Bohnengerichte, Bohnensalate und als Dip für rohe Gemüse (Möhren, Selleriestangen usw.).

Suppen

Im Suppenregal finden Sie fertige Gemüsebrühen entweder als Konzentrat in Dosen und Flaschen oder als Würfel oder Pulver, die durch Zugabe von Wasser zu küchenfertiger Brühe werden. Achten Sie bei allen Produkten darauf, daß sie möglichst ohne Fettzusatz hergestellt wurden. Gemüsebrühe werden Sie bei so vielen Gerichten als Grundlage oder Zusatz ständig benötigen, so daß Sie immer genügend davon zu Hause haben sollten. Auch andere Dosen- oder Tütensuppen sind grundsätzlich empfehlenswert, allerdings werden sie sehr häufig mit tierischem oder pflanzlichem Fett hergestellt; meiden Sie diese, und wählen Sie – sofern verfügbar – Suppen ohne Fettzusatz.

Essig und Gewürze

In diesem Regal finden Sie relativ viele unbedenkliche Speisezusätze, die geschmacksbereichernd sein können, aber kein Fett aufweisen. Hierzu zählen beispielsweise Kapern, Senf, Essiggemüse und aromatisierter Essig. Probieren Sie auch hier öfter einmal etwas Neues aus. Einige Tropfen Balsamico-Essig schmecken köstlich auf dünnen Scheiben roter Beete oder auf geschmortem Rotkohl. Estragonessig paßt gut zu gedämpftem Spargel oder Brokkoli. Reisessig schmeckt so mild, daß Sie ihn unverdünnt und ohne weitere Zusätze im Salat genießen können. Aus Magerjoghurt wird mit einigen Kapern und etwas Estragon eine würzig-milde Soße für Tomatenscheiben oder gedämpften Blumenkohl.

Sonstige Fertigwaren

Sehen Sie sich bei den Kräutertees um, und kaufen Sie eine kleine Auswahl, um heiße oder gekühlte Tees zubereiten zu können. Wenn Sie Süßes mögen, sollte ein heißer Pfefferminztee mit Zimt genau das Richtige für Sie sein. Magere Kondensmilch ist auch recht nützlich; Sie können damit pürierte Gemüsesuppen etwas sahniger machen. Sie sollten auch Sojamilch als cholesterinfreie Alternative zu Kuhmilch in Erwägung ziehen.

■ Die Ausstattung Ihrer Küche

Um die Rezepte aus diesem Buch nachzukochen, brauchen Sie weder komplizierte noch teure Geräte.

Wenn Sie über die Grundausstattung – Messer, Töpfe, Pfannen, Schüsseln, Meßlöffel und Tassen – verfügen, können Sie jedes hier aufgeführte Rezept umsetzen. Es gibt jedoch einige nützliche Küchenhelfer, die die Arbeit leichter und schneller und somit auch vergnüglicher gestalten.

Mit einem antihaftbeschichteten Pfannenbräter können Sie leicht ohne Fett sautieren. Solche Antihaft-Bratpfannen gibt es in vielen unterschiedlichen Größen; wenn Sie nicht eine besonders große Familie zu versorgen haben, dürfte eine Pfanne mit ca. 25 cm Durchmesser ausreichen. Hilfreich ist auch, wenn Sie über einen beschichteten Kochtopf, eine Grillpfanne und ein Backblech verfügen.

Wenn Sie noch keinen Pürierstab besitzen, sollten Sie sich einen zulegen, um Suppen, Soßen und Fruchtgetränke einfach zubereiten zu können. Noch besser wäre eine Vielzweck-Küchenmaschine mit verschiedenen Zusatzwerkzeugen wie Reib-, Schneid- und Schnitzelvorrichtung, Mixer, Getreidemühle, Saftzentifuge, Zitruspresse usw. Damit können Sie nicht nur pürieren, sondern auch sehr schnell Zwiebeln hacken, Kartoffeln schneiden, Käse raspeln und andere Lebensmittel rühren, schlagen, kneten, unterheben, hacken, schnitzeln, reiben, passieren, mischen oder mahlen. Solche Geräte gibt es als große Standmaschinen und als kleine Kompaktmaschinen. Wenn Sie für eine große Familie kochen, sollten Sie sich für das größere Gerät entscheiden.

Ein Dampfeinsatz für Ihre Töpfe ist nützlich, um Gemüse über heißem Wasser oder heißer Brühe zu garen. Manche Geschäfte bieten auch Töpfe mit mehreren Einsätzen an, so daß Sie gleichzeitig unterschiedliche Lebensmittel auf verschiedenen »Etagen« garen können. Während unten die Gemüsesuppe köchelt, dämpfen Sie darüber Kartoffeln, oder etwas Reis vom Vortag über dem Bohneneintopf auf.

Ein Schneidebrett – sei es aus Holz oder Kunststoff – eignet sich bestens als leicht zu reinigende Arbeitsfläche. Das Brett muß nicht dick sein, sollte aber eine ausreichende Fläche bieten, um mehrere Lebensmittel gleichzeitig zu bearbeiten.

Im Mikrowellenherd können Sie fettfreie Speisen problemlos aufwärmen, ohne daß sie austrocknen oder zerfallen. Gekochter Reis und gekochte Nudeln lassen sich ohne Zugabe von Wasser erhitzen, und Bohnengerichte kleben beim Aufwärmen im Mikrowellenherd nicht am Topfboden fest, wie das auf einer normalen Herdplatte leicht geschieht. Überdies garen die Mikrowellen fast alle Gemüse ohne nennenswerten Verlust an Nährstoffen, Farbe und Festigkeit in kürzester Zeit. Die Garzeit einer gebackenen Kartoffel beträgt gerade einmal 6–8 Minuten (gegenüber 60 Minuten im Backofen), und Zwiebeln sind in nur 5 Minuten (gegenüber 45 Minuten im Backofen) geröstet.

Wenn Sie Bohnen- und Getreidegerichte bisher deshalb nicht gekocht haben, weil Ihnen die Garzeit zu lang ist, sollten Sie sich einen Dampfdrucktopf zulegen. Hiermit benötigen Sie für Bohnen, Reis, Chilis, Vollkorngerichte oder herzhafte Suppen nur noch die Hälfte der Zeit. Darüber hinaus schmecken die Speisen besser und intensiver, weil die flüchtigen Aromen im Gargut bleiben und nicht durch den Deckel entweichen können. Ihre Buchhandlung führt sicher einige Bücher zu den Grundlagen des Dampfdruckkochens. Ihr neu erworbenes Wissen können Sie dann an etlichen Rezepten dieses Buches ausprobieren.

■ *Die Zubereitung von Leguminosen (Hülsenfrüchten)*

Von dunkelroten Kidneybohnen bis zu hellgrünen Flageolets, von gefleckten Pintobohnen bis zu schwarzen Bohnen – die bunte Vielfalt der Farben und Formen unserer Hülsenfrüchte wird Ihren Speiseplan bereichern. Hülsenfrüchte sind so preiswert, daß Sie in Ihrer Speisekammer grundsätzlich die verschiedensten Sorten vorrätig haben sollten.

Bohnen, Erbsen und Linsen liefern hochwertiges Eiweiß, Stärke, Ballaststoffe und wichtige Vitamine und Mineralien. Sie sind cholesterinfrei, salzarm und enthalten wenig Fett, also auch kaum gesättigte Fettsäuren.

Das menschliche Verdauungssystem verarbeitet die Stärke aus Hülsenfrüchten nur langsam, was bewirkt, daß Ihr Körper stetig mit Energie versorgt wird und länger gesättigt bleibt. Die wasserlöslichen Ballaststoffe tragen auch zu einem Absenken des Cholesterinspiegels bei. Studien haben nachgewiesen, daß eine Ernährung, die viel Hülsenfrüchte enthält, Diabetikern helfen kann, ihren Blutzuckerspiegel, ihren Appetit und ihr Gewicht besser zu kontrollieren.

Sojabohnen enthalten etwa doppelt so viel Eiweiß wie die meisten anderen Bohnen. Ihr Eiweiß ist hochwertiger als das aller anderen Pflanzen und entspricht in seiner Wertigkeit ungefähr demjenigen in Fleisch, Milch oder Eiern. Überdies enthalten Sojabohnen auch relativ viel der gesundheitsdienlichen Omega-3-Fettsäuren. Sogar Ihren Cholesterinspiegel können die kleinen Superbohnen senken! Auf Seite 180 erfahren Sie mehr darüber, wie Sie Sojabohnen in Ihren Speiseplan einbauen können. Pro Tag sind zwei Portionen Hülsenfrüchte (jeweils eine halbe Tasse) eine optimale Menge.

So bereiten Sie getrocknete Bohnen zum Kochen vor

Getrocknete Bohnen müssen Sie normalerweise ca. 8 Stunden einweichen, bevor Sie sie kochen können. Die lange Quellzeit gewährleistet ein gleichmäßiges Garen der Bohnen. Linsen und Splittererbsen (Spalterbsen) können ohne vorheriges Aufquellen gekocht werden. Bevor Sie die Bohnen zum Quellen aufgießen, spülen Sie sie in einem Sieb mit kaltem Wasser ab, und entfernen Sie Schmutz oder Steinchen.

Langsames Quellen: Geben Sie die Bohnen in eine Schüssel im Verhältnis 3 Tassen Wasser auf 1 Tasse Bohnen. Bei warmem Wetter stellen Sie die Schüssel in den Kühlschrank, bei kühleren Temperaturen können die Bohnen bei Zimmerwärme quellen. Nach ca. 8 Stunden (oder am nächsten Morgen) sind die Bohnen kochfertig. Zum Garen verwenden Sie am besten das Einweichwasser, weil es wertvolle Nährstoffe enthält.

Schnelles Quellen: Geben Sie die Bohnen im Verhältnis: 4 Tassen Wasser auf 1 Tasse Bohnen in einen Topf. Bei mittlerer Hitze kurz aufwallen, dann 3 Minuten köcheln lassen, abdecken und vom Herd nehmen. Eine Stunde stehenlassen, dann abgießen. Die Bohnen sind jetzt kochfertig.

Bohnen, die kalt gequollen wurden, garen in der Regel gleichmäßiger und halten auch ihre Form besser; das heiße Quellen empfiehlt sich nur dann, wenn Sie es sehr eilig haben.

Nützliche Tips rund um die Bohne

- Lagern Sie Bohnen kühl und trocken in einem luftdichten Gefäß.
- Verbrauchen Sie Bohnen möglichst innerhalb eines Jahres nach dem Kauf; auch danach sind sie noch lange gut genießbar, brauchen aber längere Garzeiten, um weich zu werden.
- Geben Sie säurehaltige Lebensmittel wie Tomaten, Zitronensaft oder Wein erst dann zu den Bohnen, wenn diese weich sind. Die Säure kann das Durchgaren der Bohnen verzögern.
- Ein Pfund Trockenbohnen entspricht ca. 2½ Tassen.
- Die meisten Bohnenarten schwellen durch Quellen und Kochen auf ca. die dreifache Größe an, das heißt, eine Tasse Trockenbohnen wird zu drei Tassen gekochten Bohnen.
- Garen Sie Bohnen langsam, damit sie nicht platzen.
- Wenn Ihr Leitungswasser sehr hart ist, sollten Sie Bohnen mit Mineralwasser kochen. Hartes Wasser verlängert die Garzeit.
- Kochen Sie ruhig mehr Bohnen als Sie brauchen. Bohnen halten sich im Kühlschrank drei oder vier Tage, in einem luftdichten Behälter eingefroren sogar bis zu sechs Monate lang.

So garen Sie Trockenbohnen

Geben Sie die eingeweichten Bohnen mit der dreifachen Menge kalten Wassers in einen Topf. Lassen Sie das Wasser bei mittlerer Hitze kurz aufkochen, und schöpfen Sie den Schaum ab. Fügen Sie Gewürze wie Zwiebelscheiben, zerdrückten Knoblauch, Möhren- oder Selleriestücke, Lorbeer- oder Salbeiblätter, Thymian- oder Rosmarinzweige oder Ingwerscheiben hinzu. Lassen Sie die Bohnen – bei halb abgedecktem Topf – sanft köcheln, bis sie weich, aber nicht matschig sind; lassen Sie die Bohnen anschließend im Kochwasser abkühlen. Vor dem Servieren Lorbeerblätter und Gewürzzweige entfernen.

Je nach Sorte und Alter dauert das Garen zwischen einer und zwei Stunden. Linsen und Splittererbsen bilden hier eine Ausnahme; sie sind schon nach 25–30 Minuten verzehrfertig. Auch Augenbohnen garen etwas schneller, in der Regel in weniger als einer Stunde.

■ *Nährstoffgehalt einiger Hülsenfrüchte pro 100 g*

	Kalorien	Fett (g)	Eiweiß (g)	Kalzium (mg)	Eisen (mg)
Adzukibohnen	128	<1	8	28	2
Augenbohnen	76	<1	5	17	1
Kichererbsen	164	3	9	49	3
Kidneybohnen	127	<1	9	28	3
Limabohnen	126	<1	8	29	2
Linsen	116	<1	9	19	3
Mungbohnen	105	<1	7	27	1
Pintobohnen	137	<1	8	48	3
Schwarze Bohnen	132	<1	9	27	2
Sojabohnen	173	9	17	102	5
Splittererbsen	118	<1	1	14	1
Wachtelbohnen	142	1	9	70	3

Quelle: The Wellness Encyclopedia of Food Nutrition, 1992 (gekürzt).

Zur Verdaulichkeit von Bohnen

Viele Menschen stört an Hülsenfrüchten ihre schwere Verdaulichkeit, insbesondere die starke Gasbildung im Darm. Das Problem tritt besonders heftig bei denen auf, die relativ schnell von einer ballaststoffarmen auf eine ballaststoffreiche Kost, zu der auch Hülsenfrüchte gehören, umsteigen. Ihr Darmtrakt verfügt nicht über genügend Enzyme, um die Stärke zu verdauen, so daß ein Teil des Zuckers unverdaut in den Dickdarm gelangt und dort von Bakterien abgebaut wird – es entstehen Gase.

Die Blähungen mögen zwar – besonders in Gesellschaft – unangenehm sein, aber sie sind nicht gesundheitsgefährdend. Außerdem produziert Ihr Verdauungssystem zunehmend mehr der erforderlichen Enzyme, je länger Sie regelmäßig Hülsenfrüchte verzehren, so daß die Blähungen recht bald auf ein erträgliches Maß zurückgehen werden.

Eine allzu heftige Gasbildung können Sie auch verhindern, indem Sie langsam essen und Ihre Nahrung gründlich kauen. Darüber hinaus sollten Sie nicht plötzlich von ballaststoffarmer zu ballaststoffreicher Kost wechseln, sondern problematische Speisen wie Hülsenfrüchte nach und nach in Ihren Speiseplan aufnehmen, damit Ihr Körper Zeit zur Umstellung hat.

■ *So garen Sie Getreide*

Wer meint, eine fettarme vegetarische Ernährung müsse fade und langweilig schmecken, hat sich vermutlich noch nicht mit den umfangreichen und vielfältigen Möglichkeiten der Getreidekost vertraut gemacht. Dank des wachsenden Interesses an vegetarischer und ballaststoffreicher Ernährung führt heute jeder gute Naturkostladen eine breite Auswahl an Getreiden, die zum Teil aus entfernten Gegenden der Welt zu uns kommen: Weizen, Gerste, Roggen, Hafer, Reis, Quinoa, Amaranth, Hirse und andere. In Supermärkten finden Sie zumindest die heimischen Getreide wie Weizen, Roggen, Hafer und Gerste sowie Reis als Vollkörner, geschrotet, fein gemahlen oder zu Flocken gewalzt. Diese Getreide haben einen vollen, nußartigen Geschmack und entsprechen allen Anforderungen an ein gesundes und schmackhaftes Lebensmittel.

Reis ist ein gutes Beispiel dafür zu demonstrieren, wie wenig die meisten von uns über Getreide wissen. Es gibt mehr als 8000 Sorten Reis auf der Welt, doch der typische deutsche Haushalt begnügt sich mit der Standardsorte »weißer Langkornreis«.

Wenn Sie Ihre Mahlzeiten interessanter und abwechslungsreicher gestalten wollen, dann versuchen Sie doch einmal den süßlichen Basmati-Reis aus Indien, schwarzen Wildreis, thailändischen Duftreis mit seinem jasminähnlichen Aroma, weichen Rundkornreis wie Arvorio, Vialone und Carnaroli oder – für Süßspeisen – den klebrig kochenden Camolino oder Griginario.

Getreide ist leicht zuzubereiten. Sie müssen lediglich wissen, wie viel Wasser Sie benötigen und wie lange die Kochzeit ist. Einige sollten zwischendurch gerührt werden, bei den meisten ist auch das unnötig. Die besonders empfehlenswerten Vollkorngetreide brauchen zwar eine längere Garzeit, wenn Sie es eilig haben, können Sie aber mit einem Druckkochtopf die Garzeit stark verkürzen.

Gekochte Getreide halten sich bei günstigen Lagerbedingungen einigermaßen gut. Wenn Sie beispielsweise am Sonntag einen großen Topf Vollkornreis kochen, können Sie den Reis die ganze Woche über als nahrhafte Ergänzung in Suppen, Eintöpfen, Schmor- und Bratgerichten oder Salaten verwenden. Stellen Sie den gegarten Reis in einem dicht verschlossenen Behälter in den Kühlschrank, und brauchen Sie ihn innerhalb von fünf Tagen auf.

Vollkörner enthalten noch den fettreichen Keimling, der mit der Zeit ranzig wird; dieser Vorgang wird durch Licht und Wärme beschleunigt. Deshalb sollten Sie Vollkorngetreide im Kühlschrank aufbewahren, wo es sich mindestens sechs Monate lang hält. Sobald die Körner ihren frischen nussigen Geschmack verlieren, sollten Sie sie durch neue ersetzen. Verarbeitete Getreide wie polierter Reis halten sich an einem kühlen und trockenen Ort wenigstens ein Jahr lang. Bewahren Sie auch diese in einem gut verschlossenen Gefäß auf, um Vorratsschädlinge fernzuhalten. Sofern Sie über eine Kühltruhe verfügen, lohnt es sich auch, größere Mengen Getreidekörner auf einmal zu kochen und den Überschuß portionsweise einzufrieren; die Körner halten sich so mindestens drei Monate lang.

In der folgenden Tabelle finden Sie Informationen zur Zubereitungsart einiger gängiger Getreidearten. Garzeiten und Flüssigkeitsmenge sind dabei nur Anhaltswerte; wenn Sie Ihre Körner mit etwas mehr Biß mögen, kochen Sie sie entsprechend kürzer, wenn Sie eine eher breiige Konsistenz wünschen, garen Sie sie länger. Sollte nach Ablauf der Garzeit noch Flüssigkeit im Topf sein, gießen Sie diese entweder ab, oder Sie nehmen den Deckel vom Topf und lassen den Wasserrest verdampfen.

Grundlagen der Getreidezubereitung

Alle Angaben beziehen sich auf eine Tasse trockener Getreidekörner. Die Flüssigkeit kann aus Salzwasser oder fettfreier Gemüsebrühe bestehen. Wenn Sie in Salzwasser garen, nehmen Sie ca. $1/4$ TL Salz für eine Tasse Körner.

Getreide	Flüssigkeit	Zubereitung	Ergibt
Gerste	3 Tassen	Flüssigkeit aufwallen lassen, Gerste hinzugeben, umrühren und abdecken. Auf kleiner Hitze kochen lassen, bis die Flüssigkeit aufgesogen und das Getreide gar ist (ca. 45 Minuten).	3 Tassen
Buchweizen	$1^1/2$ Tassen	Flüssigkeit aufwallen lassen, Buchweizen hinzugeben, umrühren und abdecken. Bei kleiner Hitze 8 Minuten kochen lassen, vom Herd nehmen und weitere 5 Minuten stehenlassen.	3 Tassen
Bulgur (Bruchweizen aus gedämpften und getrockneten Weizenkörnern)	$1^1/2$ Tassen	Für Pilaw: Flüssigkeit aufwallen lassen, Bulgur hinzugeben, umrühren und abdecken. Auf kleiner Hitze 10 Minuten kochen lassen, dann vom Herd nehmen und weitere 10 Minuten stehenlassen.	$2^1/2$ Tassen
		Für Salate: Flüssigkeit aufwallen lassen und über die Körner gießen. 5 Minuten stehenlassen, dann abgießen. Bulgur durch ein sauberes Baumwolltuch trocken pressen und mit einer Gabel auflockern.	$1^3/4$ Tassen

Getreide	Flüssigkeit	Zubereitung	Ergibt
Couscous (Grieß aus Hirse, Weizen oder Gerste)	1 Tasse	Flüssigkeit aufwallen lassen, Couscous hinzugeben, umrühren und abdecken. Vom Herd nehmen und 10 Minuten stehenlassen. Anschließend mit einer Gabel auflockern.	2³/4 Tassen
Maismehl	4 Tassen	Flüssigkeit aufwallen lassen und den Mais langsam einrühren. 5 Minuten bei häufigem Rühren köcheln lassen.	3¹/2 Tassen
Hirse	2 Tassen	Flüssigkeit aufwallen lassen, Hirse hinzugeben, umrühren und abdecken. Auf niedriger Hitze 10 Minuten kochen lassen. Anschließend vom Herd nehmen und weitere 10 Minuten stehenlassen.	3¹/2 Tassen
Haferflocken	2¹/2 Tassen	Flüssigkeit aufwallen lassen und die Haferflocken einrühren. Ohne Deckel 10 Minuten köcheln lassen.	2 Tassen
Polenta (Maisgrieß)	4 Tassen	Flüssigkeit aufwallen lassen und den Grieß bei ständigem Rühren langsam einrieseln lassen. Auf kleiner Hitze bei häufigem Rühren 20 Minuten kochen, bis ein dicker Brei entsteht.	3¹/2 Tassen

Getreide	Flüssigkeit	Zubereitung	Ergibt
Quinoa; Quinoa ist zwar kein Getreide, ähnelt in Form und Farbe aber der Hirse und wird auch wie diese gekocht und verwendet. Die anspruchslose Pflanze gedeiht vor allem in den Anden und wird dort als wertvolle Eiweißquelle geschätzt. Die bei uns angebotenen Quinoa-Körner sind bereits entbittert; dennoch sollten Sie die Samen vor dem Kochen kurz abspülen.	$1\frac{1}{2}$ Tassen	Quinoa gut abspülen. Flüssigkeit aufwallen lassen, Quinoa hineingeben, umrühren und abdecken. Auf kleiner Hitze 15 Minuten kochen, dann vom Herd nehmen und weitere 5 Minuten stehenlassen.	$2\frac{1}{2}$ Tassen
Brauner Reis; Braunreis ist zwar entspelzt, aber die umgebende Silberhaut (Frucht- und Samenschale) ist noch unbeschädigt vorhanden. Er ist als Lang- oder als Rundkornreis erhältlich; die Zubereitung ist für beide Sorten gleich.	2 Tassen	Flüssigkeit aufwallen lassen, Reis hinzugeben, umrühren und abdecken. Auf kleiner Hitze 45 Minuten kochen, dann vom Herd nehmen und weitere 5 Minuten stehenlassen.	3 Tassen Langkorn; $2\frac{1}{2}$ Tassen Rundkorn
Weißer Patnareis (Langkorn)	$1\frac{1}{2}$ Tassen	Flüssigkeit aufwallen lassen, Reis hineingeben, umrühren und abdecken. Auf kleiner Hitze 18 Minuten kochen, vom Herd nehmen und weitere 5 Minuten stehenlassen.	3 Tassen
Weißer Rundkornreis	$1\frac{1}{2}$ Tassen	Den Reis unter fließendem Wasser abspülen. Flüssigkeit aufwallen lassen, Reis hinzugeben, umrühren und abdecken. Auf kleiner Hitze 25 Minuten kochen, dann vom Herd nehmen und weitere 5 Minuten stehenlassen.	$2\frac{3}{4}$ Tassen

Getreide	Flüssigkeit	Zubereitung	Ergibt
Wildreis	2½ Tassen	Flüssigkeit aufwallen lassen, den Reis hinzugeben, umrühren und abdecken. Auf kleiner Hitze eine Stunde kochen.	3 Tassen
Bruchweizen	1½ Tassen	Für Pilaw: Flüssigkeit aufwallen lassen, den Weizen hineingeben, umrühren und abdecken. Auf kleiner Hitze 15 Minuten kochen, vom Herd nehmen und weitere 10 Minuten stehenlassen. Mit einer Gabel auflockern.	2 Tassen
		Für Salate: Flüssigkeit aufwallen lassen, über den Weizen gießen und 15 Minuten stehenlassen. Den Weizen anschließend abtropfen lassen und in einem sauberen Baumwolltuch trocken wringen. Mit einer Gabel auflockern.	1¾ Tassen
Weizen	3 Tassen	Flüssigkeit aufwallen lassen, die Weizenkörner hinzugeben, umrühren und abdecken. Auf kleiner Hitze ca. 1½ Stunden gar kochen.	2¾ Tassen

Hinweis: Couscous wird – je nach Getreideart und Hersteller – in unterschiedlichen Feinheitsgraden angeboten; die Flüssigkeitsmengen und Garzeiten ändern sich entsprechend. Folgen Sie den Anweisungen auf der Packung. Wenn Sie Couscous lose kaufen, gehen Sie das erste Mal nach den obigen Anweisungen vor und passen diese gegebenenfalls an. Die besten Ergebnisse erreichen Sie, wenn Sie Couscous in einer großen, relativ flachen Pfanne kochen, damit der Fladen nicht zu dick wird.

Alternative Zubereitung

Sie können Getreidekörner (bei Hirse und Buchweizen brauchen Sie das nicht) auch vor dem Kochen einweichen; das verkürzt die Kochzeit, spart Energie, schont die Vitamine und gibt Ihnen die Möglichkeit, die Körner nach dem Quellen in Joghurt oder Salaten roh zu essen. Zum Einweichen waschen Sie die Körner zunächst in einem Sieb, um die Staubteilchen zu entfernen. Danach werden sie in der zweieinhalb- bis dreifachen Menge eingeweicht und anschließend im Einweichwasser in einem dicht schließenden Topf gar gekocht.

■ *Das Mittagessen*

Wenn Sie berufstätig sind, werden Sie wahrscheinlich nur selten Ihr Mittagessen daheim genießen. Vermutlich essen Sie am Schreibtisch im Büro, in der Kantine, im Restaurant oder gar im Auto. Wie auch immer: Sie brauchen sich nicht auf die Kochkünste anderer Leute zu verlassen, sondern können selbst bestimmen, was Sie essen. Falls Sie von Berufs wegen häufig in Restaurants speisen müssen, werden Ihnen die Tips für Restaurantbesuche auf Seite 175 helfen. Ansonsten können Sie Ihr Mittagessen leicht selbst zubereiten und mit zur Arbeit nehmen. Es gibt für diese Gelegenheit viel mehr Möglichkeiten, als Sie vielleicht vermuten.

Ein gesundes Mittagessen

Lösen Sie sich von der Vorstellung, ein mitgebrachtes Mittagessen müsse im wesentlichen aus belegten Broten bestehen. Sofern Sie Zugang zu kochendem Wasser haben, versuchen Sie es doch einmal mit der Umsetzung der folgenden drei Vorschläge:

■ Bewahren Sie an Ihrer Arbeitsstelle stets eine kleine Auswahl an Trockensuppen auf – mit Erbsen, Bohnen, Linsen oder Nudeln –, die kein zusätzliches Fett enthalten. Die Zubereitung ist denkbar einfach: Die Suppe mit kochendem Wasser aufgießen und ein paar Minuten warten. Essen Sie dazu Vollkorn- oder Knäckebrot. Einige frische Salatblätter und etwas Obst runden Ihre vollwertige Mittagsmahlzeit ab.

■ Nehmen Sie ein Glas herzhaften Dip oder Soße und eine gute Portion knackiger Gemüse mit zur Arbeit; gut geeignet sind Brokkoli- und Blumenkohlröschen, Möhren, Zucchini oder Selleriestangen. Auch hierzu paßt Vollkorn- oder Knäckebrot sowie etwas Obst als Nachspeise.

■ Bereiten Sie aus Glasnudeln eine schnelle Tasse Suppe. Essen Sie dazu rohe oder blanchierte Gemüse, vielleicht auch übriggebliebenes gedämpftes Gemüse vom Vortag und zum Abschluß ein Stück frisches Obst.

Essensreste lassen sich hervorragend zu einer nahrhaften Mittagsmahlzeit zusammenstellen und aufwärmen. Überlassen Sie es nicht dem Zufall, kochen Sie am Vortag gleich etwas mehr, als Sie brauchen. So können Sie am nächsten Tag – sofern es an Ihrem Arbeitsplatz einen Mikrowellenherd gibt – die Gemüsesuppe, das Chiligericht oder den Bohneneintopf vom gestrigen Abend noch einmal genießen. Genausogut eignen sich Röstkartoffeln, Kartoffelsalat, Krautsalat oder Dampfgemüse als schmackhaftes »Recycling-Menü«. Etwas fettarme Salatsoße aus der Flasche macht aus Reis, Bohnen oder Dampfgemüse einen Salat, den Sie praktisch überall schnell zubereiten können. Wärmen Sie geröstete Gemüse im Mikrowellenherd auf, und füllen Sie damit ein Pita-Brot.

Aus hygienischen Gründen sollten Sie von zu

Hause mitgebrachte Speisen am Arbeitsplatz schnell kühl stellen. Wenn sich dort kein Kühlschrank befindet, lohnt es sich wahrscheinlich, einen kleinen Camping-Kühlschrank zu kaufen. So können Sie Ihre Auswahl an Lebensmitteln für das Mittagessen erweitern. In Ihrem Kühlschrank am Arbeitsplatz sollten Sie sich auch einen Vorrat an Magermilch, Sojamilch oder Magerjoghurt anlegen. Mit Vollkorngetreideflocken oder gekochten Getreidekörnern, etwas Obst und Milch läßt sich so ein frisches Müsli zubereiten. Wer sagt denn, daß es Haferflocken nur zum Frühstück geben darf?

Was sich noch für die Zubereitung einer kleinen Mittagsmahlzeit empfiehlt:

feine Karotten
Gurkenscheiben
fettfreie Cracker
fettfreie Brezeln
fettfreie Tomatensoße mit gerösteten Kartoffelscheiben
Weinbeeren
Kräutertees oder Malzkaffee (s. S. 164)
salzarmer Gemüsesaft
Radieschen

Brotsorte	Aufstrich	Belag	Garnierung
Brötchen / Vollkornbaguette / Kasseler Brot / Paderborner Brot / Berliner Landbrot / Roggenvollkornbrot / Weizenvollkorn / Grahambrot / Pumpernickel / Mehrkornbrot / Hafervollkornbrot / Maisfladenbrot	Balsamico-Essig / Bohnenpüree / Salatsoße (fettarm) / Buttermilchsoße (s. S. 154) / Senfmayonnaise / Tomatenketchup / Tofucremesoße (s. S. 48) / Erbsen-Guacamola / Hummus (s. S. 101) / Senf / fettfreie Barbecuesoße / magerer Streichkäse / fettarme Mayonnaise / fettarme saure Sahne / Magerjoghurt / Rancher-Soße / gerösteter Knoblauch (s. S. 71f.) / herzhafte Fruchtsoße / Raita mit Spinat und Gurke (s. S. 142)	Sojabratling / gegrillte oder sautierte Champignons / Magerkäse (Mozzarella, Cheddar) / geröstete Paprika (s. S. 70) / geröstete Aubergine / Sojawürstchen / geräucherter oder gegrillter Tofu / gedämpfte Gemüse / Tabbouleh (s. S. 102)	grüne Salatblätter / Lollo rossa / Petersilie, Basilikum oder Schnittlauch / frischer Spinat / Eisbergsalat / Chicorée / eingelegte Paprika / saure Gurke / Radieschen / geröstete Zwiebeln (s. S. 21) / Sauerkraut / gewürfelte Möhren, Zucchini oder Kohlsorten / Gurkenscheiben / Rettichscheiben / rote Zwiebel in Scheiben / Tomatenscheiben / Keimlinge / Brunnenkresse

Belegte Brote, einmal anders

Wenn Sie mittags gern ein belegtes Brot essen, versuchen Sie doch einfach einmal etwas Neues. Abwechslung in der Stullendose bereitet Ihnen mehr Vergnügen am Essen und verhindert, daß Sie sich von ungesunden Schnellgerichten oder Imbissen verführen lassen.

Für ein schmackhaftes, vegetarisch belegtes Brot eignen sich Tomatenscheiben, Zwiebeln, Keimlinge, Gurken oder Salatblätter. Belegen Sie damit frisches Vollkornbrot, und würzen Sie das Ganze mit ein wenig fettarmer Mayonnaise. Wenn Sie ohne etwas »Fleischiges« noch nicht auskommen möchten, probieren Sie einige der vielen Fleischersatzprodukte, z.B. aus Soja. Achten Sie aber darauf, daß bei der Herstellung kein Fett zugesetzt wurde.

Dem unten aufgeführten Kasten können Sie einige Ideen und Anregungen entnehmen, wie Sie Ihre Brote mit Phantasie und Abwechslung belegen können. Wählen Sie eine Brotsorte, dann einen Aufstrich und/oder eine Füllung, und garnieren Sie das Ganze mit einem Kraut oder etwas Frischgemüse. Sie werden sehen: Ihrer Phantasie für einen schmackhaften Mittagsimbiß sind keine Grenzen gesetzt.

Damit Ihre Brote nicht aufweichen, sollten Sie feuchte Zutaten wie Gurken oder Tomaten separat einpacken und erst zum Schluß dazugeben. Denken Sie daran, alle Zutaten sowie die fertig belegten Brote bis zum Verzehr im Kühlschrank aufzubewahren.

Phantasievoll belegte Brote

1. Ein Brötchen; magerer Streichkäse; einige Gurkenscheiben; dünne Scheiben roter Gemüsezwiebel; einige Tomatenscheiben; Keimlinge.

2. Ein Vollkorn-Pitabrot; etwas Hummus (s. S. 101); einige Blätter Lollo Rossa; einige Tomatenscheiben; etwas Tabbouleh (s. S. 102).

3. Ein Brötchen; etwas Senf; ein fettfreies Sojawürstchen; etwas Sauerkraut; Weizenkeime.

4. Zwei Scheiben Roggenbrot; frischer Spinat; etwas fettarme Mayonnaise; etwas magerer Schweizer Käse; einige Tomatenscheiben.

5. Ein Baguette; einige Blätter Kopfsalat; etwas Balsamico-Essig; frische Basilikumblätter; etwas fettarme Mayonnaise; magerer Mozzarella; einige Tomatenscheiben.

6. Zwei Scheiben Weizenvollkornbrot; etwas Senfmayonnaise; einige Salatblätter; magerer Mozzarella; geröstete Aubergine (s. S. 92f.); geröstete Paprika (s. S. 70); einige Tomatenscheiben.

7. Zwei Scheiben Hafervollkornbrot; Tofucremesoße (s. S. 48); Radieschenscheiben; einige Scheiben Dampfkartoffel; einige Tomatenscheiben; Brunnenkresse oder frischer Spinat. Die Oberfläche beider Brotscheiben dünn mit der Tofucreme bestreichen. Eine Scheibe mit den Gemüsen belegen und alles mit der anderen Scheibe bedecken. Etwas andrücken und diagonal in zwei Hälften schneiden.

8. Zwei Scheiben Roggenvollkornbrot; einige Blätter Eisbergsalat; Erbsen-Guacamola; geschnitzelte Chicorée; würzige Tomatensoße; schwarze Bohnen.

■ *Tips zum Brotkauf*

Helen Roe, Leiterin des Geschäftsbereiches »Ernährung« unseres Institutes, erinnert sich noch heute an eine Frau, die sie in einem ihrer Kurse zur Gewichtsreduktion an der Klinik in Houston kenngelernt hatte. »Diese Frau glaubte fest, daß Brot der schlimmste Dickmacher überhaupt sei. Um der Versuchung zu entgehen, legte sie jeden Morgen alles Brot in den Kofferraum des Autos, mit dem ihr Mann kurz danach zur Arbeit fuhr. Wenn er abends zurückkam, und mit ihm das Brot, konnten die beiden zu Abend essen.«

Dieser Irrtum ist weit verbreitet. Vollkornbrote sind ebensowenig Dickmacher wie alle anderen Lebensmittel mit komplexen Kohlenhydraten (Nudeln, Reis, Bohnen usw.). Das Problem liegt vielmehr im fetten Brotaufstrich und Brotbelag. Der Ernährungspyramide auf Seite 172 können Sie entnehmen, daß Vollkornbrot und -getreide sogar die Grundlage einer vegetarischen Ernährung darstellen.

Gutes Brot bereichert jede Mahlzeit, sei es ein Vollkornbrötchen zum Frühstück oder ein Vollkorn-Pitabrot, mit dem Sie die letzten Tropfen Soße vom Teller aufnehmen. Ernährungsphysiologisch sind jedoch einige Brote eindeutig besser zu bewerten als andere.

Supermärkte und Bäckereien bieten heute Brot in einer solchen Vielfalt an, daß es sich lohnt, den Nährwert einiger Grundsorten genauer zu betrachten. Denken Sie beim Kauf stets an »Vollkorn« und »ohne Fett«, dann können Sie nicht mehr allzuviel falsch machen. Lesen Sie bei verpackten Broten das Etikett, und fragen Sie bei Frischbrot den Bäcker nach den Zutaten. Bezeichnungen wie »Roggenschrotbrot« oder »Mehrkornbrot« klingen zwar gesund, gleichwohl enthalten solche Brote in der Regel nicht viel oder überhaupt keine Vollkornerzeugnisse. Weißes Auszugsmehl (oder einfach »Weizenmehl« oder »Roggenmehl«) wird vermutlich der erstgenannte und damit mengenmäßig größte Bestandteil sein, der auf dem Etikett genannt wird. Kaufen Sie also Brot, das ausdrücklich und zu 100 % mit Vollkornmehl und nicht einfach mit Weizen-, Roggen- oder sonst einem Mehl gebacken wurde. Selbst die Anreicherung durch kleine Mengen Vollkornerzeugnisse oder ganze Körner verbessert die Qualität des Brotes insgesamt nur unwesentlich.

Prüfen Sie auch den Fett- und Zuckergehalt. Manchen Broten werden Fette zugesetzt, um sie weicher zu machen und ihre Haltbarkeit zu verbessern. Auch Zucker ist für ein gutes Brot überflüssig. Meiden Sie Brote, die mit Sonnenblumenkernen oder Leinsamen hergestellt wurden, weil diese Saaten relativ fettreich sind.

Das gehört in Ihre Brottrommel

Viele der traditionellen französischen **Baguettes** und italienischen **Ciabattas** bestehen nur aus Mehl, Wasser, Hefe und Salz und schmecken außen knusprig und innen angenehm zart. Sie sind zur fettarmen Ernährung gut geeignet, vor allem dann, wenn sie einen Teil Vollkornmehl enthalten; das steigert den Anteil an Ballast- und Nährstoffen.

Brötchen sind bei vielen Menschen das bevorzugte Frühstücksgebäck, aber man kann auch ausgezeichnete Imbisse für den ganzen Tag daraus machen. Probieren Sie Brötchen mit magerem Streichkäse oder Hummus (s. S. 101), oder bestreichen Sie die Hälften dünn mit fettarmer Mayonnaise, und füllen Sie das Brötchen anschließend mit Salatblättern, einigen Scheiben roter Zwiebel, Keimlingen und saftigen Tomatenscheiben. Getoastete Vollkornbrötchen schmecken köstlich zu einer Suppe, einem Salat oder einem herzhaften Linseneintopf. Nehmen Sie auch immer ein paar frische Brötchen für den kleinen Hunger zwischendurch mit zu Ihrer Arbeitsstelle; Rosinenbrötchen sind eine gute Wahl, wenn Sie gern Süßes mögen. Vermeiden Sie Brötchen, die Ei oder Ölsaaten enthalten, und denken Sie daran, daß Bäkker den Brötchenteig zum Teil mit Fett herstellen. Lesen Sie deshalb das Etikett, oder fragen Sie in der Bäckerei nach den Zutaten.

Pitabrot nimmt – weil es sich quer wie eine Tasche öffnet – relativ große Mengen an Füllung auf. Probieren Sie Pita mit einem Salat – vielleicht einem Königssalat (s. S. 118), einem cremigen Krautsalat oder Tabbouleh (s. S. 102) –, oder füllen Sie das Brot mit kurzgebratenem Gemüse und Tofu (s. S. 48). In Keile geschnitten und getoastet eignen sich Pita-Brote zum Dippen. Einige Geschäfte führen bereits Pitas aus Vollkornmehl.

Roggenbrot schmeckt kräftig und enthält, da es aus lange haltbarem Sauerteig gebacken wird, selten Fett; lesen Sie dennoch das Etikett. In bezug auf den Nährstoffgehalt besteht zwischen Weizen- und Roggenmehl kein wesentlicher Unterschied. Roggen-, Roggenschrot- und Roggenvollkornbrote müssen wenigstens 90 %, Roggenmischbrote zwischen 50 und 89 % Roggenanteil haben. Bis auf die Vollkornbrote enthalten alle anderen Brotsorten allerdings überwiegend oder ausschließlich Auszugsmehl und sind deshalb weniger empfehlenswert. Pumpernickel wird aus Roggen- oder Roggenvollkornmehl mit relativ geringem Sauerteiganteil in speziellen Dampfkammern oder im Wasserbad gebacken. Die typische dunkle Krumenfarbe und der leicht süßliche Geschmack (Dextrinbildung) entstehen durch die außerordentlich lange Backzeit bei niedriger Temperatur (ca. 16 Stunden bei 120 °C).

Nährstoffgehalt einiger Brotsorten

Brotsorte (100 g)	Kalorien (kcal)	Eiweiß (g)	Fett (g)
Pumpernickel	202	6,5	1,2
Roggenvollkornbrot / Roggenschrotbrot	205	6,3	1,2
Roggen(mehl)brot	218	6,3	1,4
Roggenmischbrot	230	6,5	1,4
Weizenmischbrot	256	7,0	1,5
Weizen(mehl)brot / Weißbrot	252	7,5	1,8
Weizentoastbrot	261	7,9	3,9
Weizenvollkornbrot	206	6,7	1,2
Brötchen	258	7,7	1,0
Knäckebrot	333	10,6	1,7

(Quelle: Analysenwerte der Bundesanstalt für Getreide-, Kartoffel- und Fettforschung; veröffentlicht in »Brot«, hrsg. vom Auswertungs- und Informationsdienst für Ernährung, Landwirtschaft und Forsten [aid] e.V., 1996.)

Glossar der Zutaten

Die meisten Rezeptbestandteile in diesem Buch werden Ihnen vertraut sein. Das folgende Glossar enthält die weniger bekannten Zutaten, für die Sie erklärende Hinweise und Tips zum richtigen Einkauf vielleicht nützlich finden werden.

Arvorio-Reis

Dieser kurze Rundkornreis eignet sich wie auch Vialone und Carnaroli speziell für Risotto (s. S. 63f. und

95). Er ist reich an Amylopektin, einer Stärke, die dem Risotto sein typisches klebrig-weiches Gefüge verleiht. Sowohl in Supermärkten als auch in Naturkostläden dürften Sie Arvorio-Reis erhalten. Arvorio eignet sich auch hervorragend für Milchreis: kochen Sie den Reis zusammen mit etwas Zitronenschale in Magermilch und dicken Sie ihn, falls nötig, mit etwas Maisstärke ein.

Balsamico-Essig

Dieser milde Essig aus Italien schmeckt weicher als jeder andere Weinessig. Er verfeinert Soßen, Eintöpfe und gekochte Gemüse wie Rotkohl, rote Beete, Spinat und gegrillte oder geröstete Paprika. Träufeln Sie ihn auch über grünen Salat, Champignons oder Tomatenscheiben. In Italien schätzt man ihn mancherorts sogar auf Erdbeeren.

Basmati-Reis

Dieser indische Langkornreis ist ein echter Feinschmecker-Tip. Er entwickelt schon beim Kochen einen süßlich-nussigen Duft. Seine schmalen, perlweißen Körner quellen beim Kochen auf die dreifache Größe auf und kleben nicht zusammen. Zu fremdländischen Gemüsegerichten sollten Sie den thailändischen Duftreis mit seinem jasminähnlichen Aroma probieren. Er ist zwar noch recht neu auf dem Markt, aber in einem gut sortierten Supermarkt oder einem asiatischen Lebensmittelgeschäft werden Sie ihn erhalten. Für diese köstlichen Exoten müssen Sie zwar mindestens doppelt so tief in die Tasche greifen, aber der feine Geschmack lohnt die Ausgabe.

Johannisbrotkernmehl und Karobpulver

Die gerösteten rotbraunen Samen aus den Schoten des im Mittelmeerraum kultivierten und auch verwilderten Johannisbrotbaumes (auch Karobenbaum genannt) sind ein beliebter koffeinfreier Kaffee-Ersatz. Die Schoten enthalten je nach Alter saftiges bis zähes Fruchtfleisch und zahlreiche Querfächer, in denen je ein glänzendbrauner harter Samen eingeschlossen ist. Das Fruchtfleisch besitzt einen angenehm süßlichen Geschmack und wird – getrocknet und gepulvert – als Kakaoersatz verwendet. Für die Rezepte dieses Buches benötigen Sie ausschließlich das Karobpulver aus dem Fruchtfleisch, welches Sie in guten Naturkostläden kaufen können. Es ist von Natur aus süß, so daß Sie weniger Zucker als angegeben verwenden sollten, wenn Sie Kakao durch Karobpulver ersetzen möchten. Lagern Sie das Karobmehl in einem luftdichten Behälter an einem kühlen Ort. Wenn Sie ein großer Schokoladenfreund sind, wird Ihnen Karob als Ersatz wahrscheinlich nicht genügen, aber als eigenständiges Lebensmittel ist es recht schmackhaft.

Algen

Die dunkelgrünen bis bräunlichen Algen stammen fast ausschließlich aus Asien. Dort werden sie in der Sonne getrocknet, gefaltet und verpackt. Oft haben die Algen einen weißen pudrigen Überzug, den Sie aber nicht abwaschen sollten; er birgt eine Menge Geschmack. Wenn Sie die Blätter zusammen mit anderen aromatischen Gemüsen kurze Zeit in Wasser köcheln lassen, erhalten Sie eine kräftige Brühe, aus der Sie unter anderem eine Miso-Suppe kochen können (s. S. 59).

Flüssigei-Ersatz

Die meisten Eisubstitute bestehen aus Eiklar und gelbem Farbstoff. Manche enthalten noch Bindemittel, um die Substanz etwas zähflüssiger zu machen, aber auch diese sind fettfrei. Einigen wenigen wird allerdings Pflanzenöl beigemengt; lesen Sie also das Etikett, und wählen Sie ein fettfreies Produkt. Ei-Ersatz können Sie wie Vollei für Rühreier, Omelett (s. S. 78) oder zum Backen verwenden. In den meisten Rezepten dieses Buches können Sie Eiweiß im Verhältnis 1:1 durch Ei-Ersatz austauschen. Die Ersatzprodukte lassen sich allerdings nicht steif schlagen, so daß Sie in manchen Rezepten (z. B. Maispfannkuchen, s. S. 105) das natürliche Eiweiß benutzen müssen.

Fleischersatzprodukte

Diese werden aus Sojaeiweiß, Weizenklebereiweiß (Gluten), Reis, Tofu, Hafer oder sonstigen Ausgangsprodukten hergestellt. Sowohl im Geschmack als auch in der Konsistenz kommen sie echtem Fleisch zum Teil recht nahe; da sie sämtlich aus pflanzlichen Quellen gewonnen werden, enthalten sie kein Cholesterin, liefern aber viel Eiweiß. Manche Fleischersatzprodukte sind ausgesprochen fettreich und deshalb zu meiden.

Miso

Zur Herstellung von Miso werden Sojabohnen (gelegentlich auch Reis- oder Gerstenkörner) gekocht, zerstampft und mit Wasser, Kochsalz und Koji (eine Schimmelpilzkultur auf Reisbrei) versetzt, dann fermentiert. Es entsteht eine Paste, die Suppen, Soßen und Eintopfgerichten einen nussigen Geschmack verleiht. Asiatische Lebensmittelgeschäfte und Naturkostläden führen meist mehrere Sorten, deren Farben von Weiß und Gelb (shiro miso) bis zu Rot und Bräunlich (aka miso) reichen. Das weiße und gelbe Miso schmeckt milder und süßer als die dunklen Varianten; diese sind salziger und kräftiger im

Aroma. Ein Löffel – in die Suppe oder den Eintopf gerührt – reicht aus, um das Gericht voller und runder schmecken zu lassen. Geben Sie Miso erst am Ende der Garzeit zu den Speisen, und verwenden Sie es sparsam, da es viel Salz und etwas Fett enthält. Miso hält sich im Kühlschrank auch nach dem Öffnen mehrere Monate lang.

Reisessig, pur und gewürzt

Reisessig ist – abgesehen vom Balsamico-Essig – deutlich milder als jeder andere Essig. Würzen Sie damit grüne Salate sowie gedämpfte oder gegrillte Gemüse. In gewürzter Form enthält er zusätzlich Salz und Zucker und sollte gemieden werden, wenn Sie auf natriumarme Kost achten (müssen). Reisessig ist bei uns weniger gebräuchlich als beispielsweise Wein- oder Obstessig. Wenn Sie ihn selbst in gut sortierten Supermärkten oder Naturkostläden nicht finden, versuchen Sie es in ausländischen Lebensmittelgeschäften.

Shiitake-Pilze

Diese fleischigen, sehr aromatischen Pilze aus der japanischen und chinesischen Küche werden bei uns vorwiegend getrocknet, selten frisch angeboten. Ihr eigenartig holziger, kräftiger Geschmack und die angenehm bißfeste Struktur unterscheiden Shiitake-Pilze wohltuend von den oft faden Zuchtchampignons. Verwenden Sie die Pilze in Gemüseeintöpfen, Suppen, kurzgebratenen Gemüsen, Nudelsoßen und Omelettfüllungen. Achten Sie beim Kauf frischer Pilze darauf, daß sie fest, trocken und dick sind. Bewahren Sie die frischen Pilze, nebeneinander liegend, auf einem Tablett oder Teller und mit einem feuchten Tuch bedeckt im Kühlschrank. So halten sie sich einige Tage. Shiitake-Pilze verlieren beim Zubereiten nur wenig Wasser und behalten somit ihr feste Konsistenz, werden bei zu langen Garzeiten jedoch hart. In getrockneter Form gibt es sie in mehreren Größen und Qualitätsstufen – von kleinen Stücken bis zu ganzen und makellosen Pilzen. Für Soßen genügen die kleinen Pilzstücke, aber in Suppen und Kurzgebratenem machen sich die hübschen unbeschädigten Pilze wahrscheinlich besser. Trockenpilze müssen vor dem Zubereiten eingeweicht werden; mit heißem Wasser eine halbe Stunde, mit kaltem Wasser mehrere Stunden. Verwenden Sie beim anschließenden Garen das Einweichwasser mit, weil es eine Menge Aromastoffe aus den Pilzen aufgenommen hat.

Wenn Sie keine frischen Shiitake-Pilze erhalten, verwenden Sie statt dessen frische Champignons. Getrocknet finden Sie Shiitake-Pilze in jedem asiatischen Lebensmittelgeschäft.

Tofu

Zur Tofuherstellung werden die Sojabohnen zunächst zum Quellen in Wasser gelegt, dann püriert und gekocht. Durch Zugabe verschiedener Ingredienzien gerinnt die Masse und kann abgepreßt werden. Achten Sie beim Kauf darauf, daß die Tofumasse von Wasser bedeckt oder in Wasser abgepackt ist. Unverpackte Ware sollte nicht sauer riechen. Tofu hält sich nur sehr kurz und sollte unmittelbar nach dem Kauf in den Kühlschrank gelegt werden. Wenn Sie verpackte Ware kaufen, die Sie nicht sofort verbrauchen wollen, füllen Sie den Tofu vor dem Kühlen in ein anderes Gefäß um und bedecken ihn mit frischem Wasser. Tägliches Wasserwechseln verlängert die Haltbarkeit, aber nach spätestens einer Woche sollten Sie den Tofu verbraucht haben.

Je nach Festigkeit unterscheidet man den cremig weichen Seidentofu (gut für Puddings und Cremes), den mittelfesten japanischen Tofu und den festen chinesischen Tofu. Je weicher die Masse ist, desto höher ist der Wasseranteil. Verwenden Sie weichen Tofu in Soßen und den schnittfesten Tofu für Kurzgebratenes und als Einlage für Suppen und Eintöpfe. Er nimmt beim Garen schnell die Aromen der anderen Zutaten an, pur genossen ist Tofu wohl nur etwas für ausgesprochene Liebhaber. Tofu enthält hochwertiges Eiweiß, aber auch fast 6 % Fett; verzehren Sie deshalb nicht mehr als 100 g täglich.

Die Rezepte

Die Rezepte für die folgenden wohlschmeckenden und in jeder Hinsicht ausgewogenen Menüs beweisen, daß fettarme vegetarische Kost eine uneingeschränkt vollwertige Ernährungsform ist, die keinen Wunsch unerfüllt läßt. Außerdem sind die Gerichte so ausgewählt, daß Sie nicht stundenlang am Herd stehen oder durch die Stadt eilen müssen, um nach ausgefallenen Zutaten zu suchen. Von wenigen Ausnahmen abgesehen benötigt keines der hier vorgestellten Gerichte mehr als eine Stunde Aufwand – oft erheblich weniger. Diese Ausnahmen sind einige Festtagsmenüs, die besondere Anlässe kulinarisch ergänzen sollen. Aber auch diese Menüs sind, obwohl sie etwas mehr Aufwand erfordern, nicht ausgesprochen zeitraubend.

In den meisten Fällen handelt es sich um gute, abwechslungsreiche Alltagskost. Hin und wieder finden Sie auch ausgefallene Schnellgerichte wie Sahnepilze »Stroganoff« (s. S. 112), Kichererbseneintopf mit Couscous (s. S. 126), pikante Maissuppe (s. S. 87) oder eine Pizza mit gerösteter Aubergine und Paprika (s. S. 92). Diese Gerichte nehmen besonders wenig Zeit in Anspruch.

Neben den Rezepten finden Sie auch nützliche Tips. Hier erfahren Sie etwas über neue Küchentechniken, den Nährwert der Speisen, Hinweise zur sinnvollen Verwendung der Reste und auch Ideen, wie Sie bestimmte Gerichte abgewandelt würzen oder servieren können. Einige Rezepte werden durch kurze Texte eingeleitet, in denen Sie vor allem Ratschläge finden, wie Sie Ihre Zeit möglichst geschickt einteilen, indem Sie die Speisen in der Reihenfolge ihrer Garzeit bearbeiten.

Selbstverständlich brauchen Sie sich nicht sklavisch an die Menüzusammenstellung oder an die Rezepte zu halten. Diese sollen vor allem als Anregung für Ihre eigenen Ideen dienen. Wenn Sie keine schwarzen Bohnen mögen, dann nehmen Sie eine andere Sorte oder gar ein anderes Gemüse. Im Sinne der aufeinander abgestimmten Nährstoffe sollten Sie möglichst gleichartige Lebensmittel und Gerichte austauschen, also ein grünes Blattgemüse wie Spinat durch ein anderes wie Mangold oder ein Weizengericht durch eine Roggenspeise, doch selbst das ist nicht zwingend nötig.

Die Menüs sind jahreszeitlich angeordnet, weil die meisten Obstsorten und Gemüse nur zu bestimmten Zeiten im Jahr frisch angeboten werden; hiervon ausgenommen sind fast alle Getreide und Trockenbohnen, die man das ganze Jahr über erhält. Gönnen Sie sich nur das Beste, damit Sie an Ihrer neuen Lebensweise möglichst viel Freude haben. Reifes Obst und Gemüse, die saisonal aus heimischem Freilandanbau angeboten werden, sind nicht nur preiswerter und weniger nitratbelastet als außersaisonale Treibhausware, sondern enthalten auch mehr Nährstoffe und schmecken unvergleichlich besser.

Zu Beginn der jahreszeitlichen Kapitel finden Sie jeweils eine Liste mit jenen Obst- und Gemüsesorten, die in dieser Zeit Saison haben. In den Menüs werden bevorzugt diese Pflanzen verwendet oder durch solche ergänzt, die zu mehreren Jahreszeiten empfehlenswert sind oder das ganze Jahr über in guter Qualität angeboten werden. Nehmen Sie diese

Listen in Kopie zum Einkaufen mit, damit Sie stets wissen, welche der angebotenen Früchte und Gemüse zur Zeit Saison haben und deshalb besonders lecker sind.

Im Anschluß an die jahreszeitlichen Kapitel finden Sie noch eine kleine Sammlung von Frühstücksrezepten, die Ihnen zu einem guten Start in den Tag verhelfen. Natürlich können Sie diese Speisen auch zu anderen Tageszeiten genießen.

■ So nutzen Sie die Nährwertanalysen

Am Ende eines jeden Rezeptes finden Sie Angaben zum Nährstoffgehalt dieses Gerichtes. Die dort aufgeführte Portionsgröße ist keine Empfehlung, wieviel Sie essen sollten, sondern wurde einfach zur zweckmäßigen Berechnung der Nährstoffe angenommen. Wenn Ihnen die Portion zu mächtig erscheint, essen Sie einfach weniger; wenn Sie andererseits mehr essen oder etliche kleinere Portionen über den Tag verteilen möchten, dürfen Sie dies selbstverständlich auch tun. Alle Rezepte enthalten sehr wenig Fett und Cholesterin, so daß Sie sie fast beliebig in Ihren persönlichen Speiseplan einbauen können.

Sofern ein Rezept ein Lebensmittel enthält, das sowohl frisch als auch konserviert verwendet werden kann, finden Sie in der Analyse einen Hinweis darauf, welcher Typ für die Berechnung herangezogen wurde. Wenn beispielsweise ein Rezept »2 Tassen gekochte rote Bete, frisch oder als Konserve« vorsieht, dann gibt die Analyse an, ob die Berechnung mit frischer oder haltbar gemachter Ware angestellt wurde.

Wenn ein Rezept das Würzen mit Salz empfiehlt, aber keine genaue Menge angibt (z. B. »nach Geschmack salzen«), dann ist das Salz in der Berechnung nicht berücksichtigt worden. In Rezepten, die mit Gemüsebrühe arbeiten, gründet sich die Analyse auf ungesalzene, selbstgemachte Gemüsebrühe. Wenn Sie statt dessen Fertigprodukte verwenden, steigt der Natriumgehalt des Rezeptes.

Einige der Rezepte sind nicht für salzempfindliche Personen geeignet. Um den Salzgehalt zu verringern, sollten Sie – sofern möglich – anstelle von konservierten bevorzugt frische Lebensmittel und anstelle von Fertigprodukten selbstgemachte Brühen und Soßen verwenden; außerdem sollten Sie sparsam oder gar nicht salzen und weniger oder überhaupt keine der Zutaten einsetzen, die viel Salz enthalten (z. B. Käse). Würzen Sie statt dessen mit Kräutern oder anderen Gewürzen.

Einige Dosenbohnen ebenso wie auch andere Dosengemüse weisen zum Teil sehr hohe Natriumwerte auf. Der Natriumgehalt schwankt unter Umständen auch herstellerabhängig. Lesen und vergleichen Sie dazu die Angaben auf den Etiketten, oder suchen Sie nach speziell natriumarm hergestellter Ware.

■ Abkürzungen und Mengenangaben

Die Abkürzungen bei den Mengenangaben bedeuten: EL = Eßlöffel, TL = Teelöffel.

Das in Amerika gebräuchliche Maß »Tasse« wird als Hohlmaß von 240 ml verstanden. Verwenden Sie einen Meßbecher oder einen entsprechend großen Kaffeebecher zum Abmessen der Zutaten.

Frühlingsmenüs

Artischockenhälften mit Remouladensoße
Toskanische Minestrone
Warmes Vollkornbrot
Erdbeer-Rhabarber-Parfait

Misosuppe mit Porree
Kurzgebratene Frühlingsgemüse
Pilaw mit braunem Reis und Shiitake-Pilzen
Ananaskompott mit kandiertem Ingwer

Spinatsalat mit roter Bete, Gurke und roter Gemüsezwiebel
Risotto mit Erbsen, Zucchini und sonnengetrockneten Tomaten
Getoastetes Kräuterbrot
Mangosorbet und Kiwischeiben

Schwarzbohnensuppe
Mexikanischer grüner Reis mit Spinat
Okraschoten mit Tomaten und Zwiebeln
Vollkornbrot
Frische Ananas in Scheiben

Cremige Splittererbsensuppe
Roggenknäckebrot
Gebackene Kartoffeln mit Kräuterkäse
Gedämpfte Brokkoliröschen
Frische Kirschen und Aprikosen

Eisbergsalat mit eingelegten Artischocken
Vollkornspaghetti »Marinara« mit Spinat
Gerösteter Knoblauchtoast
Gekühlte Papayafächer mit Zitrone

Kopfsalatherzen mit roter Bete
Ragout aus Frühlingsgemüsen
Bulgur mit Zitronenschale · Baguette
Warme Vollkorncrêpes mit Erdbeeren und gefrorenem Vanillejoghurt

Wildreis und Bohnensalat
Möhren-Blumenkohl-Suppe mit Estragon
Warmes Mehrkornbrot
Sauerkirschpudding

Spargelomelett mit Kräutern
Neue Kartoffeln, im Salzbett gebacken
Bunter Obstsalat

Diese Frühlingsmenüs nutzen die frische Vielfalt der ersten Obst- und Gemüsesorten, die auf den Märkten und in den Geschäften angeboten werden, sobald das Wetter wieder wärmer wird. Schauen Sie sich nach frischen und preiswerten Gemüsen um, und experimentieren Sie mit den Rezepten. Achten Sie besonders auf:

Ananas
Aprikosen
Artischocken
Blumenkohl
Eisberg- und Kopfsalat
Erbsen
Erdbeeren
Kirschen
Mangos
Möhren
Papayas
Porree
Rhabarber
Rote Bete
Rote Gemüsezwiebeln
Rotkohl
Spargel
Spinat
Weißkohl

Artischockenhälften mit Remouladensoße
Toskanische Minestrone
Warmes Vollkornbrot
Erdbeer-Rhabarber-Parfait

Eine herzhafte Minestrone wird zu einem nahrhaften Hauptgericht, wenn Sie dazu frisches Vollkornbrot reichen. Als Vorspeise gibt es halbe Artischocken, die mit Remoulade als Dip für die Blattenden gefüllt werden. Zum Nachtisch ergänzen sich Erdbeeren und Rhabarber zu einem Parfait.

Die Zeitplanung: Beginnen Sie mit dem Parfait. Kochen Sie zunächst die Erdbeer-Rhabarber-Mischung, und lassen Sie sie abkühlen, während Sie die Vor- und Hauptspeise essen. Richten Sie die Nachspeise erst kurz vor ihrem Verzehr an. Setzen Sie als nächstes die Minestrone an, und während die Suppe köchelt, garen Sie die Artischocken. Während die Artischocken und die Suppe noch garen, bereiten Sie die Remoulade.

Artischockenhälften mit Remouladensoße

Für diese fettarme Version der französischen Remoulade werden Sie sicher eine Menge Anwendungen finden; die pikante Soße basiert auf einer fettarmen Mayonnaise, feingewürfeltem Eiweiß, Zwiebel und Kapern. Sie können die Remoulade zu Dampfgemüse wie Spargel, Brokkoli oder Blumenkohl reichen oder auf grüne Salate und Tomatenscheiben träufeln. Im vorliegenden Rezept füllt sie die Öffnung in gedämpften Artischockenhälften. Sie können aber auch kleinere Artischokken verwenden und diese ungeteilt servieren. In diesem Fall sollten Sie den haarigen Flaum am Blütenboden nach dem Dämpfen mit einem Löffel entfernen und die Remoulade in die Öffnung füllen.

Für 4 Personen

2 große Artischocken
1 halbe Zitrone

Für die Remoulade:

2 Eier
½ Tasse frische Tomaten, gewürfelt
¼ Tasse fettarme Mayonnaise
1 EL rote Gemüsezwiebel, fein gewürfelt
2 EL Petersilie, fein gehackt
2 TL Senf mit ganzen Körnern
2 TL Rotweinessig
1 TL Kapern

Die Artischocken: Die Stiele abschneiden und wegwerfen. Die Schnittflächen mit der Zitronenhälfte einreiben, um bräunliche Verfärbungen zu vermeiden. Mit einem gezähnten Messer die oberen 1½ Zentimeter wegschneiden. Schnittflächen mit Zitrone einreiben. Mit der Schere die harten Spitzen aller äußeren Blätter abschneiden. Einen großen Topf Salzwasser auf großer Hitze zum Kochen bringen und nach dem Aufwallen die Artischocken hineingeben. Um die Artischocken unter Wasser zu drücken, legen Sie einen schweren, hitzebeständigen Teller auf die Gemüse. Köcheln lassen, bis Sie ein Messer leicht in den Artischockenboden drücken können oder bis sich die Blätter leicht abzupfen lassen (ca. 25 Minuten); bei kleineren Köpfen ist die Garzeit entsprechend kürzer. Artischocken auf Handtüchern trocken legen. Köpfe in Längsrichtung halbieren und mit einem Löffel den haarigen Flaumkranz am Blütenboden sowie die stacheligen Innenblätter herausschaben.

Die Remoulade: Die Eier in einen Topf legen und mit heißem Wasser übergießen. Auf großer Hitze zum Kochen bringen, die Hitze herunterdrehen und die Eier 12 Minuten köcheln lassen. Anschließend das Wasser abgießen und die Eier unter kaltem Wasser abschrecken. Eier schälen und in Längsrichtung halbieren. Das Eigelb herauslösen und wegwerfen. Das Eiweiß vorsichtig waschen, um alles Eigelb zu entfernen, dann trocken tupfen und fein hacken. Eiweiß in eine Schüssel geben und dort mit den restlichen Zutaten gut verrühren. Nach Geschmack nachwürzen.

Sie können die Artischocken nach Belieben warm, lauwarm oder gekühlt servieren. Legen Sie auf jeden Teller eine Artischockenhälfte und löffeln ca. ¼ Tasse Remoulade darüber.

Menge: ½ Artischocke, ¼ Tasse Remoulade
Kalorien: 45
Fett: 0,35 g
Cholesterin: 0 mg
Kohlenhydrate: 8,6 g
Eiweiß: 4,3 g
Natrium: 270,0 mg

Tip

Geben Sie Kräuter oder Gewürze ins Kochwasser, um die Artischocken zu aromatisieren. Gut geeignet sind: Lorbeerblätter, Thymian, Pfefferminze, Nelken, Senfkörner, Selleriesamen, ganze Pfefferkörner oder Kardamom.

Probieren Sie zu den Artischocken auch andere Soßen: Raita mit Spinat und Gurke (s. S. 142), Hummus (s. S. 101), Magerjoghurt mit zerdrücktem Knoblauch und Kräutern oder selbstgemachte Rancher-Soße. Kochen Sie einige Artischocken extra; sie halten sich zwei oder drei Tage im Kühlschrank und lassen sich für ein schnelles Mittagessen oder einen Imbiß verwerten.

Toskanische Minestrone

Diese einfache Gemüsesuppe nach Art einer italienischen Minestrone können Sie in jahreszeitlich abgewandelter Form das ganze Jahr über zubereiten. Nutzen Sie dazu das Gemüse, das gerade Saison hat: im Sommer frische Tomaten anstelle von Dosentomaten, frischen Fenchel oder Kürbis im Herbst usw. Die Kidneybohnen können Sie durch weiße Perlbohnen, Linsen oder sogar Reis ersetzen. Und wenn Sie am nächsten Tag noch etwas Suppe übrig haben, können Sie diese als Nudelsoße verwenden, oder Sie servieren sie à la Toscana auf dick geschnittenem und geröstetem Vollkornbrot.

Für 4 Personen

2 Tassen Weißkohl, gewürfelt
1/2 Tasse Zwiebeln, gewürfelt
1/2 Tasse Möhren, gewürfelt
1/2 Tasse Sellerie, gewürfelt
1/2 Tasse Kartoffeln, geschält und gewürfelt
1 Tasse Dosentomaten, von Hand fein gewürfelt
5 Tassen Gemüsebrühe, selbstgemacht (s. S. 18f.) oder als Fertigprodukt

1/2 Tasse Zucchini, gewürfelt
1 kleine Dose (ca. 450 g) Kidneybohnen oder
   2 Tassen selbst gekochte Trockenbohnen mit
   3/4 Tasse Kochwasser
1/4 Tasse Farfalle
1 EL frischer Oregano, gehackt
Salz und Pfeffer

In einem großen Topf Kohl, Zwiebel, Möhren, Sellerie, Kartoffel und Tomaten mit der Gemüsebrühe auf mittlerer Hitze kurz aufwallen lassen, dann auf kleiner Hitze bei geschlossenem Deckel weiterköcheln lassen, bis die Gemüse halb gar sind (ca. 15 Minuten). Zucchini, Bohnen mit Saft und Nudeln dazugeben. Abdecken und köcheln lassen, bis die Gemüse zart und die Nudeln bißfest sind (ca. 10 bis 15 Minuten). Oregano beigeben und mit Salz und Pfeffer nach Geschmack würzen.

Portion: 1 3/4 Tassen
Kalorien: 184
Fett: 0,9 g
Cholesterin: 0 mg
Kohlenhydrate: 36,5 g
Eiweiß: 9,6 g
Natrium: 581,0 mg

Wissenswertes über Ballaststoffe

Die Wissenschaft findet immer neue Gründe, warum eine ballaststoffreiche Kost empfehlenswert ist: Schon ein geringer Zuwachs bei der täglichen Aufnahme von Ballaststoffen kann den Cholesteringehalt im Blut senken, vor allem den Gehalt von schädlichem LDL-

Cholesterin, welches für Erkrankungen der Herzkranzgefäße verantwortlich ist.

Ballaststoffe sind die vom Menschen nicht verdaulichen Teile von Pflanzen. Obst, Gemüse, Bohnen und Getreide enthalten Ballaststoffe in unterschiedlicher Art und Menge. Einige Ballaststoffe sind löslich, andere sind unlöslich, doch alle binden Wasser.

In den meisten Pflanzen kommen sowohl lösliche als auch unlösliche Ballaststoffe vor. Weizenkleie ist beispielsweise ein guter Lieferant von unlöslichen Ballaststoffen, die im Dickdarm Wasser binden, aufquellen und somit das Stuhlgewicht und -volumen vergrößern, was Verstopfung verhindern oder beseitigen hilft. Eine Kost, die viel unlösliche Ballaststoffe enthält, sorgt also für einen zügigen Transport der Nahrung durch den Darmtrakt, für ein rasches Ausscheiden des Stuhls und hilft somit Dickdarmkrebs zu vermeiden. Auf den Cholesterinspiegel wirken sich diese Ballaststoffe jedoch nicht aus.

Dafür sind die löslichen Ballaststoffe zuständig. Haferflocken, Hülsenfrüchte (Pintobohnen, Kidneybohnen etc.), das meiste Obst und Gemüse enthalten relativ viel lösliche Ballaststoffe. Diese binden Cholesterin, das mit dem Stuhl ausgeschieden wird. Überdies wirkt sich eine Kost, die reich an löslichen Ballaststoffen ist, auch für Diabetiker günstig aus, weil die löslichen Ballaststoffe im Dünndarm dafür sorgen, daß Glucose langsamer an das Blut abgegeben wird. Dadurch verhindern sie, daß der Blutzuckerspiegel plötzlich ansteigt. Darüber hinaus helfen sie bei der Regulierung

von Übergewicht und wirken somit zwei Risikofaktoren für Herzerkrankungen entgegen.

Die Summe der löslichen und unlöslichen Ballaststoffe bestimmen den Gesamtballaststoffwert. Streben Sie einen Wert um 30 g pro Tag aus unterschiedlichen Quellen an. Wenn Sie nach der hier angegebenen Diät leben, die sowohl lösliche als auch unlösliche Ballaststoffe in großer Menge enthält, werden Sie dieses Ziel ohne Probleme erreichen. Das folgende Tagesmenü zeigt Ihnen beispielhaft, wie leicht es ist, sich mit einer ausreichenden Menge Ballaststoffe zu versorgen.

Tagesmenü	Ballaststoffe (in g)
Frühstück	
½ Banane	1,2
Haferflocken, 25 g	2,2
Magermilch	0
Weizenvollkorntoast, 2 Scheiben	2,8
Imbiß	
1 Apfel	3,5
Mittagessen	
1 Tasse frischer Spinat	1,2
½ Tasse rohe Champignons	0,9
1 Tasse Wachtelbohnensuppe	6,0
Weizenvollkornbrot, 2 Scheiben	2,8
½ Tasse Erdbeeren	1,5
Imbiß	
1 Apfelsine	0,8

Abendessen

1 Tasse Vollkornnudeln	3,9
Tomatensoße mit ¹/₂ Tasse Zucchini	1,8
Weizenvollkornbrot, 2 Scheiben	2,8
¹/₂ Tasse frische Blaubeeren	2,6
¹/₂ Tasse Magerjoghurt	0
Summe	**34,0**

Gesamtballaststoffgehalt einiger Lebensmittel

Lebensmittel	Menge	Kalorien	Ballast-stoffe (in g)
Brot, Getreide und Zerealien			
Vollkornspaghetti	1 Tasse	125	3,9
Weizenkeime	¹/₄ Tasse	108	3,0
Weizenvollkornbrot	1 Scheibe	60	1,4
Braunreis, gekocht	¹/₂ Tasse	97	1,0
Bulgur (Bruchweizen), gekocht	¹/₂ Tasse	113	0,9
Roggenvollkornbrot	1 Scheibe	60	2,0
Bohnen, Erbsen und Linsen, gegart			
Kidneybohnen	¹/₂ Tasse	110	7,3
Wachtelbohnen	¹/₂ Tasse	130	6,0
Trockenerbsen	¹/₂ Tasse	115	4,7
Limabohnen	¹/₂ Tasse	130	4,5
Linsen	¹/₂ Tasse	95	3,7
Gemüse, gegart			
Grüne Erbsen	¹/₂ Tasse	55	3,6
Mais	¹/₂ Tasse	70	2,9
Pastinaken	¹/₂ Tasse	50	2,7
Kartoffel, mit Schale	1 mitt.-gr.	95	2,5
Rosenkohl	¹/₂ Tasse	30	2,3
Möhren	¹/₂ Tasse	25	2,3
Brokkoli	¹/₂ Tasse	20	2,2
Spinat	¹/₂ Tasse	20	2,1
Zucchini	¹/₂ Tasse	10	1,8
Grüne Bohnen	¹/₂ Tasse	15	1,6
Weißkohl	¹/₂ Tasse	15	1,4
Grünkohl	¹/₂ Tasse	20	1,4
Blumenkohl	¹/₂ Tasse	15	1,1
Spargel	¹/₂ Tasse	15	1,0
Gemüse, roh			
Bohnenkeimlinge	¹/₂ Tasse	15	1,5
Spinat	1 Tasse	10	1,2
Sellerie	1 Stange	15	1,1
Champignons	¹/₂ Tasse	10	0,9
Grüner Salat	1 Tasse	10	0,1
Obst			
Apfel, mittelgroß	1	80	3,5
Pampelmuse, groß	¹/₂	60	3,1
Rosinen	¹/₄ Tasse	110	3,1
Erdbeeren	1 Tasse	45	3,0
Backpflaumen	3	60	3,0
Apfelsine, mittelgroß	1	60	2,6
Banane, mittelgroß	1	105	2,4
Blaubeeren	¹/₂ Tasse	40	2,0
Datteln, getrocknet	3	70	1,9
Pfirsich, mittelgroß	1	35	1,9
Aprikosen, frisch	3	50	1,8
Birne, mittelgroß	¹/₂	35	1,6
Aprikosenhälften, getrocknet	5 Hälften	40	1,4
Kirschen	10	50	1,2
Ananas	¹/₂ Tasse	40	1,1
Cantaloupe-Melone	¹/₄ Melone	50	1,0
Weintrauben	20	36	0,6

(Quelle: »A Critical Review of Food Fiber Analysis and Data«, Journal of the American Dietetic Association, Ausgabe 86:732, Juni 1986.)

Erdbeer-Rhabarber-Parfait

Zusammen gekochte Erdbeeren und Rhabarber ergeben ein Kompott von tiefroter Farbe, das besonders effektvoll aussieht, wenn Sie es in einem Weinglas abwechselnd mit Joghurt schichten. Wenn Sie auf die optische Wirkung Wert legen, verwenden Sie Rhabarber von intensiver roter Farbe. Gewöhnlich werden solche Parfaits mit recht fettreichen Zutaten angerichtet. Hier erhalten Sie ein Rezept für eine köstliche »Magerversion«.

Für 4 Personen

> 600 g frische Erdbeeren, je nach Größe halbiert oder geviertelt
> 250 g frischer Rhabarber, in kleine Stücke geschnitten
> 1/4 Tasse Zucker
> 3 EL Apfelsinensaft
> 1 1/3 Tassen Magerjoghurt

Erdbeeren, Rhabarber, Zucker und Apfelsinensaft in einen mittelgroßen Topf geben. Auf mäßiger Hitze zum Kochen bringen und den Zucker durch Rühren auflösen. Hitze verringern, abdecken und sanft köcheln lassen, bis die Erdbeeren und der Rhabarber sehr weich sind (ca. 10 Minuten). Die Masse in eine kleine Schüssel geben und kalt stellen.

Zum Servieren löffeln Sie das Kompott abwechselnd mit Magerjogurt schichtweise in vier große bauchige Gläser, wobei die oberste Schicht aus Früchten bestehen sollte. Sofort servieren. Rechnen Sie mit 1/3 Tasse Obstkompott und 1/3 Tasse Joghurt pro Person. Den Rest des Kompotts kalt stellen und später verbrauchen.

Menge: 2/3 Tasse
Kalorien: 125
Fett: 0,5 g
Cholesterin: 1,3 mg
Kohlenhydrate: 26,0 g
Eiweiß: 5,0 g
Natrium: 58,0 mg

Tip

Bei den oben empfohlenen Portionsgrößen werden Sie etwas über eine Tasse Fruchtkompott übrig behalten. Genießen Sie es auf Waffeln oder Pfannkuchen, oder mischen Sie es unter Haferflocken oder Joghurt.

Misosuppe mit Porree
Kurzgebratene Frühlingsgemüse
Pilaw mit braunem Reis und Shiitake-Pilzen
Ananaskompott mit kandiertem Ingwer

Dieses asiatische Menü verbindet Aromen, Zutaten und Zubereitungsarten aus China und Japan. Benutzen Sie zum Essen Stäbchen, sofern Sie die notwendige Technik beherrschen, und servieren Sie zur Mahlzeit oder anschließend Kräutertee. Das Menü beginnt mit einer wärmenden Misosuppe, der Hauptgang besteht aus kurzgebratenen Frühlingsgemüsen, die zu einem aromatischen Pilaw mit Reis und Pilzen serviert werden. Gekühlte Ananas mit würzigem kandierten Ingwer bildet einen erfrischenden Abschluß.

Die Zeitplanung: Bereiten Sie den Nachtisch mehrere Stunden im voraus oder sogar am Vortag zu, so daß die Ananas gut durchkühlen kann. Legen Sie die Trockenpilze ca. 1½ Stunden vor dem Essen zum Einweichen in Wasser. Während der Reis und der Pilaw kochen, bereiten Sie die Misosuppe zu. Nach dem Genuß der Suppe schneiden und braten Sie den Tofu und die Gemüse.

Misosuppe mit Porree

Miso ist eine sämige, salzige Paste aus Sojabohnen, mit der japanische Köche ihren feinen Suppen den typisch nussigen Geschmack verleihen. Unser Rezept ist der klassischen japanischen Misosuppe sehr ähnlich. Es basiert auf Dashi, der Allzweck-Gemüsebrühe der japanischen Küche. Mit dem Wandel der Jahreszeiten können Sie Dashi auch variieren: Ersetzen Sie den Porree beispielsweise durch Frühlingszwiebeln, Erbsen, Spargelstücke oder Pilze.

Getrocknete Algen und weiße Miso erhalten Sie wahrscheinlich in Naturkostläden, sicher aber in asiatischen oder japanischen Lebensmittelgeschäften. Die Algen halten sich auch ungekühlt monatelang, sofern sie luftdicht verpackt sind. Wenn die Algen mit einem pudrig-weißen Überzug bedeckt sind, wischen Sie diesen vorsichtig ab, aber spülen Sie das Gemüse nicht ab, weil das meiste Aroma in der Oberfläche steckt. Auch Miso hält sich mehrere Monate lang, muß aber im Kühlschrank aufbewahrt werden.

Für 4 Personen (4 Tassen)

- 1 Tasse Möhren, gewürfelt
- 1 Tasse Zwiebeln, gewürfelt
- 1 Tasse Sellerie, gewürfelt
- 1 getrocknete Alge, ca. 10 × 10 cm
- 1 Tasse Porree, nur den weißen und hellgrünen Teil, dünn geschnitten
- 3 EL weiße Miso

Geben Sie Möhren, Zwiebeln, Sellerie und Algen zusammen mit 5 Tassen kaltem Wasser in einen Topf. Auf mittlerer Hitze aufwallen lassen, dann Hitze herunterdrehen und bei offenem Topf köcheln lassen, bis die Brühe kräftig schmeckt (ca. 20 Minuten). Durch ein Sieb streichen und in einen sauberen Topf umfüllen. Porreescheiben hinzufügen und auf mäßiger Hitze köcheln lassen, bis der Porree gar ist (ca. 5 Minuten). Jetzt die Miso unterrühren und sofort servieren.

Menge: 1 Tasse
Kalorien: 80
Fett: 1,0 g
Cholesterin: 0 mg
Kohlenhydrate: 15,0 g
Eiweiß: 3,0 g
Natrium: 545,0 mg

Tip
Einige Köche sind davon überzeugt, daß Bohnen, wenn sie mit einem Algenstück gekocht werden, leichter verdaulich sind.

Kurzgebratene Frühlingsgemüse

Nach dem hier vorgestellten Rezept können Sie auch beliebige andere Gemüse kurzbraten. Versuchen Sie es zunächst mit unserer Kombination, um ein Gefühl für die Methode und das Ausbalancieren der Aromen zu bekommen. Weiterhin gut geeignet sind Brokkoli,

Blumenkohl, Weißkohl, Zuckererbsen, Paprika und Frischpilze. Schneiden Sie alle Gemüse in möglichst kleine Stücke, damit sie schnell garen. Kurzgebratene Gemüse sollten bißfest (al dente) sein.

Für 4 Personen

- ¼ Tasse und 6 EL Gemüsebrühe, selbstgemacht (s. S. 18f.) oder als Fertigprodukt
- 2 TL Knoblauch, fein gehackt
- 1 TL frischer Ingwer, gehackt
- 2 Tassen Spargel, schräg in kleine Stücke geschnitten (vorher schälen)
- 1 Tasse Möhren, schräg in dünne Scheiben geschnitten
- 1 Tasse Zuckererbsen, ohne Faden, halbiert
- ½ Tasse rote Gemüsezwiebel, in Scheiben geschnitten
- 400 g fester Tofu, in größere Würfel (ca. 2 cm) geschnitten
- 2 EL Sojasoße
- 1 EL Maisstärke
- 1 TL Zucker
- 2 Tassen Bohnenkeime
- 1 TL Rotweinessig
- Schwarzer Pfeffer

¼ Tasse Brühe, Knoblauch und Ingwer in eine große Pfanne oder einen Wok geben und auf mittlerer Hitze 2 Minuten köcheln lassen. Nun Spargel, Möhren, Zuckererbsen und Zwiebel dazugeben und unter häufigem Rühren auf mittlerer Hitze garen, bis die Gemüse etwas weich werden (ca. 5 Minuten). Tofu und Sojasoße hinzufügen. In einer kleinen Schüssel die restlichen 6 EL Brühe, die Maisstärke und den Zucker verrühren und anschließend in die Pfanne gie-

ßen. Dort köcheln lassen, bis die Soße andickt und die Gemüse bißfest gegart sind (ca. 5 Minuten). Keimlinge und Essig dazugeben und kurz vermengen. Mit schwarzem Pfeffer würzen und sofort servieren.

Menge: 1¼ Tassen
Kalorien: 210
Fett: 7,5 g
Cholesterin: 0 mg
Kohlenhydrate: 22,5 g
Eiweiß: 19,0 g
Natrium: 30,1 mg

Tip
Das Geheimnis dieser chinesischen Zubereitungsart liegt darin, die Zutaten (am besten mit einem Küchenspatel) nahezu ständig in Bewegung zu halten, damit sie schnell und gleichmäßig garen. Dazu brauchen Sie keinen Wok; eine Schwenkkasserolle (Sauteuse) oder eine Bratpfanne mit schrägen Seiten tut es auch.

Pilaw mit braunem Reis und Shiitake-Pilzen

Dieses herzhafte Reisgericht verströmt beim Kochen bereits einen angenehmen Duft. Die aromatischen Shiitake-Pilze geben einen Teil ihrer Geschmacksstoffe an den Reis ab. Dieser Pilaw kann, gemeinsam mit einem grünen Salat angerichtet, auch ein vollwertiges Abendessen sein.

Für 4 Personen

- 30 g getrocknete Shiitake-Pilze
- ½ Tasse Sellerie, gewürfelt

2 TL Knoblauch, gehackt
2 Tassen Braunreis
1/2 Tasse Frühlingszwiebeln, dünn geschnitten
Sojasoße nach Geschmack
Schwarzer Pfeffer

Die Pilze in heißem Wasser (ca. 2 Tassen) 20 bis 30 Minuten einweichen; anschließend mit einem Schaumlöffel aus dem Wasser nehmen. Die Stiele entfernen und die Pilzhüte in dünne Streifen schneiden. Das Einweichwasser wieder auf 2 Tassen auffüllen und beiseite stellen.

Sellerie, Knoblauch und 1/4 Tasse Wasser in einen mittelgroßen Topf geben, bei mäßiger Hitze zum Köcheln bringen und 5 Minuten köcheln lassen, bis die Gemüse zart sind. Jetzt den Reis, die Pilze und die 2 Tassen Flüssigkeit dazugeben und bei großer Hitze aufwallen lassen. Die Hitze auf die kleinste Stufe zurückdrehen, anschließend abdecken. Wenn der Reis gar ist und die Flüssigkeit aufgesogen hat (ca. 45 Minuten), vom Herd nehmen und die Frühlingszwiebeln unterrühren. Nach Geschmack mit Sojasoße und schwarzem Pfeffer würzen.

Menge: 1 1/2 Tassen
Kalorien: 362
Fett: 2,8 g
Cholesterin: 0 mg
Kohlenhydrate: 76,0 g
Eiweiß: 8,0 g
Natrium: 127,8 mg

Tip
Trockenpilze halten sich in einem luftdichten Gefäß praktisch unbegrenzt. Halten Sie immer

kleine Mengen davon vorrätig, um Suppen, Nudelsoßen und Getreidegerichte zu verfeinern. Auch mit einer kleinen Menge kommen Sie recht lange aus. Wenn es Ihnen nicht auf die hübsche Form ankommt, können Sie auch die preiswerteren Bruchpilze anstelle der ganzen Pilze verwenden.

Ananaskompott mit kandiertem Ingwer

Es ist kaum zu glauben, daß nur drei Zutaten zu etwas so Köstlichem komponiert werden können. Das Sautieren der Ananas macht die Frucht weich, karamelisiert ihren Zucker und verbessert ihr Aufnahmevermögen für die ergänzenden Aromen des Ingwers und der Apfelsine.

Für 4 Personen

1/2 große Ananas
4 TL kandierter Ingwer, fein gehackt
1 Tasse Apfelsinensaft

Die Ananas in Längsrichtung zweiteilen. Aus beiden Vierteln den Kern herausschneiden und wegwerfen. Das Fruchtfleisch vorsichtig in einem Stück aus der Schale schälen und in zentimetergroße Würfel schneiden.

Die Ananasstücke in einer antihaftbeschichteten Pfanne auf mittlerer Hitze garen, bis die Würfel leicht gebräunt sind (ca. 3 Minuten pro Seite). Anschließend auf eine Servierplatte geben. Nun den Ingwer und den Apfelsinensaft in die Pfanne geben und bei großer Hitze kurz garen, damit der Ingwer sein Aroma abgeben kann. Die Mischung über die

Ananas gießen, abdecken und kalt stellen. Gut gekühlt servieren.

Menge: 1 Tasse
Kalorien: 89
Fett: 0,3 g
Cholesterin: 0 mg
Kohlenhydrate: 22,0 g
Eiweiß: 1,4 g
Natrium: 3,3 mg

*Spinatsalat mit roter Bete, Gurke und
roter Gemüsezwiebel
Risotto mit Erbsen, Zucchini und sonnen-
getrockneten Tomaten
Getoastetes Kräuterbrot
Mangosorbet und Kiwischeiben*

Frühlingsgemüse und Obst spielen in diesem italienisch anmutendem Menü eine Hauptrolle. Damit kann man Freunde zum Abendessen bewirten, aber sich selbst auch einfach wochentags eine Freude bereiten. Hauptgericht ist ein Risotto, das von einem knackig-kühlen Salat begleitet wird, der durch etwas Balsamico-Essig mediterrane Würze erhält. Für das Kräuterbrot bestreichen Sie Baguettehälften mit fettarmer Salatsoße aus der Flasche, besprenkeln sie mit gehackten frischen Kräutern wie Oregano oder Petersilie und toasten das Brot anschließend goldbraun. Das Mangosorbet wird ebenso hergestellt wie das Pfirsichsorbet (s. S. 96), wobei Sie die Pfirsiche durch Mangos ersetzen und das Sorbet mit Kiwischeiben garniert in Dessertschalen anrichten.

Die Zeitplanung: Das Sorbet sollten Sie erst kurz

vor dem Verzehr anrühren, aber das Obst muß mehrere Stunden zuvor eingefroren werden. Bereiten Sie den Spinatsalat soweit zu, daß nur noch der Essig fehlt, und stellen Sie ihn beiseite. Ein Risotto dürfen Sie nicht warten lassen. Rechnen Sie also damit, nach 20 bis 25 Minuten essen zu können. Kurz bevor das Risotto fertig ist, toasten Sie die Baguettes und träufeln den Balsamico-Essig über den Salat.

Spinatsalat mit roter Bete, Gurke und roter Gemüsezwiebel

Dies ist ein besonders hübscher Salat mit kontrastreichen Farben und Aromen. Um Zeit zu sparen, können Sie den Spinat vorgewaschen und geschnitten kaufen und rote Bete aus dem Glas verwenden. Allerdings ist der Geschmack von frischer Bete unschlagbar; wenn Sie also genügend Zeit haben, verwenden Sie Frischgemüse. Sie können die rote Bete schon am Vortag backen und schälen. Falls Sie keinen Balsamico-Essig zur Hand haben, nehmen Sie statt dessen Reis- oder Rotweinessig.

Für 4 Personen

8 rote Beten, frisch, oder 850 g rote Bete im Glas, geschnitten und abgetropft
4 Tassen frische Spinatblätter
1 kleine Gurke, geschält und dünn geschnitten
1 kleine rote Gemüsezwiebel, dünn geschnitten und in Ringe gelöst
1 EL Estragon, Pfefferminze, Kerbel oder Petersilie, frisch, gehackt
2 TL Balsamico-Essig

Wenn Sie frische Bete verwenden, Blätter entfernen. Ofen auf 190° C vorheizen, rote Beten gut waschen und in abgedeckte Gratinform geben oder lose in Alufolie einwickeln. Backen, bis Sie ein Messer leicht hineinstechen können (ca. 55 Minuten). Abkühlen lassen, dann schälen und in dünne Scheiben schneiden.

Spinatblätter gut waschen und auf einer Servierplatte anrichten. Darauf im Wechsel Reihen aus rote Bete- und Gurkenscheiben auslegen. Zum Schluß die Zwiebelringe locker darüber verteilen. Mit Estragon oder anderen Kräutern bestreuen und mit Balsamico-Essig beträufeln.

Menge: 1 Tasse Spinat, 2 rote Beten, 1/4 Gurke,
    1/4 Zwiebel
Kalorien: 50
Fett: 0,3 g
Cholesterin: 0 mg
Kohlenhydrate: 10,1 g
Eiweiß: 2,9 g
Natrium: 21,7 mg (mit frischen roten Rüben)

■ **Tip**

Selbst wenn Sie nur eine sonnige Ecke auf Ihrem Balkon für einige Töpfe freimachen können, reicht dies bereits für einen kleinen Kräutergarten. Gut geeignet sind Rosmarin, Thymian, Oregano, Estragon, Salbei, Pfefferminze, Dill, Petersilie, Basilikum, Kerbel und Schnittlauch. Auch wenn Sie diese Kräuter auf dem Markt oder im Laden frisch kaufen können, sparen Sie mit den Eigengewächsen doch Zeit und Geld. Sie können damit Suppen, Soßen, Salate und Eintöpfe verfeinern.

Um die selbstgezogenen Kräuter für den Winter zu konservieren, sollten Sie diese entweder trocknen oder einfrieren. Für empfindliche Pflanzen wie Petersilie, Basilikum, Schnittlauch und Kerbel ist Einfrieren die bessere Lösung. Entfernen Sie dazu die Stiele, und packen Sie die Blätter dicht in kleine Plastiktüten, in denen möglichst wenig Luft verbleiben sollte. Beschriften Sie die Tüten und frieren Sie diese – vielleicht nach Sorten noch einmal in größere Tüten verpackt – ein. Tauen Sie später nur so viel auf, wie Sie in kurzer Zeit verbrauchen können.

Weniger empfindliche Kräuter wie Rosmarin, Salbei, Thymian und Oregano vertragen auch das Trocknen im Mikrowellenherd. Legen Sie dazu vier oder fünf Stiele auf eine Doppellage Küchenkrepp und bedecken diese mit einer einfachen Lage. Trocknen Sie die Kräuter dann auf hoher Stufe, bis sich die Blätter bröseln lassen (ca. 2 oder 3 Minuten). Entfernen Sie danach die Stiele, und bewahren Sie die Blätter in einem luftdichten Gefäß auf.

Risotto mit Erbsen, Zucchini und sonnengetrockneten Tomaten

Ein Risotto bietet eine delikate Gelegenheit, die Gemüse der Saison von ihrer besten Seite zu zeigen: in unserem Fall Erbsen und Zucchini. Verwenden Sie dieses Rezept auch als Anregung für andere Risottogerichte, und experimentieren Sie mit den Gemüsen, die zur jeweiligen Jahreszeit frisch und preiswert sind: Blumenkohlröschen, Spargel, Kürbis, Weißkohl, Wirsing, Porree oder Paprika. Weitere Ideen für Risottos finden Sie auf den Seiten 95 und 159f.

Für 4 Personen

6 Tassen Gemüsebrühe, selbstgemacht (s. S. 18f.)
    oder als Fertigprodukt
1½ Tassen Arvorio-Reis (s. S. 45f.)
½ Tasse Röstzwiebeln, gewürfelt (s. S. 21f.)
¼ Tasse sonnengetrocknete Tomaten, ohne Öl,
    geviertelt
1 Knoblauchzehe, gehackt
1½ Tassen Zucchini, gewürfelt
1 Tasse grüne Erbsen, frisch oder gefroren
½ Tasse geriebener fettarmer Käse
¼ Tasse Petersilie, gehackt
Salz und Pfeffer

Etwas Brühe in einem Topf zum Köcheln bringen, dann Hitze herunterdrehen, bis die Flüssigkeit kaum noch brodelt.

Reis, Zwiebeln, Tomaten und Knoblauch mit drei Tassen heißer Brühe verrühren und Mischung auf mittlerer Hitze zum Köcheln bringen. Hitze wieder herunterdrehen und bei gelegentlichem Rühren köcheln lassen, bis der Reis die meiste Flüssigkeit aufgesogen hat (ca. 10 Minuten). Weitere Brühe tassenweise hinzugeben, zwischen jeder Tasse rühren und kurz warten, bis ein Teil der Brühe aufgesogen wurde. Nach weiteren 7 Minuten sollte der Reis noch leicht bißfest sein und ca. 5 Tassen Flüssigkeit aufgenommen haben. Jetzt die Zucchini und Erbsen hinzugeben und zart garen (ca. 5 Minuten); wenn der Reis zu trocken oder noch nicht gar erscheint, etwas mehr Brühe hinzufügen. Ein gutes Risotto sollte cremig, nicht flüssig sein. Vom Herd nehmen, den Käse und die Petersilie einrühren und mit Salz und Pfeffer würzen. Sofort servieren.

Menge: 1¼ Tassen
Kalorien: 358
Fett: 0,7 mg
Cholesterin: 0 mg
Kohlenhydrate: 75,0 g
Eiweiß: 10,5 g
Natrium: 144,0 mg

Tip
Essensreste sehen wie frisch zubereitet aus, wenn man am nächsten Tag frische Zutaten hinzufügt. Geben Sie z. B. Tofu, Möhren und Koriander in eine Bohnensuppe; übriggebliebenen Reis können Sie mit Selleriescheiben und gehackten Wasserkastanien aus der Dose auf chinesische Art schwenkbraten; Risotto vom Vortag läßt sich, geformt und mit feinen Brotkrümeln bedeckt, auf einem heißen Backblech zu kleinen Kuchen backen.

Schwarzbohnensuppe
Mexikanischer grüner Reis mit Spinat
Okrascheiben mit Tomaten und Zwiebeln
Vollkornbrot
Frische Ananas in Scheiben

Mexikanisches Essen muß keineswegs kalorienreich, fettig und schwer verdaulich sein. Dieses Menü ist würzig, frisch und gesund, beginnt mit einer Suppe aus schwarzen Bohnen, gefolgt von Reis, geschmorten Okraschoten und Brot. Wahlweise können Sie die Suppe auch zusammen mit dem Hauptgericht servieren. Als Nachspeise eignen sich frische, gekühlte Ananasscheiben.

Die Zeitplanung: Schneiden Sie die Ananas in Scheiben, anschließend kalt stellen. Setzen Sie nun die Suppe auf, und bereiten Sie, während die Suppe köchelt, den Reis zu. Ca. 10 Minuten, bevor der Reis fertig ist, bereiten Sie die Okra zum Schmoren vor.

Schwarzbohnensuppe

Diese dicke, herzhafte Suppe schmeckt so kräftig, als hätte sie stundenlang gezogen; dabei dauert die Zubereitung gerade einmal 30 Minuten. Kreuz-kümmel und Tabasco verleihen ihr den mexikani-schen Akzent. Sie können auch klein geschnittene Chilis hinzugeben. Doch wer es nicht mag, kann auf die scharfen Gewürze gänzlich verzichten. Probie-ren Sie ein andermal die Variante mit Ajvar, einer Paprika-Tomatensoße, und einem Schuß Magerjoghurt.

Für 4 Personen

- 1 Tasse Zwiebeln, gewürfelt
- 2 Knoblauchzehen, gehackt
- 1¼ Tassen Gemüsebrühe (nach Geschmack auch mehr), selbstgemacht (s. S. 18f.) oder als Fertigprodukt
- 2 Dosen (à ca. 450 g) schwarze Bohnen
- 1 Dose (ca. 450 g) gewürfelte Tomaten
- 1 Tasse Kartoffeln, geschält und gewürfelt (am besten die Sorten Hansa, Nicola oder Sieglinde)
- ½ TL getrockneter Thymian
- ½ TL Kümmelsamen
- ½ TL Tabasco (nach Geschmack)

Garnierung:

- Gemüsezwiebel, gewürfelt
- Koriander oder Petersilie, gehackt

Zwiebel, Knoblauch und ¼ Tasse Brühe in einem gro-ßen Topf zum Köcheln bringen und köcheln lassen, bis die Zwiebeln weich sind (ca. 5 Minuten). Nun 1 Tasse Brühe, die Bohnen mit dem Saft, Tomaten, Kartoffel-würfel, Thymian und Kümmel dazugeben. Abdecken und köcheln lassen, bis die Kartoffeln gar sind (ca. 20 Minuten). Verdünnen Sie die Suppe, wenn nötig, mit etwas mehr Gemüsebrühe. Tabasco dazugeben. Pro-bieren und nach Geschmack nachwürzen. Heiß ser-vieren; die Garnierung entweder über jede Portion streuen oder separat auf einem Teller reichen.

Menge: 1½ Tassen
Kalorien: 164
Fett: 0,7 g
Cholesterin: 0 mg
Kohlenhydrate: 32,5 g
Eiweiß: 8,6 g
Natrium: 578,0 mg

Tip
Frischen Koriander finden Sie hin und wieder auf Wochenmärkten, wahrscheinlicher jedoch in spanischen Lebensmittelgeschäften (als Culantro) oder in italienischen Läden (als Cilantro). Er läßt sich im übrigen aber auch leicht aus gewöhnlichen Koriandersamen selbst ziehen. Wenn Sie den Geschmack von Koriander nicht mögen, verwenden Sie statt dessen Petersilie.

Mexikanischer grüner Reis mit Spinat

Diese Version des mexikanischen »arroz verde« (grüner Reis) erhält ihre kräftige Farbe durch den Spinat, der die letzten fünf Minuten mitgart. Wenn Sie noch nie Basmatireis gekocht haben, haben Sie hier Ihre erste Gelegenheit. Die langen Körner bleiben locker, kleben nicht und schmecken sehr aromatisch.

Für 4 Personen

1 Tasse Zwiebel, gewürfelt
2 EL Chilis (scharf), ohne Samen
2 große Knoblauchzehen, gehackt
1/4 Tasse Gemüsebrühe, selbstgemacht (s. S. 18f.) oder als Fertigprodukt
1 Tasse Basmatireis
1/2 TL gemahlener Kümmel
1/2 TL Salz
1/2 TL schwarzer Pfeffer
2 Tassen frischer Spinat, gehackt
1/4 Tasse Koriander, gehackt

Zwiebel, Chili, Knoblauch und Gemüsebrühe in einem mittelgroßen abgedeckten Topf köcheln lassen, bis die Gemüse weich sind (ca. 5 Minuten). Reis, Kümmel, Salz, Pfeffer und 1 1/2 Tassen Wasser dazugeben und auf großer Hitze aufwallen lassen. Abdecken und die Hitze auf die niedrigste Stufe zurückdrehen; 15 Minuten garen lassen. Dann den Spinat hinzufügen und vorsichtig mit einer Gabel unterrühren. Abdekken und köcheln lassen, bis der Reis gar und alle Flüssigkeit aufgesogen ist (ca. 5 Minuten). Vom Herd nehmen und den Koriander vorsichtig untermengen.

Menge: 1 Tasse
Kalorien: 149

Fett: 0,3 g
Cholesterin: 0 mg
Kohlenhydrate: 30,7 mg
Eiweiß: 7,1 mg
Natrium: 306,0 mg

Tip

Besonders elegant präsentieren Sie den Reis, wenn Sie ihn in einer kleinen Schüssel oder Dessertschale leicht festdrücken und auf einen Teller stürzen.

Okraschoten mit Tomaten und Zwiebeln

Okra ist vor allem in den Mittelmeerländern ein beliebtes Gemüse. Die bohnenlangen, ca. fingerdikken grünen Schoten sind bei der Ernte unreif, zart und knackig; die weißen Kerne kann man mitessen. Die Schoten enthalten viel Vitamin C, B-Vitamine, Kalzium und Ballaststoffe. Darüber hinaus sind sie sehr schnell zubereitet.

Für 4 Personen

1 Tasse Gemüsebrühe, selbstgemacht (s. S. 18f.) oder als Fertigprodukt
1/2 Tasse Zwiebeln, gehackt
2 Knoblauchzehen, fein zerdrückt
1 große Dose (ca. 850 g) gewürfelte Tomaten
500 g frische Okraschoten, in größere Stücke geschnitten
2 EL frischer Oregano, gehackt, oder 2 TL trockener Oregano
1/2 TL Balsamico-Essig
Salz und Pfeffer

Gemüsebrühe, Zwiebeln und Knoblauch in einen mittelgroßen Topf geben, bei mäßiger Hitze kurz aufwallen, dann 3 Minuten köcheln lassen. Tomaten, Okra (auch gefroren), Oregano, Balsamico-Essig sowie Pfeffer und Salz nach Geschmack hinzugeben. Die Hitze auf kleine Stufe herunterdrehen und die Gemüse abgedeckt köcheln lassen, bis die Okraschoten zart, aber nicht zu weich sind (ca. 8 Minuten).

Menge: 1 Tasse
Kalorien: 50
Fett: 0,3 g
Cholesterin: 0 mg
Kohlenhydrate: 10,5 g
Eiweiß: 2,4 g
Natrium: 26,1 mg (nur Gemüse, ohne Salz)

Tip

Der milde Balsamico-Essig mäßigt die Säure der Dosentomaten. Wenn Sie keinen Balsamico-Essig mögen oder verfügbar haben, nehmen Sie statt dessen einen halben Teelöffel Zucker.

Cremige Splittererbsensuppe
Roggenknäckebrot
Gebackene Kartoffeln mit Kräuterkäse
Gedämpfte Brokkoliröschen
Frische Kirschen und Aprikosen

Manchmal muß es deftig sein. Zum Beispiel eine dampfend heiße Suppe und eine pralle Ofenkartoffel. Stellen Sie ein Körbchen mit Roggenknäckebrot

auf den Tisch, das gut zur Suppe paßt, und servieren Sie die Kartoffel mit einer cremigen Kräutersoße und gedämpften Brokkoliröschen. Der Nachtisch ist Natur pur: Kirschen und Aprikosen.

Die Zeitplanung: Falls Sie die Kartoffel in einem normalen Ofen backen, beginnen Sie damit als erstes, bereiten Sie anschließend die Suppe zu. Während die Suppe köchelt, rühren Sie den Kräuterkäse an und putzen den Brokkoli. Wenn die Stiele hart oder holzig sind, entfernen Sie diese. Schlitzen Sie die Stiele einige Zentimeter ein, damit sie ebenso schnell garen wie die Röschen. Legen Sie den Brokkoli in den Dämpfer, aber beginnen Sie den Garvorgang erst, nachdem Sie die Suppe gegessen haben. Dämpfen Sie den Brokkoli dann, bis er al dente gegart ist.

Cremige Splittererbsensuppe

Diese Suppe ist das ideale Gericht für regnerische Apriltage. Nehmen Sie zur Abwechslung gelbe statt grüne Spalterbsen oder sogar Linsen. Wenn etwas übrigbleibt, geben Sie am nächsten Tag etwas gekochten Reis oder gekochte Nudeln und eine Prise Currypulver hinzu, wärmen das Ganze auf und träufeln zum Abschluß etwas Magerjoghurt über jede Portion. Bei längerem Stehen neigt die Suppe zum Separieren; rühren Sie einfach kräftig um, und die Teile verbinden sich wieder zu einer sämigen Masse.

Für 4 Personen

1 Tasse Zwiebeln, fein gewürfelt
1 Tasse Sellerie, fein gewürfelt
2 Knoblauchzehen, zerdrückt
8 1/4 Tassen Gemüsebrühe, selbstgemacht
   (s. S. 18f.) oder als Fertigprodukt
2 Tassen grüne oder gelbe Spalterbsen

1 Tasse Möhren, gewürfelt
2 TL frischer Thymian, gehackt, oder
    1 TL getrockneter Thymian
1/4 Tasse Petersilie, gewiegt
Salz und Pfeffer

Zwiebeln, Sellerie, Knoblauch und 1/4 Tasse Brühe in einen großen Topf geben und auf mittlerer Hitze köcheln lassen, bis die Gemüse weich sind (ca. 5 Minuten). Erbsen und die restlichen 8 Tassen Brühe hinzufügen, kurz aufwallen lassen und bei kleiner Hitze köcheln lassen, bis die Erbsen beginnen, weich zu werden (ca. 30 Minuten). Möhren und Thymian dazugeben. Abdecken und weiterköcheln lassen, bis die Möhren zart und die Erbsen sehr weich sind (ca. 20 Minuten). Vom Herd nehmen und die Petersilie unterrühren. Nach Belieben mit Pfeffer und Salz würzen.

Tip
Übriggebliebene Erbsensuppe dickt mit der Zeit ein und ergibt püriert einen feinen Aufstrich für Toast oder Brot. Dasselbe gilt übrigens für pürierte Bohnen. Dazu können Sie Dosenbohnen ebenso verwenden wie frisch gekochte Trockenbohnen. Pürieren Sie die Bohnen mit etwas Saft (aus der Dose) oder Kochwasser, und würzen Sie mit Salz, Pfeffer, zerdrücktem Knoblauch und Kräutern. Bestreichen Sie Knäckebrot, Pitabrot oder getoastete Baguettehälften, und geben Sie eventuell einen Klecks saure Sahne oder Tomatensoße darauf. Besonders gut geeignet sind Cannellini, Kichererbsen, schwarze Bohnen, Linsen, Splittererbsen und Limabohnen.

Menge: 2 Tassen
Kalorien: 376
Fett: 5,5 g
Cholesterin: 0 mg
Kohlenhydrate: 69,0 g
Eiweiß: 26,0 g
Natrium: 95,3 mg (nur Gemüse, ohne Salz)

Gebackene Kartoffeln mit Kräuterkäse

Wenn Sie keinen Koriander mögen, verwenden Sie statt dessen Basilikum, Petersilie, Dill oder sonstige frische Kräuter Ihrer Wahl.

Für 4 Personen

4 große Ofenkartoffeln
1 1/3 Tassen fettarmer Frischkäse oder Ricotta
1/4 Tasse Zwiebeln, gehackt
1/4 Tasse Koriander, gehackt
1 EL Zitronensaft
Pfeffer und Salz

Ofen auf 220° C vorheizen. Die Kartoffeln an mehreren Stellen mit der Gabel einstechen und weich bakken (ca. 1 Stunde). Wenn Sie die Kartoffeln im Mikrowellenherd garen: Kartoffeln mit der Gabel mehrfach einstechen und jede Kartoffel 6 bis 8 Minuten auf hoher Stufe garen. Kartoffeln gelegentlich drehen.

Käse, Zwiebeln, Koriander und Zitronensaft in einer mittelgroßen Schüssel gut miteinander verrühren und nach Geschmack mit Salz und Pfeffer würzen.

Zum Servieren schneiden Sie die Kartoffeln an der Oberseite x-förmig ein, drücken sie vorsichtig auf und lösen das Fruchtfleisch mit einer Gabel vorsichtig. Auf jede Kartoffel ⅓ Tasse der Käsemischung geben und sofort servieren.

Menge: 1 Kartoffel, ⅓ Tasse Kräuterkäse
Kalorien: 218
Fett: 0,2 g
Cholesterin: 3,8 mg
Kohlenhydrate: 40,5 g
Eiweiß: 14,7 g
Natrium: 59,2 mg (ohne Salz zum Würzen)

Eisbergsalat mit eingelegten Artischocken
Vollkornspaghetti »Marinara« mit Spinat
Gerösteter Knoblauchtoast
Gekühlte Papayafächer mit Zitrone

Beginnen Sie mit dem Salat aus hellgrünen knackigen Blättern des Eisbergsalates, roter Paprika und Artischockenherzen. Als nächstes servieren Sie Vollkornnudeln mit einer würzigen Tomatensoße, die durch etwas Spinat eine Extraportion Kalium, Vitamin C, Folsäure und Carotinoide erhält. Anstelle des Knoblauchtoasts können Sie auch geröstetes Brot auf den Tisch stellen und ganze gebackene Knoblauchzehen dazu reichen. Gebacken ist Knoblauch weich und mild, läßt sich problemlos aus der Schale lösen und ergibt einen butterweichen Brotaufstrich. Frische Papayas sind die ideale Ergänzung zum Nachtisch: Halbieren, entkernen und schälen Sie die Früchte. Legen Sie die Fruchthälften mit der Schnittfläche nach unten auf einen Teller, und schneiden Sie die runde Oberseite mehrmals längs ein. Die Schnitte sollten schräg auf das schmalere Stielende zulaufen,

dieses aber nicht ganz erreichen, so daß die Frucht sich fächerartig aufspreizen läßt.

Die Zeitplanung: Den Knoblauch ca. zwei Stunden vor dem Essen im Ofen backen; die Zehen brauchen 1½–2 Stunden. Auf Seite 18 finden Sie einen weiteren Tip, wie sich Knoblauch zubereiten läßt. Als nächstes die Artischockenherzen marinieren, dann die Nudelsoße zubereiten. Schneiden Sie nun die Papayas wie oben beschrieben, und stellen Sie sie kalt. Nachdem Sie den Knoblauch aus dem Ofen genommen haben, erhöhen Sie die Ofenhitze und backen die Toasts. Den Salat richten Sie erst kurz vor dem Servieren an. Kochen Sie nun die Nudeln; wärmen Sie die Soße auf, sobald Sie den Salat gegessen haben.

Eisbergsalat mit marinierten Artischocken

Die in Lebensmittelgeschäften angebotenen Artischocken sind häufig sehr fettreich zubereitet. Hier ist die Alternative: Diese fettfreie Version können Sie als Snack für zwischendurch, zu Salaten oder in Pita-Brot verwenden. Im Kühlschrank halten sie sich bis zu drei Tage.

Für 4 Personen

Marinierte Artischockenherzen:

24 kleine Artischocken (à 30–40 g) oder 500 g Artischockenherzen, gefroren oder aus der Dose
2 Zitronen, halbiert
1 TL Salz
⅔ Tasse fettarme Kräutersalatsoße
2 EL frische Petersilie, gehackt

2 kleine Köpfe Eisbergsalat
1 rote Paprika, gegrillt, geschält und in dünne Streifen geschnitten (siehe Tip S. 70)

Tip

Garen Sie die Paprika von allen Seiten gleichmäßig im Herd auf Grillstufe, bis die Schale braun wird und Blasen wirft. Stecken Sie die Gemüse dann in eine Papier- oder Plastiktüte, verschließen Sie diese, und lassen Sie die Paprika abkühlen. Anschließend läßt sich die Schale leicht abziehen. Nicht abspülen, weil sonst das typische Grillaroma verlorengeht. Verkohlte Stellen sollten Sie vorsichtig mit einem Messer abkratzen. Halbieren Sie die Paprika, und entfernen Sie die Samen und Rippen. Abschließend in dünne Streifen schneiden.

Falls Sie frische Artischocken verwenden, füllen Sie eine mittelgroße Schüssel mit kaltem Wasser und geben den Saft einer halben Zitrone dazu. Die Blätter der Artischocken von außen nach innen entfernen, bis diese am Fruchtboden ansetzen. Weiter abblättern, bis Sie das hellgrüne »Herz« erreichen. Mit einem gezähnten Messer die oberen 5–8 mm abschneiden, so daß die spitzen Blattenden entfernt sind. Den Stiel abschneiden und den Boden sauber von allen dunkelgrünen Teilen befreien. Jedes Herz sofort mit Zitrone einreiben, um Verfärbungen zu vermeiden; verwenden Sie dazu zwei der verbliebenen drei Zitronenhälften. Die fertigen Artischocken ins Wasser legen. 4 Tassen Wasser in einem mittelgroßen Topf auf großer Hitze aufwallen lassen, Salz und den Saft der letzten Zitronenhälfte dazugeben. Die Artischocken abtropfen und in das kochende Wasser geben. Weich garen (ca. 10 Minuten), abtropfen lassen und trockentupfen. Sobald die Gemüse handwarm sind, in Längsrichtung halbieren.

Falls Sie gefrorene Artischocken oder solche aus Dosen verwenden, können Sie die Köpfe direkt in Längsrichtung halbieren.

Die Artischockenhälften anschließend mit der Salatsoße und der Petersilie in einer kleinen Schüssel vermengen. Wenn Sie frische Gemüse verwendet haben und diese noch warm sind, sollten Sie diese nun in der Salatsoße abkühlen lassen.

Die Salatköpfe von den Außenblättern befreien und diese für eine anderweitige Verwendung beiseite legen. Benutzen Sie nur die hellgrünen Innenblätter, das »Herz« des Salates. Jedes Herz sollte ca. 180–220 g wiegen. Den Kern ausschneiden, die Blätter ganz lassen. In kaltem Wasser gut abspülen und gründlich trockentupfen.

Anschließend die Salatblätter auf einer großen Schale oder Platte anrichten. Die Artischocken mit dem Schaumlöffel aus der Beize nehmen und auf dem Salat verteilen. Paprikastreifen kreuzweise darüber arrangieren und zum Schluß alles mit der verbliebenen Marinade beträufeln.

Menge: ½ Salatkopf, 6 Artischockenherzen, ¼ Paprika, ¼ der Salatsoße
Kalorien: 98
Fett: 0,5 g
Cholesterin: 0 mg
Kohlenhydrate: 20,7 g
Eiweiß: 6,1 g
Natrium: 270,0 mg

Tip

Verwenden Sie keine Töpfe aus Aluminium oder Eisen, weil dies zu Verfärbungen am Gemüse führen kann. Benutzen Sie emaillierte Töpfe oder rostfreie Edelstahlware.

Vollkornspaghetti »Marinara« mit Spinat

Spinat ist reich an Vitamin C, Betacarotin und Folsäure und wertet die Tomatensoße somit nicht nur geschmacklich auf. Die Soße läßt sich ohne Spinat auch hervorragend mit Spinatnudeln kombinieren.

Für 4 Personen

Soße »Marinara«

- ¼ Tasse Gemüsebrühe, selbstgemacht (s. S. 18f.) oder als Fertigprodukt
- 1 Zwiebel, gehackt
- 2 Knoblauchzehen, zerdrückt
- 1 große Dose (ca. 800 g) gewürfelte Tomaten mit Saft
- ¼ Tasse Tomatenmark
- ½ TL getrockneter Oregano
- Pfeffer und Salz

- 500 g Vollkornspaghetti
- ca. 120 g Spinatblätter ohne Stiele
- ¼ Tasse geriebener fettarmer Parmesankäse

Die Gemüsebrühe in einer großen Pfanne bei mittlerer Hitze aufkochen lassen, dann die Zwiebel und den Knoblauch dazugeben und köcheln lassen, bis die Zwiebel weich ist (ca. 5 Minuten). Tomaten, Tomatenmark und Oregano hinzufügen und gut unterrühren. Aufkochen lassen, dann die Hitze herunterdrehen und bei gelegentlichem Rühren köcheln lassen, bis die Mischung etwas angedickt ist und kräftig schmeckt (ca. 10 Minuten). Nach Geschmack mit Salz und Pfeffer würzen.

Einen großen Topf Salzwasser auf großer Hitze zum Kochen bringen. Spaghetti hineingeben und »al dente« garen (siehe Kochanleitung auf der Verpackung).

Während die Nudeln kochen, die Spinatblätter zur Soße geben und diese unter ständigem Rühren köcheln lassen, bis der Spinat einfällt (ca. 1 Minute). Die Soße auf kleinster Flamme warm halten.

Spaghetti abgießen und in eine große, angewärmte Schüssel geben. Soße dazugießen und gut vermengen. Auf vier angewärmten Tellern servieren und jede Portion mit 1 EL Käse bestreuen.

Menge: 2 Tassen Nudeln, 1 Tasse Soße
Kalorien: 465
Fett: 3,7 g
Cholesterin: 3,9 mg
Kohlenhydrate: 95,9 g
Eiweiß: 21,3 g
Natrium: 702,9 mg

Tip

Die Grundsoße »Marinara« aus diesem Rezept kann auf vielerlei Art verfeinert werden. Geben Sie z.B. geschnittene Champignons, Paprika, Artischockenherzen, Brokkoli- oder Blumenkohlröschen oder Zucchinistücke hinzu. Gekühlt hält sich die Soße mindestens zwei Tage, in der Kühltruhe – am besten portionsweise abgepackt – bis zu sechs Monate lang.

Gerösteter Knoblauchtoast

Langsam gebackene Knoblauchzehen werden so zart, daß man sie wie Butter aufs Brot streichen kann. Bevorzugen Sie frische, feste und schwere Knollen. Die Garzeit dauert zwar recht lange, aber Sie können in der Zwischenzeit ja andere Dinge erledigen.

Für 4 Personen

4 ganze Knoblauchknollen
¼ TL getrockneter Thymian
¼ TL Salz
Pfeffer
1 Baguette, in Scheiben geschnitten

Ofen auf 150°C vorheizen. Falls nötig, mit einem scharfen Messer von jeder Knoblauchknolle das obere lange Stielende (nicht das Wurzelende!) abschneiden. Jede Knolle durch leichten Fingerdruck von einem Teil der papierartigen Außenhaut befreien; dabei die Knolle aber ganz lassen.

Den Knoblauch nun mit der Schnittfläche nach oben in eine Gratinform setzen und mit Thymian, Salz und Pfeffer nach Geschmack würzen. ¼ Tasse Wasser hinzugießen, abdecken und backen, bis die Knoblauchzehen sehr weich sind (ca. 1½ bis 2 Stunden, Messerprobe machen!). Beiseite stellen.

Ofentemperatur auf 190°C erhöhen und die Baguettescheiben backen, bis sie außen trocken sind (ca. 10 Minuten). Zum Verzehr werden die weichen Zehen sanft aus ihrer Haut auf das Brot gedrückt und dort verteilt. Sie können den Knoblauch auch mit einem kleinen Messer aus der Haut schaben und auf den Toast streichen.

Menge: ¼ Baguette, 1 Knoblauchknolle
Kalorien: 329
Fett: 3,4 g
Cholesterin: 0 mg
Kohlenhydrate: 63,5 g
Eiweiß: 11,0 g
Natrium: 1174,0 mg

Kopfsalatherzen mit roter Bete
Ragout aus Frühlingsgemüsen
Bulgur mit Zitronenschale
Baguette
Warme Vollkorncrêpes mit Erdbeeren und
gefrorenem Vanillejoghurt

Wenn mehrere Gemüse zusammen geschmort werden, ergänzen sich die verschiedenen Aromen zu einer aufregenden Geschmackskomposition. Der elegante Gemüseschmortopf dieses Menüs beweist es. Reichen Sie dazu flockig gedämpften Bulgur und getoastetes Baguette. Doch zuvor lassen Sie Ihren Appetit durch einen einfachen Frühlingssalat anregen: zarte Kopfsalatherzen mit würziger roter Bete. Falls Sie in Eile sind, verwenden Sie fertige rote Bete aus dem Glas; falls nicht, bereiten Sie sie frisch zu (s. S. 62f.). Verfeinern Sie den Salat mit fettarmer Kräutersalatsoße aus der Flasche oder einigen Spritzern Balsamico-Essig. Wenn Sie Zeit haben, widmen Sie sich zum Schluß den Erdbeercrêpes; wenn es schnell gehen soll, servieren Sie (aufgetaute) Erdbeeren aus der Tiefkühltruhe mit einem Schlag gefrorenem Vanillejoghurt.

Die Zeitplanung: Bereiten Sie als erstes den Teig für die Crêpes. Dann backen Sie die Crêpes aus und pürieren schließlich die Erdbeeren. Putzen Sie die rote Bete und waschen und trocknen Sie die Salatherzen; beides stellen Sie zunächst beiseite. Bereiten Sie die Gemüse für das Ragout vor, aber beginnen Sie noch nicht mit dem Kochen. Zuvor sollten Sie nämlich erst den Bulgur dämpfen. Während dieser gart, können Sie sich wieder dem Ragout widmen. Richten Sie den Salat erst unmittelbar vor dem Verzehr an, damit die Blätter nicht einfallen. Zum Nachtisch wärmen Sie die Crêpes auf.

Ragout mit Frühlingsgemüsen

In Frankreich nennt man sie »les primeurs« – die ersten zarten Gemüse des Frühlings – und komponiert sie gemeinsam zu einem Ragout mit kaum mehr als etwas Kräuterwürze, um die natürliche Süße zu betonen. Aber auch zu anderen Jahreszeiten können Sie das Rezept als Grundlage für ein Ragout mit Gemüsen der Saison verwenden – im Sommer beispielsweise mit Kartoffeln, Zucchini, Paprika und Maiskörnern. Oder Sie schneiden die Rüben, Möhren und Zuckererbsen in kleine Stücke: Großzügig über Spaghetti verteilt wird daraus eine »Pasta primavera«.

Für 4 Personen

- 1/2 Tasse Gemüsebrühe, selbstgemacht (s. S. 18f.) oder als Fertigprodukt
- 3 weiße Rüben (350–400 g), geschält und in 8 Keile geschnitten
- 6 Schalotten, geschält, nicht geschnitten
- 3 kleine Möhren, geschält und schräg in Scheiben geschnitten
- 1 Tasse Zuckererbsen, ohne Fäden
- 6 Champignons
- 1 1/2 Tassen frische grüne Erbsen bzw. aufgetaute Tiefkühlerbsen
- 2 TL frische Pfefferminze, gehackt
- 1/2 TL Zitronensaft
- 1/4 TL Salz

Die Brühe in einem mittelgroßen Topf bei mäßiger Hitze zum Kochen bringen. Rüben, Schalotten und Möhren dazugeben und erneut aufwallen lassen. Abdecken, Hitze reduzieren und fünf Minuten köcheln lassen.

Zuckererbsen, Pilze, frische Erbsen, Pfefferminze, Zitronensaft und Salz vorsichtig einrühren. Abdecken und garen, bis die Gemüse zart, aber noch bißfest sind (ca. 5 Minuten). Falls Sie gefrorene Erbsen verwenden, diese nur die letzten zwei Minuten hinzugeben.

Menge: 1 Tasse
Kalorien: 156
Fett: 0,8 g

Cholesterin: 0 mg
Kohlenhydrate: 31,8 g
Eiweiß: 7,9 g
Natrium: 261,0 mg

Tip
Pfefferminze und Petersilie halten sich mehrere Tage lang frisch, wenn man sie in ein langes Glas mit Wasser stellt und die Blätter mit einer Plastiktüte bedeckt. Kühl stellen und das Wasser alle zwei Tage wechseln.

Bulgur (Weizengrütze) mit Zitronenschale

Für 4 Personen

2 Tassen Gemüsebrühe, selbstgemacht (s. S. 18f.) oder als Fertigprodukt
1 Tasse Bulgur
1/4 Tasse Frühlingszwiebeln, fein gehackt
1 TL abgeriebene Zitronenschale
Salz und Pfeffer

Gemüsebrühe in einem mittelgroßen Topf bei großer Hitze aufwallen lassen. Bulgur hinzugeben, gut umrühren, Topf abdecken und bei reduzierter Hitze 15 Minuten köcheln lassen, dann vom Herd nehmen und abgedeckt 5 Minuten stehenlassen.

Frühlingszwiebeln und Zitronenschale hinzufügen und den Bulgur mit einer Gabel auflockern. Nach Geschmack mit Salz und Pfeffer würzen.

Menge: ca. 3/4 Tasse
Kalorien: 132

Fett: 0,4 g
Cholesterin: 0 mg
Kohlenhydrate: 29,6 g
Eiweiß: 4,9 g
Natrium: 8,0 mg (ohne Salz zum Würzen)

Tip
Hacken Sie die Zwiebeln ziemlich fein, damit sie im heißen Bulgur durchgaren.

Warme Vollkorncrêpes mit Erdbeeren und gefrorenem Vanillejoghurt

Dieses Rezept ergibt die doppelte Menge an Crêpes, die Sie für 4 Personen brauchen, aber die überschüssigen lassen sich hervorragend einfrieren. Sie können Sie auch im Kühlschrank aufbewahren und am nächsten Tag zum Frühstück genießen. Wärmen Sie die Crêpes einfach in einer nicht haftenden Pfanne auf, und wickeln Sie frisches Obst hinein, oder bestreichen Sie sie mit zuckerfreiem Fruchtmus. Die Erdbeerfüllung und die Joghurtmenge sind für 4 Personen berechnet.

Für 4 Personen (insgesamt 8 Crêpes)

600 g Erdbeeren, geviertelt
1 TL Zucker
1 Tasse Magermilch
1/2 Tasse Ei-Austauschstoff
1/2 TL Vanilleauszug
6 EL Weizenvollkornmehl
1/4 Tasse Auszugsmehl
eine Prise Salz
1/2 Tasse gefrorener magerer Vanillejoghurt

¾ Tasse der Erdbeeren in einer kleinen Schüssel pürieren und den Zucker unterrühren. In einer anderen Schüssel die übrigen Erdbeeren mit der Hälfte des Pürees vermengen.

Milch, Ei-Ersatz und Vanille in einer großen Schüssel verschlagen. In einer weiteren Schüssel das Vollkornmehl, das Auszugsmehl und das Salz miteinander vermengen und die Mischung anschließend in die Milchmasse rühren.

Eine Pfanne (ca. 25 cm Durchmesser) mit Antihaftbeschichtung leicht ausfetten und Herdplatte auf mittlere Hitze stellen. Sobald die Pfanne heiß ist, ¼ Tasse des Teigs hineingeben und Pfanne schwenken, daß sich die Masse gleichmäßig über den ganzen Boden verteilt hat und ein wenig die Seiten hinaufreicht. Goldbraun backen (ca. 1 bis 1½ Minuten). Mit einem Kunststoffspatel die Crêpe am Rand von der Pfanne lösen, den Spatel unter den Pfannkuchen schieben und diesen wenden. Auch die andere Seite goldbraun backen. Anschließend die Crêpe auf Küchenkrepp abkühlen lassen. Mit der restlichen Backmasse ebenso verfahren; die Pfanne jedoch nicht mehr einfetten (das ist nur beim ersten Mal nötig). Die abgekühlten Crêpes lassen sich problemlos übereinandergelegt bis zur weiteren Verwendung aufbewahren.

Ofen auf 200°C vorheizen. Eine Crêpe auf einen Teller legen und ein Viertel der Erdbeeren in die Mitte löffeln. Ein Ende bis kurz über die Früchte legen, dann die Seiten einschlagen, abschließend das andere Ende über das erste legen. Mit der glatten Seite nach oben auf ein Backblech legen. Die restlichen Crêpes ebenso zubereiten. Jede Crêpe mit 1 EL Erdbeersoße bestreichen und ca. 5 Minuten bei ca. 150°C erwärmen. Sofort servieren und auf jeden Crêpe 2 EL gefrorenen Joghurt geben.

Menge: 1 Crêpe
Kalorien: 126
Fett: 0,6 g
Cholesterin: 1,0 mg
Kohlenhydrate: 25,4 g
Eiweiß: 5,8 g
Natrium: 51,5 mg

Tip
In Crêpes lassen sich die unterschiedlichsten Köstlichkeiten einwickeln. Zum Frühstück können Sie sie mit Rührei (aus Ei-Austauschstoff) füllen. Zum Mittagessen wickeln Sie kurzgebratenes Gemüse, sautierte Pilze oder die Pilzfüllung »Stroganoff« (s. S. 112) hinein. Eine ausgefallene Nachspeise bereiten Sie, wenn Sie die Crêpes leicht mit ungesüßtem Kastanienpüree und etwas Vanillezucker (siehe Tip auf Seite 119) oder Honig bestreichen, zusammenrollen, im Ofen aufwärmen und als Krönung einen Teelöffel Vanillejoghurt darübergeben.

Wildreis und Bohnensalat
Möhren-Blumenkohl-Suppe mit Estragon
Warmes Mehrkornbrot
Sauerkirschpudding

Mit einem Salat und Brot ergibt eine Gemüsesuppe ein herzhaftes und gehaltvolles Abendessen. Die unterschiedlichen Farben und Aromen der Zutaten machen die Mahlzeit zu einem wirklichen Vergnügen.

Die Zeitplanung: Kochen Sie zunächst den Wildreis. Während der Reis gart, bereiten Sie die Nachspeise zu. Erst dann kommt die Suppe an die Reihe. Während die Suppe köchelt, richten Sie Reis und Bohnensalat an. Die Suppe und den Salat können Sie gemeinsam oder als einzelne Gänge servieren.

Wildreis und Bohnensalat

Die leuchtenden Farben dieses Salates sind eine echte Augenweide. Und er schmeckt genausogut, wie er aussieht! Noch dekorativer wirkt das Arrangement, wenn Sie die Servierschale mit hellgrünen Salatblättern auslegen.

Für 4 Personen

²/₃ Tassen Wildreis
¹/₂ l Gemüsebrühe, selbstgemacht (s. S. 18f.) oder
   als Fertigprodukt
Salz
1 Tasse weiße Perlbohnen, gekocht oder aus
   Dosen (dann abspülen!)
³/₄ Tasse Erbsen (aufgetaute Tiefkühlware)
¹/₂ Tasse rote Paprika, fein gewürfelt
¹/₄ Tasse Zwiebeln, fein geschnitten
3 EL Kräutersalatsoße aus der Flasche
   (ohne Fettzusatz)
1 TL Zitronensaft

Wildreis in einem Sieb spülen. Gemüsebrühe und einen halben Liter Wasser in einem kleinen Topf (ca. 1¹/₂–2 l) auf großer Hitze zum Kochen bringen und leicht salzen. Reis hineingeben, einmal umrühren und ohne Deckel köcheln lassen, bis der Reis weich ist (ca. 35 Minuten). Die Brühe abschütten, den Reis beiseite stellen und abkühlen lassen.

Den abgekühlten Reis, die Bohnen, Erbsen, Paprikawürfel, Zwiebeln und den Zitronensaft in einer mittelgroßen Schüssel vermengen und mit Salz nach Geschmack würzen. (Kann im Kühlschrank bis zu 24 Stunden aufbewahrt werden.)

Menge: 1 Tasse
Kalorien: 209
Fett: 0,6 g
Cholesterin: 0 mg
Kohlenhydrate: 41,5 g
Eiweiß: 10,4 g
Natrium: 397,0 mg

Tip
Dieser Salat sieht auch nach einigen Stunden noch wie frisch gemacht aus und eignet sich deshalb gut für Picknicks oder Parties.

Möhren-Blumenkohl-Suppe mit Estragon

Frischer Estragon ergänzt sowohl Möhren als auch Blumenkohl ideal; er ist im Handel nicht leicht aufzutreiben, aber die Suche lohnt sich. Die aufgewärmte Suppe schmeckt auch am nächsten Tag noch gut, zum Beispiel mit Vollkorntoast und einem Spinatsalat; zum Eindicken können Sie vor dem Aufwärmen etwas gekochten Reis hinzugeben.

Für 4 Personen

1 Tasse Zwiebeln, fein gewürfelt
600 ml Gemüsebrühe (bei Bedarf mehr), selbstgemacht (s. S. 18f.) oder als Fertigprodukt
700 g Möhren, geschält und grob gewürfelt

350 g Kartoffeln, geschält und grob gewürfelt
500 g Blumenkohl, in kleine Röschen geteilt
2 TL frischer Estragon, gewiegt
Pfeffer und Salz

Die Zwiebeln in ein wenig Brühe in einem großen Topf bei mittlerer Hitze zugedeckt köcheln lassen, bis sie weich sind (ca. 5 Minuten). Möhren, Kartoffeln, 1/2 l Brühe und 1/2 l Wasser dazugeben und aufwallen lassen. Zudecken, Hitze reduzieren und 5 Minuten köcheln lassen. Jetzt den Blumenkohl hinzufügen, weiter köcheln lassen, bis die Gemüse gar sind (ca. 15 bis 20 Minuten). Etwas abkühlen lassen, dann in der Küchenmaschine pürieren. Die Suppe zurück in den Topf gießen und den Estragon einrühren. Nach Belieben mit Gemüsebrühe verdünnen. Mit Salz und Pfeffer würzen, aufwärmen und servieren.

Menge: 1/2 l
Kalorien: 126
Fett: 0,4 g
Cholesterin: 0 mg
Kohlenhydrate: 28,9 g
Eiweiß: 3,9 g
Natrium: 59,8 mg

Tip

Blumenkohl ist das ganze Jahr über in guter Qualität erhältlich und ein ausgezeichneter fettfreier Imbiß. Probieren Sie ihn roh oder blanchiert, mit Hummus (s. S. 101) oder Raita (ein indischer Würzjoghurt, s. S. 142). Geben Sie ihn gehackt zu kurzgebratenen Gemüsen und Salaten.

Sauerkirschpudding

Dieser Nachtisch aus Omas Zeiten ist in wenigen Minuten zubereitet. Verwenden Sie nur Früchte in ungesüßter Wasserlösung, keine gezuckerte Ware.

Für einen mittelgroßen Pudding (ca. 20 cm)

1 Tasse Mehl
1/2 Tasse Zucker
2 TL Backpulver
1/2 TL Salz
160 ml Magermilch
1 kleines Glas Sauerkirschen (ca. 425 ml), abgetropft

Ofen auf 180°C vorheizen. Mehl, Backpulver, Zucker und Salz in einer mittelgroßen Schüssel verrühren. Milch dazugießen und unterrühren.

Die Hälfte der Kirschen in einen mittelgroßen Topf (20 bis 25 cm Durchmesser) geben (möglichst antihaftbeschichtet, sonst leicht einfetten). Die ganze Backmasse über die Kirschen gießen und die restlichen Kirschen darüber verteilen. Im Ofen backen, bis an einem in die Mitte des Puddings gepiekten Zahnstocher nichts mehr hängen bleibt (ca. 35 bis 40 Minuten). Warm (nicht heiß) servieren oder abkühlen lassen.

Menge: 1/8 des Puddings
Kalorien: 150
Fett: 0,3 g
Cholesterin: 0,6 mg
Kohlenhydrate: 34,5 g
Eiweiß: 3,4 g
Natrium: 167,0 mg

Tip

Noch besser schmeckt der Pudding mit frischen, entsteinten Kirschen oder reifen, geviertelten Aprikosen.

Spargelomelett mit Kräutern
Neue Kartoffeln, im Salzbett gebacken
Bunter Obstsalat

Mahlzeiten, die wir zu Festtagen mit der Familie einnehmen, sind ein besonderes Ereignis. Ganz gewiß tragen solche gemeinsam verbrachten Zeiten zum seelischen Wohlbefinden bei, was man vom körperlichen Wohlbefinden der Teilnehmer nicht immer behaupten kann: Allzuoft sind die Festtagsmenüs zu fettig, zu süß und zu reichhaltig. Das folgende Gericht bietet sich für die Ostertage an und soll Ihnen zeigen, daß es ohne Geschmackseinbußen auch anders geht.

Die Zeitplanung: Richten Sie zuerst den Obstsalat an, stellen Sie ihn anschließend kalt. Kochen Sie dann den Spargel für die Omeletts, und backen Sie anschließend die Kartoffeln; die Salzkruste hält sie bis zum Verzehr warm. Sobald die Omeletts fertig sind, brechen Sie die Salzkruste um die Kartoffeln auf.

Spargelomelett mit Kräutern

Eine antihaftbeschichtete Pfanne mit unbeschädigter Beschichtung ist für dieses Rezept unbedingt notwendig. Sonst wird das Omelett festkleben. Die angegebenen Zutaten ergeben zwei große Omeletts, die Sie unmittelbar nacheinander zubereiten können; jedes nimmt gerade einmal zwei Minuten Zeit in Anspruch. Halten Sie eventuell das erste im Ofen warm, während Sie das zweite zubereiten.

Für 6 Personen (2 große Omeletts)

1 Tasse frischer Spargel, in Stücke geschnitten
3/4 l Ei-Austauschstoff
1/3 Tasse frischer Schnittlauch, klein geschnitten
1 TL frischer Estragon, gewiegt (wahlweise)
1/2 TL Salz
1/4 TL Pfeffer

Ofen auf kleine Stufe zum Warmhalten stellen. Spargel schälen und in kleine Stücke schneiden. Einen Topf Salzwasser auf großer Hitze zum Kochen bringen. Spargel hineingeben und ca. 3 Minuten kochen. Abtropfen lassen und in Eiswasser legen, um den Garvorgang zu unterbrechen. Erneut abtropfen lassen und trockentupfen.

Den Ei-Ersatz zu gleichen Teilen in zwei Schüsseln verteilen; ebenso mit dem Schnittlauch, der Petersilie, dem Estragon (falls verwendet), dem Salz und dem Pfeffer verfahren. Gut verschlagen. Spargelstücke auf die beiden Schüsseln verteilen und einrühren.

Eine mittelgroße beschichtete Pfanne (ca. 25 cm Durchmesser) leicht einfetten und bei mäßiger Hitze heiß werden lassen. Den Inhalt einer Schüssel hineingießen und die Hitze erhöhen. Sobald die Mischung an den Rändern stockt, diese mit einem Küchenspatel in die Mitte der Pfanne schieben und die flüssige Omelettmasse nach außen fließen lassen. Diesen Vorgang noch ein- bis zweimal wiederholen, bis sich das Omelett gesetzt hat (ca. 1 bis 2 Minuten). Sobald das Omelett fest ist, aber noch feucht aussieht, auf einen warmen Servierteller gleiten lassen; dabei die Pfanne kippen, so daß das Omelett zu einem Halbmond (eine Hälfte auf die andere) gelegt wird. Warm stellen, und den Vorgang mit der zweiten Omelettmasse wiederholen. Für 6 Personen die Omeletts jeweils dritteln.

Menge: $1/3$ Omelett
Kalorien: 50
Fett: 0 g
Cholesterin: 0 mg
Kohlenhydrate: 2,1 g
Eiweiß: 11,2 g
Natrium: 356,0 mg

Tip
Wenn Sie grünen Spargel verwenden, brauchen Sie nur das untere Drittel zu schälen.

Wissenswertes über antihaftbeschichtetes Geschirr

Die Antihaftbeschichtung hat die küchentechnisch sehr nützliche Eigenschaft, daß in Töpfen oder Pfannen, die mit ihr versehen sind, keine Lebensmittel ansetzen oder festbacken können. Sie ist sehr hitzebeständig und nicht brennbar. In Deutschland werden solche Antihaftbeschichtungen unter Handelsnamen wie Silverstone, Teflon, Greblon, Bekadur oder Hostaflon angeboten. Mit einer solchen Antihaftbeschichtung werden Pfannen und Töpfe, Backformen, Grillplatten und Raclettepfännchen versehen. Das Geschirr eignet sich hervorragend zum fettfreien Kochen. Pfannkuchen, Kartoffeln oder Omeletts lösen sich leicht und ohne festzukleben vom Boden. Das macht übrigens auch den Abwasch einfacher: Wasser mit Spülmittel genügt für die Reinigung. Die Lebensdauer der Beschichtung läßt sich verlängern, wenn Sie die folgenden Tips beachten:

- Benutzen Sie nur Pfannenwender aus Holz oder Plastik.
- Schneiden Sie nie mit dem Messer in der Pfanne.
- Heizen Sie die Pfanne möglichst selten auf die höchste Stufe.
- Niemals mit Scheuersand oder Stahlwolle reinigen.
- Lassen Sie die Pfanne ohne Brat- oder Kochgut nicht zu lange auf der heißen Kochstelle stehen.

Einen Neukauf sollten Sie erwägen, falls Ihr Geschirr schon einige Jahre alt ist, ganz sicher aber dann, wenn die Beschichtung zerkratzt ist oder ihre Antihafteigenschaften spürbar verloren hat. Die Preise sind sehr unterschiedlich; Pfannen, die laut Stiftung Warentest »sehr gut« sind, bekommt man schon für weniger als 30 DM, man kann aber auch weit über 100 DM dafür ausgeben.

Neue Kartoffeln, im Salzbett gebacken

Das Backen im Salzmantel scheint den Geschmack der Kartoffeln zu versiegeln und sogar zu verstärken. Außerdem ergibt es ein spektakuläres »Aufknacken« der Knollen. Die erhärtete Mischung aus Salz und Eiklar muß mit einem Hammer oder einem starken Messerrücken aufgeklopft werden. Erfahrungsgemäß haben besonders Kinder ihre Freude daran, in den Salztrümmern nach der Frucht zu graben. Erstaunlicherweise schmecken die Kartoffeln gar nicht salzig, sondern nur nach den sanften Aromen des Knoblauchs und Rosmarins.

Für 6 Personen

1½ Kilo kleine neue Kartoffeln
1½ Kilo Salz
1½ Tassen Eiklar (von ca. 12 Eiern)
⅓ Tasse frischer Rosmarin, gehackt
12 Knoblauchzehen, ganz und ungeschält

Ofen auf 230°C vorheizen. Kartoffeln säubern und beiseite stellen. Salz, Eiklar, Rosmarin und Knoblauch in einer großen Schüssel gut vermengen. Den Boden einer tiefen Backform mit einer dünnen Schicht der Masse bedecken; die Form sollte groß genug sein, um alle Kartoffeln in einer Lage aufzunehmen. Die Kartoffeln nun in die Backform stellen und vollständig mit Salz bedecken. 25 Minuten backen. Das Salz wird sich goldbraun verfärben und wie ein gut aufgegangener Kuchen aussehen, aber recht hart sein. Den »Kuchen« aus der Form nehmen und auf eine Servierplatte oder ein Schneidebrett legen. Mit einem Hammer oder einem Messerrücken das Salz aufbrechen; die Kartoffeln kommen – dampfend und mit etwas Salzstaub bedeckt – zum Vorschein. Zum Verzehr das Salz abwischen oder -bürsten.

Menge: ⅙ der Kartoffeln
Kalorien: 102
Fett: 0,1 g
Cholesterin: 0 mg
Kohlenhydrate: 23,6 g
Eiweiß: 2,2 g
Natrium: 433,8 mg

Wenn Sie mehr Kartoffeln machen, als Sie benötigen, können Sie sich auf einen delikaten Imbiß zu späterer Zeit freuen. Geviertelt und mit frisch gemahlenem schwarzen Pfeffer gewürzt, schmecken die jungen Kartoffeln einfach himmlisch.

Bunter Obstsalat

Dieser Obstsalat ist so farbenfroh, daß Sie ihn zum Mittelpunkt Ihrer Ostertafel machen sollten. Richten Sie das Obst schichtweise in einer dekorativen Glas- oder Kristallschale an, und lassen Sie diese in der Tischmitte stehen, damit Ihre Gäste beim Essen daran denken, noch etwas Platz für den köstlichen Nachtisch zu lassen.

Für 6 Personen

2 große Mangos
4 Kiwifrüchte
600 g Erdbeeren
375 ml Papayasaft aus der Dose oder aus Konzentrat
1 EL Zucker
¾ TL frischer Ingwer, gerieben (siehe Tip auf Seite 81)

Mangos schälen Sie am besten auf ähnliche Weise wie Kartoffeln: mit einer Hand die Frucht festhalten, mit der anderen mit einem scharfen Schälmesser die obenliegende Seite in Längsrichtung schälen. Das Fruchtfleisch mit Längsschnitten vorsichtig vom Kern lösen und würfeln. Die Mango nun umdrehen und mit der anderen Seite ebenso verfahren. Die zwei Mangos sollten ca. 3 Tassen Fruchtwürfel ergeben. Diese beiseite stellen.

Die Enden der Kiwifrüchte abschneiden, die Früchte mit einem Kartoffelschäler oder einem Schälmesser schälen und in Scheiben schneiden.

Den Boden der Obstschale mit den Mangowürfeln auslegen, darauf die Kiwischeiben geben und mit den Erdbeeren oben abschließen. Mit Plastikfolie verschließen und bis zum Essen kalt stellen.

Papayasaft, Zucker und Ingwer in einer kleinen Schüssel verschlagen. Abdecken und kalt stellen. Kurz vor dem Servieren den Fruchtsaft über den Salat gießen und das Obst auf Dessertteller verteilen.

Menge: ca. 1 Tasse
Kalorien: 121
Fett: 0,6 g
Cholesterin: 0 mg
Kohlenhydrate: 30,3 g
Eiweiß: 1,1 g
Natrium: 7,8 mg

Tip

Benutzen Sie die feinen Löcher einer Handreibe, um den Ingwer zu raspeln. Das zerkleinert die Wurzel fast zu einem Püree ohne faserige Teile.

Sommermenüs

Zucchini-Kartoffel-Suppe
Spaghetti mit frischen Tomaten und Basilikum
Knuspriges Baguette oder Ciabatta
Nektarinenscheiben mit Brombeeren

Maissuppe
Vegetarische Tacos
Pikante Tomatensoße
Wassermelonensalat

Soupe au Pistou
(Französische Gemüsesuppe mit Basilikum)
Vollkornbrot
Frische Pfirsiche in Scheiben
Erdbeersorbet

Bataviasalat mit Mais und Zwiebel
Pizza mit gerösteter Aubergine und Paprika
Frische Feigen mit Sommerbeeren

Tomatenbruschetta
Risotto mit Mais und Paprika
Gedämpfte Zuckererbsen
Pfirsichsorbet

Linsensalat mit Gurke und Radieschen
Gebackene Tomaten mit Bulgurfüllung
Kräuterjoghurtsoße · Vollkorn-Pitabrot
Gekühlte Melonenschiffchen

Hummus (Kichererbsenpüree)
Tabbouleh (Salat aus Bulgur und Petersilie)
Romanaherzen (Römischer Salat)
Tomatensuppe · Warmes Vollkornpita
Gewürzte Dunstpfirsiche

Maisfladen
Stielmangold mit Röstzwiebeln
Gurken-Kartoffel-Suppe mit Dill
Vollkornbrot
Frische Blaubeeren und Himbeeren

Gazpacho mit weißen Bohnen
Quesadillas (Tortillas) mit Zucchini und Käse
Salat aus Sommerfrüchten mit Limette und Pfefferminze

Gleichgültig, ob Sie Ihr Obst und Gemüse im Supermarkt oder auf dem Wochenmarkt besorgen – im Sommer ist das Einkaufen ein reines Vergnügen. Die Marktstände sind prall gefüllt mit frischen, farbenfrohen und duftenden Obst- und Gemüsesorten, besonders aus heimischem Anbau. Tiefrote Tomaten, bunte Beeren, Kirschen und Pflaumen verströmen ihr intensives Aroma, Erbsen und grüne Bohnen haben jetzt Saison, und die meisten Salate sind als Freilandgemüse erhältlich. Aus Gurken und Zucchini lassen sich schnelle Salate sowie kalte und warme Suppen zubereiten. Viele dieser Obst- und Gemüsesorten finden Sie in den folgenden Rezepten wieder. Machen Sie das Beste aus dieser Jahreszeit, und achten Sie besonders auf das reichhaltige Beerenangebot: Brombeeren, Himbeeren, Johannisbeeren, Stachelbeeren, Heidelbeeren u. a. Saison haben außerdem:

Aprikosen
Auberginen
Birnen
Blumenkohl
Brokkoli
Eisbergsalat, Kopfsalat u. a.
Feigen
Frische Erbsen
Grüne Bohnen
Gurken
Kartoffeln
Kirschen
Knoblauch
Kohlrabi
Mais
Melonen: Wassermelonen, Honigmelonen,
   Cantaloupe-, Galia-, Netzmelonen u. a.

Mirabellen / Renekloden
Möhren
Nektarinen
Okra
Paprika
Pfirsiche
Pflaumen und Zwetschen
Rettich
Rotkohl
Stiel- und Blattmangold
Tomaten
Zucchini
Zwiebeln

Zucchini-Kartoffel-Suppe
Spaghetti mit frischen Tomaten und Basilikum
Knuspriges Baguette oder Ciabatta
Nektarinenscheiben mit Brombeeren

Italienische Pasta mit einer Soße aus reifen, aromatischen Strauchtomaten, Zwiebeln und frischem Basilikum – einer der gesündesten Klassiker, den man sich vorstellen kann. Zuvor jedoch reichen Sie eine rasch zubereitete Gemüsesuppe, die durch etwas Zitronensaft eine ungewöhnlich frische Nuance erhält. Zum Nachtisch genießen Sie eine Schale gekühlter Nektarinenscheiben mit Brombeeren.

Die Zeitplanung: Setzen Sie zunächst die Suppe auf. Lassen Sie diese köcheln, dann bereiten Sie die Tomatensoße zu. Während Sie die Suppe zu sich nehmen, lassen Sie einen großen Topf mit Salzwasser auf dem Herd heiß werden. Nachdem Sie die Suppe genossen haben, geben Sie die Nudeln ins Salzwasser; es dauert nur wenige Minuten, bis sie gar sind.

Zum Nachtisch geben Sie die Nektarinen – in Scheiben geschnitten – in eine Dessertschale und verteilen die Brombeeren darüber.

Zucchini-Kartoffel-Suppe

Diese delikate Suppe aus pürierten Zucchini und Kartoffeln ist die perfekte Vorspeise für ein Sommermenü. An einem warmen Abend schmeckt sie übrigens auch gekühlt ganz ausgezeichnet.

Für 4 Personen (plus Rest für spätere Verwendung)

2 Tassen Porree, nur die weißen Teile, in dünne
  Scheiben geschnitten
1 Knoblauchzehe, zerdrückt
1¼ l Gemüsebrühe, selbstgemacht (s. S. 18f.)
  oder als Fertigprodukt
2 Tassen Kartoffeln, geschält und gewürfelt
  (gut geeignet: mehligkochende Sorten wie
  Aula, Datura, Irmgard oder Monza)
4 Tassen grüne Zucchini, gewürfelt
4 Tassen gelbe Zucchini, gewürfelt
2 EL frischer Schnittlauch oder Frühlings-
  zwiebel, gewiegt
1 bis 2 EL Zitronensaft
Pfeffer und Salz
4 dünne Zitronenscheiben (wahlweise)

Porree und Knoblauch mit knapp 100 ml Gemüsebrühe in einen großen Topf geben, auf mittlerer Hitze köcheln lassen, bis die Gemüse leicht gar sind (ca. 3 Minuten). Nun die Kartoffeln und die restliche Brühe dazugeben und aufwallen lassen. Hitze herunterdrehen und Kartoffeln bei abgedecktem Topf garen (ungefähr 12 bis 15 Minuten). Dann die Zucchiniwürfel hinzufügen und diese weitere 8 bis 10 Minuten weich köcheln. Etwas abkühlen lassen, danach die Suppe in der Küchenmaschine pürieren und zurück in den Topf gießen. Schnittlauch und Zitronensaft nach Geschmack unterrühren und mit Pfeffer und Salz würzen. Nochmals erwärmen und wahlweise mit einer Scheibe Zitrone garniert servieren.

Menge: 1 Tasse
Kalorien: 68
Fett: 0,35 g
Cholesterin: 0 mg
Kohlenhydrate: 15,25 g
Eiweiß: 2,7 g
Natrium: 21,5 mg

Tip

Porree (Lauch) ist ein mildes Zwiebelgewächs. In den meisten Rezepten wird nur der weiße Teil des Schaftes verwendet – der Teil also, der unter der Erde wächst. Auch der hellgrüne Teil schmeckt zart und mild, die dunkelgrünen Blätter sind in der Regel allerdings etwas härter und am besten als Suppengrün oder als Grundlage für Gemüsefonds zu verwenden. Porree muß sorgfältig gewaschen werden. Entfernen Sie das Wurzelende, und reinigen Sie anschließend den Schaft unter fließendem kalten Wasser, wobei das Wasser auch möglichst weit zwischen die einzelnen Schichten gelangen soll. Den zarten Sommerlauch kann man gut roh oder gedämpft als Salat genießen, mit etwas fettarmer Salatsoße, gehacktem Eiweiß und Kräutern oder einem Spritzer Estragonessig.

Spaghetti mit frischen Tomaten und Basilikum

Die Tomatensoße ist in wenigen Minuten gemacht, und sie paßt nicht nur – wie in diesem Rezept – zu Spaghetti, sondern zu allen anderen Nudelsorten. Man kann sie auch als Grundlage für Suppen, Bohnengerichte oder Gemüseeintöpfe verwenden.

Für 4 Personen

300 ml Gemüsebrühe, selbstgemacht (s. S. 18f.) oder als Fertigprodukt
2 mittelgroße Zwiebeln, gehackt
1½ TL Knoblauch, zerdrückt
1,5 kg frische Tomaten, geschält, entkernt und gewürfelt (siehe Tip, rechts)
¼ Tasse frischer Basilikum, gewiegt
⅛ TL (wahlweise mehr) getrocknete, scharfe Pepperonischoten, gemahlen
Salz (nach Geschmack)
500 g Spaghetti

Die Gemüsebrühe in einer großen beschichteten Pfanne auf mittlerer Hitze zum Kochen bringen. Zwiebeln und Knoblauch dazugeben und bei häufigem Rühren 3 bis 5 Minuten garen lassen. Anschließend geschälte Tomaten, Basilikum, Pepperoni und Salz unterrühren. Hitze herunterdrehen, und die Soße 10 bis 15 Minuten bei gelegentlichem Rühren köcheln lassen, bis sie leicht eindickt.

In der Zwischenzeit Salzwasser in einem großen Topf zum Kochen bringen. Nudeln hineingeben und nach Anweisung auf der Packung bißfest garen. Abtropfen lassen und in eine angewärmte Schüssel geben. Soße dazugießen und gut vermengen. Sofort servieren.

Menge: 2 Tassen Nudeln, 1 Tasse Soße
Kalorien: 531
Fett: 3,2 g
Cholesterin: 0 mg
Kohlenhydrate: 109,1 g
Eiweiß: 20,5 g
Natrium: 43,0 mg

Tip

Um Tomaten zu schälen, kochen Sie zunächst einen großen Topf mit Wasser auf. Ritzen Sie ein X in die Haut am oberen Teil jeder Tomate und lassen diese dann 30 Sekunden lang kochen (bei sehr reifen Früchten etwas weniger, bei unreifen Tomaten etwas länger). Geben Sie die Tomaten anschließend sofort in kaltes Wasser, um den Garvorgang zu unterbrechen. Die Schale läßt sich jetzt leicht – beim X beginnend – in Streifen abziehen. Halbieren Sie jede Tomate längs und entfernen Sie mit einem scharfen Messer den Strunk. Nach Wunsch lassen sich auch die Kerne mit den Fingern aus der Frucht entfernen.

Maissuppe
Vegetarische Tacos
Pikante Tomatensoße
Wassermelonensalat

Mais, Tomaten, Paprika, Wassermelonen – unverkennbar ein Sommermenü. Decken Sie den Tisch im Garten oder auf dem Balkon, und genießen Sie dieses mexikanische Menü im Freien. Wenn Sie Zeit sparen wollen, sollten Sie fertige Tomatensoße verwenden. Aber es lohnt sich, unsere würzige Salsa-Soße selbst zuzubereiten.

Die Zeitplanung: Die Maissuppe wird als erstes zubereitet, dann beiseite gestellt. Legen Sie alle Zutaten für den Melonensalat bereit, richten Sie ihn aber noch nicht an. Dann bereiten Sie die Tomatensoße zu. Anschließend bereiten Sie die Beilagen für die Tacos zu, sautieren die Paprika und erhitzen die Tortillas. Während die Paprika garen, richten Sie den Melonensalat an und wärmen die Maissuppe auf.

Maissuppe

Grüne Pepperoni verleihen dieser milden Suppe einen Hauch von Schärfe. Sie können die Suppe bereits Stunden im voraus zubereiten, allerdings schmeckt sie dann etwas würziger.

Für 4 Personen

1 Tasse Zwiebeln, fein gewürfelt
60 ml Gemüsebrühe, selbstgemacht (s. S. 18f.) oder als Fertigprodukt
3 Tassen Maiskörner, frisch oder gefroren (siehe Tip auf s. S. 95) oder 2 Dosen (à 400 ml) Maiskörner, abgetropft
2 EL grüne Pepperoni, mild
2 EL rote Paprika, gewürfelt
1/2 l Magermilch
Pfeffer und Salz
Cayennepfeffer (wahlweise)
1 EL Korianderblätter (wahlweise)

Zwiebeln und Gemüsebrühe in einem großen Topf bei geschlossenem Deckel ca. 5 Minuten köcheln lassen.

1/2 Tasse Maiskörner mit den Pepperoni und der Paprika in einer kleinen Schüssel vermengen.

Die verbleibenden 2 1/2 Tassen Mais und die Milch zu den Zwiebeln geben und zum Kochen bringen. Abdecken, die Hitze herunterdrehen und köcheln lassen, bis der Mais gar ist (ca. 5 Minuten). Etwas abkühlen lassen, dann in der Küchenmaschine pürieren und in den Topf zurückgießen. Nun die Mais-Pepperoni-Paprika-Mischung einrühren. Vorsichtig erhitzen; mit Salz und Pfeffer würzen. Wenn Sie es schärfer mögen, Cayennepfeffer hinzugeben. Heiß servieren und jede Portion, falls gewünscht, mit Koriander garnieren.

Menge: 1 Tasse
Kalorien: 158
Fett: 1,65 g
Cholesterin: 2,2 mg
Kohlenhydrate: 31,4 g
Eiweiß: 8,3 g
Natrium: 81,6 mg (mit frischem Mais und ohne Würzsalz)

Tip
Wenn Sie einen Rest übrigbehalten, können Sie die Suppe am nächsten Tag zusammen mit gekochten und gewürfelten Kartoffeln zu einem kräftigen Maiseintopf aufwärmen.

Vegetarische Tacos

Bei diesem Gericht werden die Tortillas mit einer saftigen Mischung aus sautierten Zwiebeln und Paprika gefüllt. Dazu werden verschiedene Beilagen wie Salatstreifen, Käse, Tomatensoße oder saure Sahne gereicht, von denen sich die Gäste nach Wunsch selbst bedienen. Bieten Sie zum Bestreuen auch gewiegte Korianderblätter und gehackte Chili- und Pepperonisorten, die weniger scharf sind, an.

Für 4 Personen

1 große grüne Paprika, ohne Rippen und Kerne, dünn geschnitten
1 große rote Paprika, ohne Rippen und Kerne, dünn geschnitten
1 große Zwiebel, dünn geschnitten
1 TL Paprikapulver
Pfeffer und Salz
8 Maistortillas
1 Dose (450 ml) gebackene Bohnen ohne Fettzusatz
1 Tasse pikante Tomatensoße, selbstgemacht (s. u.) oder als Fertigprodukt
½ Tasse geriebener Magerkäse
½ Tasse fettarme saure Sahne
Römischer Salat (Romana), geschnitzelt

Ofen auf 150°C vorheizen. Die Paprika und die Zwiebelscheiben in einer großen, beschichteten Pfanne bei geschlossenem Deckel und mäßiger Hitze ca. 5 Minuten garen. Dann den Deckel abnehmen und bei gelegentlichem Rühren weitere 5 bis 10 Minuten garen, bis die Gemüse weich, nicht zu weich, sind. Nach Geschmack mit Pfeffer, Salz und Paprikapulver würzen.

Tortillas aufeinanderlegen und in Alufolie einwikkeln. Im Ofen gut durcherhitzen (ungefähr 8 bis 10 Minuten). Die Bohnen in einem Topf auf kleiner Hitze aufwärmen. Alle Beilagen (Salatschnitzel, Käse, Tomatensoße usw.) in Schalen anrichten. Auf

jede Tortilla 3 EL Bohnen verteilen, diese mit ¼ Tasse Gemüsemischung bestreichen und den Fladen zu einem Halbkreis falten. Anschließend servieren.

Menge: 2 Tacos
Kalorien: 297
Fett: 2,8 g
Cholesterin: 4,4 mg
Kohlenhydrate: 55,7 g
Eiweiß: 13,6 g
Natrium: 657 mg (ohne Würzsalz)

Tip

Die Nährwertangaben auf der Tortillapackung weisen auch etwas Fett aus. Das braucht Sie nicht weiter zu besorgen, denn Mais enthält als Getreide natürliches Fett durch den Keimling. Vermeiden Sie aber solche Produkte, denen Fett zugesetzt wurde.

Pikante Tomatensoße

Diese vielseitige Soße sollten Sie auch zu gebackenen Kartoffeln, in einem Omelett (s. S. 78), mit einem Sojabratling oder in einem Bohneneintopf versuchen. Wie alle Tomatensoßen, schmeckt diese würzige Variante unmittelbar nach dem Zubereiten am besten. Wenn Sie die Soße vorkochen und später verwenden wollen, salzen Sie erst kurz vor dem Verzehr, weil das Salz den Tomaten Saft entzieht.

Für 1½ Tassen

1 Tasse frische Tomaten, gewürfelt
2 EL Zwiebeln, fein gewürfelt

1 Chilischote, scharf, ohne Rippen und Kerne, gehackt (siehe Tip auf Seite 100)
1 EL Koriander, gewiegt
2 TL Limettensaft
1/2 TL Knoblauch, zerdrückt
Salz

Alle Zutaten in einer Schüssel verrühren.

Menge: 1/2 Tasse
Kalorien: 12
Fett: 0,1 g
Cholesterin: 0 mg
Kohlenhydrate: 2,8 g
Eiweiß: 0,5 g
Natrium: 23,0 mg (ohne Salz)

Wassermelonensalat

Ungewöhnliche Gegensätze verbinden sich in diesem Salat zu einer köstlichen Komposition: Kühle, erfrischende Melonenstücke mit Pfefferminze werden ergänzt durch den pikanten Geschmack von Zwiebeln, Essig und Pfeffer.

Für 4 Personen

4 Tassen Wassermelone, grob gewürfelt, ohne Kerne
1/2 Tasse rote Gemüsezwiebel, gewürfelt
4 EL Reisessig (ungewürzt)
2 EL frische Pfefferminzblätter, gewiegt
1/2 TL Pfeffer

Alle Zutaten in einer großen Schüssel vermengen. Anschließend sofort servieren.

Menge: 1 Tasse
Kalorien: 50
Fett: 0,7 g
Cholesterin: 0 mg
Kohlenhydrate: 11,5 g
Eiweiß: 1,0 g
Natrium: 3,0 mg

Tip

Dieser Salat eignet sich bestens zum Experimentieren: Ersetzen Sie z. B. die Wassermelonen durch Honig- oder Galiamelonen, die Pfefferminze durch Estragon oder Basilikum und den Reisessig durch Himbeer- oder Apfelessig. Durch die Verwendung mehrerer Melonensorten in einem Salat gewinnt das Ganze an Farbe.

Soupe au Pistou
(Französische Gemüsesuppe mit Basilikum)
Vollkornbrot
Frische Pfirsiche in Scheiben
Erdbeersorbet

Wenn Sie eine besonders schöne Suppenterrine besitzen, ist dies die Gelegenheit, sie delikat gefüllt zu präsentieren. Wärmen Sie sie zunächst mit heißem Wasser an, um sie nach einigen Minuten mit einer aromatischen Soupe au Pistou, einer Gemüsespezialität aus Südfrankreich, zu füllen. Reichen Sie dazu selbstgebackenes Brot in dicken Scheiben. Zum Nachtisch servieren Sie Pfirsichscheiben in großen, bauchigen Weingläsern mit einem Schlag Erdbeer-sorbet obenauf.

Die Zeitplanung: Backen Sie zuerst das Brot. Frieren Sie die Erdbeeren mehrere Stunden vor dem Gebrauch ein. Eine knappe halbe Stunde vor Beginn des Essens sollten Sie mit der Zubereitung der Suppe beginnen. Während diese auf dem Herd köchelt, schneiden Sie die Pfirsiche und stellen sie kalt. Das Sorbet bereiten Sie erst unmittelbar vor dem Verzehr zu.

Soupe au Pistou
(Französische Gemüsesuppe mit Basilikum)

Dies ist während des Sommers die klassische Gemüsesuppe in der Provence, wo man Knoblauch und Basilikum ebenso großzügig verwendet wie Pfeffer und Salz. Pistou ist wie ihr italienisches Pendant Pesto eine Kräuterpaste – in unserem Fall eine Paste aus Basilikum, Bohnen und Knoblauch, die kurz vor dem Anrichten in die Suppe gerührt wird, um sie sämiger und aromatischer zu machen.

Für 4 Personen

½ Tasse Zwiebel, gewürfelt
½ Tasse Möhren, gewürfelt
½ Tasse Sellerie, gewürfelt
½ Tasse weiße Rüben oder Pastinaken, gewürfelt
½ Tasse Kartoffel, mehligkochend, gewürfelt
½ Tasse Porree, nur helle Teile, gewürfelt
½ Tasse geschälte Tomaten, gewürfelt, frisch oder aus der Dose
1 l Gemüsebrühe, selbstgemacht (s. S. 18f.) oder als Fertigprodukt
½ Tasse Vollkornspaghetti, in kurze Stücke gebrochen
1 Dose (ca. 400 ml) Wachtel- oder andere Bohnen oder 2 Tassen selbstgekochte Bohnen mit 200 ml Flüssigkeit
1 Tasse Basilikumblätter (siehe Tip unten)
3 Knoblauchzehen, zerdrückt
Salz und Pfeffer

Zwiebeln, Möhren, Sellerie, Rüben, Kartoffeln, Porree und Tomaten mit der Brühe in einem großen Topf zum Köcheln bringen. Abdecken und weiterköcheln lassen. Nach ca. 10 Minuten die Spaghetti und die Hälfte der Bohnen mit einem Teil des Saftes dazugeben und weitere 10 bis 12 Minuten köcheln lassen, bis die Nudeln gar sind.

Die Paste bereiten Sie zu, indem Sie die restlichen Bohnen mit dem Saft, den Basilikum und den Knoblauch in der Küchenmaschine pürieren. Das Püree zur Suppe geben und gut unterrühren. Nach Geschmack mit Pfeffer und Salz würzen.

Menge: 1¾ Tassen
Kalorien: 271
Fett: 0,88 g
Cholesterin: 0 mg
Kohlenhydrate: 53,7 g
Eiweiß: 14,6 g
Natrium: 58,0 mg (ohne Salz zum Würzen)

Tip

Im Kühlschrank werden Basilikumblätter rasch welk und dunkel. Wickeln Sie sie in ein feuchtes Küchentuch und dieses wiederum in einen Plastikbeutel. So verpackt, hält sich Basilikum mehrere Tage.

Erdbeersorbet

Ein erfrischendes Fruchtsorbet ist ein passender Abschluß für eine sommerliche Mahlzeit. Mit dem Pürierstab oder Rührbesen geht die Zubereitung obendrein sehr schnell; beachten Sie aber, daß Sie mit dem Rührbesen anders vorgehen müssen als mit dem Pürierer. Wenn Sie keine reifen Erdbeeren bekommen können, verwenden Sie andere Früchte nach Belieben: Brombeeren, Himbeeren, Aprikosen, Pfirsiche, Birnen oder Nektarinen sind gut geeignet.

Für 4 Personen

500 g Erdbeeren, geviertelt
400 ml Apfelsaft
4 Zweige frische Pfefferminze

Mit dem Pürierstab: Die geviertelten Erdbeeren in eine metallene Form geben und mit dem Apfelsaft übergießen. Die Früchte sollten ganz bedeckt sein. Einfrieren, bis die Masse hart ist. 20 bis 30 Minuten vor dem Anrichten aus der Gefriertruhe nehmen, um die Früchte anzutauen. Anschließend mit dem Pürierstab (Handstab oder in der Küchenmaschine) pürieren, bis die Masse die gewünschte Konsistenz hat. Sofort servieren und jede Portion mit einem Pfefferminzzweig garnieren.

Mit dem Rührgerät: Die geviertelten Beeren einfrieren. Die angetauten Beeren mit ausreichend Apfelsaft in eine Rührschüssel geben. Bei laufendem Gerät immer mehr Saft nachgießen, bis das Sorbet die gewünschte Konsistenz erreicht hat. Sofort servieren und jede Portion mit einem Pfefferminzzweig garnieren.

Menge: ³/₄ Tasse
Kalorien: 66
Fett: 0,4 g
Cholesterin: 0 mg
Kohlenhydrate: 16,0 g
Eiweiß: 0,5 g
Natrium: 3,5 mg

Tip

Viele Fertigsorbets im Handel enthalten zwar kein Fett (Etikett prüfen!), dafür aber reichlich Zucker und deshalb auch viele Kalorien. Unser Rezept beweist, daß der natürliche Zucker aus reifen Früchten und dem Apfelsaft völlig ausreicht.

Bataviasalat mit Mais und Zwiebel
Pizza mit gerösteter Aubergine und Paprika
Frische Feigen in Scheiben mit Sommerbeeren

Warum für die Pizza zum Italiener gehen, wenn Sie sie auch zu Hause zubereiten können und obendrein mit frischem Gemüse? Zu der hier vorgestellten Auberginenpizza paßt ein bunter Salat aus grünem Eichblattsalat, roter Gemüsezwiebel und gelbem Mais. Wenn Sie für den Nachtisch keine frischen Feigen bekommen können, nehmen Sie statt dessen Melonenscheiben.

Die Zeitplanung: Bereiten Sie zunächst den Pizzateig zu. Während dieser aufgeht, rösten Sie die Aubergine und bereiten die anderen Pizzabeläge vor. Danach die Pizzen belegen und backen. In der Zwischenzeit den Salat zubereiten. Wenn Sie bereit für den Nachtisch sind, teilen Sie die Feigen in Hälften oder Viertel und legen sie in vier Dessertschalen. Darüber verteilen Sie Sommerbeeren nach Geschmack, z. B. Himbeeren, Brombeeren oder Blaubeeren.

Bataviasalat mit Mais und Zwiebel

Bataviasalat ist ein französischer Verwandter des Eisbergsalats. Er schmeckt recht würzig und läßt sich gut mit anderen grünen Salaten (z. B. Kopfsalat) kombinieren.

Für 4 Personen

4 Tassen Kopfsalatblätter, dicht gepackt
1 Kopf Bataviasalat
1½ Tassen Maiskörner, frisch oder gefroren
  (siehe Tip auf Seite 95)
½ rote Gemüsezwiebel, dünn geschnitten
2 EL Reisessig oder Estragonessig
1 EL Kräutersalatsoße aus der Flasche
  (ohne Fettzusatz)

Alle Zutaten in einer großen Schüssel gut vermengen. Anschließend sofort servieren.

Menge: 2 Tassen
Kalorien: 76,5
Fett: 0,72 g
Cholesterin: 0 mg
Kohlenhydrate: 17,0 g
Eiweiß: 3,8 g
Natrium: 87,5 mg

Pizza mit gerösteter Aubergine und Paprika

Das Vollkornmehl im Pizzateig sorgt für einen kräftigeren Geschmack und für einen höheren Nährwert. Die angegebenen Mengen ergeben zwei Pizzen; Sie brauchen also zwei entsprechende Pizzaformen. Da Sie die Pizzen auf unterschiedlichen »Etagen« des Ofens backen, muß die Luft relativ gut zirkulieren können. Benutzen Sie deshalb keine Backbleche.

Wenn Sie nur eine Pizza zubereiten wollen (reicht für 2 Personen), dann teilen Sie den Teig, bevor er das erste Mal aufgeht, in zwei Hälften. Die Hälfte, die Sie nicht brauchen, stellen Sie im Kühlschrank bis zum nächsten Tag kalt. Vor dem Backen den Teig flachdrücken, auf Zimmertemperatur erwärmen und anschließend zweimal aufgehen lassen, wie im Rezept beschrieben.

Für zwei Pizzen, ca. 30 cm Durchmesser
(vier Personen)

Pizzateig:

300 ml warmes Wasser
1 Päckchen (1 EL) schnell aufgehende Hefe
  (siehe Tip auf Seite 94)
1½ Tassen Mehl
1½ Tassen Vollkornmehl
1 TL Zucker
¾ TL Salz

Belag:

1,2 kg Auberginen
½ l Tomatensoße aus der Dose
2 TL frischer Oregano, gewiegt, oder
  1 TL getrockneter Oregano
2 Tassen Champignons in Scheiben

1 rote Paprika, ohne Rippen und Samen,
in dünne Ringe geschnitten
1 grüne Paprika, ohne Rippen und Samen,
in dünne Ringe geschnitten
120 g geriebener Magerkäse
Salz und Pfeffer
1 EL Petersilie, gewiegt

Teigzubereitung in der Küchenmaschine: Das Wasser in eine kleine Schüssel gießen; Hefe und 2 EL Weißmehl dazugeben und gut verschlagen. Stehenlassen, bis die Masse blasig wird (ca. 10 Minuten). Das restliche Weißmehl, das Vollkornmehl, den Zucker und das Salz in die Küchenmaschine geben und mit dem Intervallschalter vorsichtig einrühren. Dann bei laufender Maschine die Hefemischung dazugießen und den Teig so lange rühren lassen, bis er eine ballrunde Masse ausformt. Wenn der Teig zu klebrig ist, etwas Mehl dazugeben. Den Teig in eine Schüssel legen, mit Plastikfolie abdecken und an einem warmen Ort 20 Minuten lang aufgehen lassen. Flach drücken, abdecken und weitere 30 Minuten an einem warmen Ort bis zur doppelten Größe aufgehen lassen.

Teigbereitung mit der Hand: Das Wasser in einer großen Schüssel mit der Hefe und 2 EL Weißmehl gut verschlagen. 10 Minuten stehenlassen. In einer zweiten Schüssel das restliche Weißmehl, das Vollkornmehl, Zucker und Salz miteinander verrühren. Diese Mehlmischung langsam und unter ständigem Rühren in die Hefemischung geben, bis sich ein knetfähiger Teig bildet. Möglicherweise brauchen Sie nicht alles Mehl. Den Teig auf einer mit Mehl bestreuten Arbeitsfläche mit der Hand durchkneten, bis er sich weich anfühlt (ca. 8 bis 10 Minuten). In eine Schüssel legen und wie oben weiter vorgehen.

Den Belag vorbereiten: Ofen auf 230° C vorheizen. Auberginen in Längsrichtung halbieren und mit der Schnittseite nach unten auf ein antihaftbeschichtetes oder leicht eingefettetes Backblech legen. Weich rösten (ca. 25 Minuten). Mit einem Löffel das Fruchtfleisch von der Schale lösen; Sie sollten ungefähr drei Tassen Auberginenfleisch erhalten.

Tomatensoße und Oregano miteinander verrühren.

Das Belegen und Backen der Pizzen: Den Ofen auf 230° C vorheizen. Den Teig in zwei gleiche Hälften teilen. Jede Hälfte zu einer Scheibe von 25 Zentimeter Durchmesser ausrollen und in eine beschichtete oder leicht gefettete Rundform drücken. Die Soße gleichmäßig auf beiden Pizzen verteilen und mit einem Löffel glattstreichen; dabei einen Rand von ca. einem Zentimeter lassen. Die Teige nun mit den gerösteten Auberginen belegen, darauf die Pilze und Paprikaringe geben. Abschließend mit Käse bestreuen und mit Pfeffer und Salz nach Geschmack würzen. Im Ofen backen, bis Boden und Ränder goldbraun sind (ca. 25 Minuten). Nach der halben Backzeit stellen Sie die obere Pizza nach unten, die untere nach oben. Zum Anrichten mit Petersilie bestreuen.

Menge: ½ Pizza
Kalorien: 446,5
Fett: 1,9 g
Cholesterin: 4,4 mg
Kohlenhydrate: 93,5 g
Eiweiß: 18,0 g
Natrium: 389,0 mg (ohne Salz zum Würzen des Belages)

Tip
Schnell aufgehende Hefe läßt den Teig ca. doppelt so schnell wie normal aufgehen; mit normaler Hefe funktioniert es natürlich auch, nur verlängern sich die Zubereitungszeiten entsprechend.

Tomatenbruschetta
Risotto mit Mais und Paprika
Gedämpfte Zuckererbsen
Pfirsichsorbet

Ein Risotto ist – ähnlich wie Nudeln – eine passende Grundlage für Frischgemüse der Saison, die Sie nach Belieben und der Jahreszeit entsprechend austauschen können. Im Sommer ergeben Zuckermais und rote Paprikawürfel ein schönes Farbenspiel auf dem Teller. Zum cremigen Risotto liefern knackige Zuckererbsen den rechten Biß. Als Vorspeise gibt es saftige, gewürzte Tomaten auf Toast. Das Mahl schließt mit einem Pfirsichsorbet, das so sahnig schmeckt, daß man es für Eiscreme halten könnte.

Die Zeitplanung: Pfirsiche einen Tag oder mehrere Stunden vor der Mahlzeit einfrieren. Die Bruschetta (man spricht es übrigens Brusketta) ca. 45 Minuten vor Verzehr zubereiten. Sie können diese Vorspeise bereits knabbern, während Sie das Risotto und die Erbsen vorbereiten. Zunächst die Erbsen von den Fäden befreien und in den Einsatz des Dämpfers geben. Dann das Risotto zubereiten. Ca. 5 Minuten, bevor das Risotto fertig ist, den Einsatz über kö-

chelndes Wasser in den Dämpfer setzen, abdecken und garen, bis die Erbsen gar, aber noch knackig sind. Das Sorbet unmittelbar vor Verzehr anrühren.

Tomatenbruschetta

Bruschetta ist in Italien eine weitverbreitete und beliebte Sommervorspeise. Die Tomaten werden einfach gehackt, gewürzt und auf Toastbrot serviert. Kapern passen gut dazu. Wichtig ist, vor dem Hacken die Tomatenflüssigkeit gut herauszulöffeln, damit die Toasts sich nicht vollsaugen und weich werden.

Für 4 Personen

8 dicke Baguettescheiben, schräg geschnitten
2 große (oder 4 bis 5 kleine) reife Strauchtomaten
1/4 Tasse rote Gemüsezwiebel, gehackt
6 bis 8 Basilikumblätter, in kleine Stücke gezupft
1 EL Rotweinessig
2 TL Knoblauch, zerdrückt
Salz und Pfeffer

Baguettescheiben von beiden Seiten toasten und beiseite stellen. Tomaten halbieren, Saft und Kerne herauslöffeln. Früchte in kleine Würfel hacken und in eine Schüssel geben. Zwiebel, Basilikum, Essig und Knoblauch dazugeben und verrühren. Mit Pfeffer und Salz nach Belieben würzen.

Tomatenmischung gleichmäßig auf die acht Toasts verteilen und sofort servieren.

Tip
Bruschetta lassen sich auch auf die folgende Art zubereiten: Die Baguettescheiben mit

etwas fettarmer Mayonnaise bestreichen und im Ofen bei 180°C 10 bis 15 Minuten bräunen. Anschließend die Brote mit einer Mischung aus Frischkäse und Knoblauch bestreichen und mit jeweils einer dünnen Scheibe Tomate und Gurke belegen. Mit frischem Basilikum garnieren.

Menge: 2 Toasts
Kalorien: 178
Fett: 2,2 g
Cholesterin: 0 mg
Kohlenhydrate: 34,5 g
Eiweiß: 5,7 g
Natrium: 323,3 mg

Risotto mit Mais und Paprika

In italienischen Kochbüchern wird häufig empfohlen, die Gemüsebrühe nach und nach dem Risotto beizugeben; die hier vorgestellte Methode ist einfacher und funktioniert ebenso gut.

Für 4 Personen

11/4 l (oder mehr) Gemüsebrühe, selbst gemacht (s. S. 18f.) oder als Fertigprodukt
11/2 Tassen Arvorioreis (s. S. 45f.)
1 Tasse rote Paprika, gewürfelt
1/2 Tasse Röstzwiebeln (s. S. 21)
1 Knoblauchzehe, zerdrückt
1 Tasse Maiskörner vom Kolben (siehe Tip rechts)
1/4 Tasse frische Basilikumstreifen (Chiffonade, siehe Tip auf Seite 128)
Salz und Pfeffer

Brühe in einem Topf zum Köcheln bringen; Hitze so niedrig einstellen, daß die Flüssigkeit gerade noch Blasen wirft. In einem anderen Topf den Reis, Paprika, Zwiebel, Knoblauch und 3/4 l der heißen Brühe auf mäßiger Hitze zum Köcheln bringen, Hitze dann herunterdrehen und die Mischung bei gelegentlichem Rühren weiterköcheln lassen, bis ein Großteil der Brühe aufgesogen ist (ca. 10 Minuten). Die restliche Brühe in 1/4-Liter-Portionen nachgießen, hin und wieder rühren und jeweils warten, bis die Brühe fast aufgesogen ist. Nach ca. 8 Minuten sollte der Reis noch etwas fest sein und insgesamt 11/4 l Brühe aufgenommen haben. Jetzt den Mais dazugeben und 2 Minuten garen lassen; wenn die Mischung zu trocken scheint oder der Reis noch nicht gar ist, etwas mehr Brühe dazugießen. Risotto sollte cremig, aber nicht flüssig wie eine Suppe sein. Vom Herd nehmen und Basilikum einrühren. Mit Salz und Pfeffer würzen. Sofort servieren.

Menge: 11/4 Tassen
Kalorien: 317
Fett: 0,7 g
Cholesterin: 0 mg
Kohlenhydrate: 71,0 g
Eiweiß: 6,5 g
Natrium: 35,0 mg

Tip

Ein großer Maiskolben ergibt ca. eine Tasse Körner. Schneiden Sie den Stiel nahe am Kolben ab, stellen Sie den Kolben mit dem Stielende auf eine Arbeitsfläche und schneiden längs von oben nach unten daran entlang, um die Körner zu lösen.

Pfirsichsorbet

Wenn Sie süße, reife Früchte verwenden, brauchen Sie nicht viel zusätzlichen Zucker. Frieren Sie die Fruchtstücke ein, und pürieren Sie sie im angetauten Zustand mit ein wenig Zucker und fettarmer saurer Sahne. Das weiche, cremige Sorbet sollte dann schnell serviert werden.

Für 4 Personen

- 4 mittelgroße Pfirsiche, geschält, entsteint und grob geschnitten
- 1/8 l fettarme saure Sahne
- 2 EL und 2 TL Zucker
- 2 TL Zitronensaft
- 1 TL Vanilleessenz
- 4 Zweige frische Pfefferminze (wahlweise)

Die Pfirsichstücke über Nacht oder einige Stunden im voraus einfrieren.

Saure Sahne, Zucker, Zitronensaft und Vanille in einer kleinen Schüssel verrühren.

Die angetauten Pfirsiche in der Küchenmaschine pürieren. Sahne hinzugießen und die Mischung cremig rühren; dabei die Maschine ein- oder zweimal anhalten und die Seiten freischaben. Sofort servieren und jede Portion, falls gewünscht, mit Pfefferminze garnieren.

Menge: 3/4 Tasse
Kalorien: 84,5
Fett: 0,7 g
Cholesterin: 0 mg
Kohlenhydrate: 21,0 g
Eiweiß: 1,6 g
Natrium: 60,0 mg

So erhalten Sie die Nährstoffe beim Garen

Frisches Obst und Gemüse enthält Wasser, viele Vitamine und Mineralien. Beim Garen, gleich welcher Art, geht ein Teil dieser Stoffe, vor allem wasserlösliche und hitzeempfindliche Vitamine, verloren. Durch sachgerechtes Lagern, Zubereiten und Garen können Sie den Verlust jedoch klein halten. Berücksichtigen Sie dabei folgende Grundregeln:

- Setzen Sie die Lebensmittel möglichst wenig der Einwirkung durch Licht, Luft, Wärme und Wasser aus.
- Schneiden oder hacken Sie Obst und Gemüse erst dann, wenn Sie es brauchen.
- Waschen Sie pflanzliche Lebensmittel unter fließendem Wasser, oder lassen Sie sie nur kurzzeitig in Wasser stehen (mehrfach wechseln). Langes Einweichen zerstört die wasserlöslichen Vitamine.
- Die meisten Nährstoffe sitzen kurz unter der Schale; deshalb sollten Sie Obst und Gemüse möglichst mit der Schale garen. Wenn Sie die Schale nicht mitessen können oder wollen, schälen Sie sie erst nach dem Garen.
- Sofern Sie Ihre Lebensmittel nicht dämpfen können, garen Sie sie so kurz wie möglich in wenig Wasser bei geschlossenem Topf oder im

Tip

Dieses Rezept läßt sich auch wunderbar mit anderen Früchten umsetzen. Versuchen Sie es mit Mangos, Erdbeeren, Brombeeren oder gekauftem Gefrierobst aller Art.

Mikrowellenherd (s. S. 98). Nutzen Sie das nährstoffhaltige Kochwasser für Suppen, Soßen oder Eintöpfe.

■ Wenn Sie möglichst viele Nährstoffe erhalten wollen, sollten Sie Speisen eher unter- als übergaren.

So dämpfen Sie richtig

Das Garen von Gemüse durch Wasserdampf ist eine besonders schonende Art der Zubereitung. Gedämpfte Gemüse enthalten mehr Nährstoffe als solche, die in viel Wasser gekocht wurden. Das liegt vor allem daran, daß Vitamin C und alle B-Vitamine wasserlöslich sind. Einen Teil dieser gelösten Vitamine können Sie dadurch retten, daß Sie das Kochwasser für einen anderen Zweck aufheben und wiederverwenden. Doch Dämpfen ist in den meisten Fällen vorzuziehen. Beachten Sie dazu folgende Empfehlungen.

Schneiden Sie Gemüse vor dem Dämpfen in mittelgroße Stücke. Das Zerteilen bewirkt einerseits, daß die notwendige Garzeit kürzer wird, andererseits entstehen durch die Schnittflächen neue »Angriffsflächen« für Luft, Wasser und Hitze, was den Nährstoffverlust erhöht. Wählen Sie also den Mittelweg: Zerkleinern Sie das Gargut, aber nicht zu sehr. Sie können Gemüse im konventionellen Dämpfer oder im Mikrowellenherd dämpfen.

Im Dämpfer

Dämpfen Sie das Gemüse bei geschlossenem Topf über – nicht in – kochendem Wasser.

Sobald das Gemüse mit Wasser in Berührung kommt, werden Nährstoffe ausgeschwemmt. Gedämpft wird bei ungefähr 100°C. Die zum Dämpfen benötigte Flüssigkeit beträgt ca. 15 % des Gargutes. Falls das Wasser während des Dämpfens knapp wird, gießen Sie etwas nach. Um diesen Zeitpunkt nicht zu verpassen, bedienen sich manche Leute des »Pfennigtricks«: Dazu legen Sie eine Kupfermünze in das kochende Wasser. Die Siedebläschen halten die Münze so lange am Klappern, wie Wasser im Topf ist. Wenn Sie nichts mehr hören, wird es Zeit, Wasser nachzugießen. Die einzige etwas knifflige Übung beim Dämpfen, besonders bei Siebaufsätzen mit »kurzen Beinen«, besteht darin, immer nur so viel Wasser hineinzugeben, daß die Speisen nicht mit dem Wasser in Berührung kommen.

Die besten Ergebnisse erzielen Sie mit einem mehrstufigen Dämpfer nach Art einer Braisière oder einem speziellen Dämpfer mit Siebeinsatz. Es gibt solche Töpfe in unterschiedlichen Größen, aber ein Durchmesser von 25 Zentimetern dürfte für die meisten Fälle ausreichen. Mehrere Einsätze benötigen Sie, wenn Sie verschiedene Gerichte auf unterschiedlichen Etagen gleichzeitig garen wollen. Achten Sie grundsätzlich darauf, daß der Deckel gut schließt.

Bei mehrstufigen Dämpfern sollten Sie berücksichtigen, daß die Lebensmittel um so langsamer garen, je höher sie plaziert sind. Deshalb eignet sich der obere Einsatz auch gut zum Aufwärmen bereits gegarter Speisen.

Die Speisen gewinnen an Geschmack, wenn Sie Lorbeerblätter, Petersilienstiele, Thymianzweige, Koriandersamen, Zitronenschale, Wein oder sonstige aromatischen Zusätze ins kochende Wasser geben. Der Dampf gibt diese Aromen sanft an das Gargut weiter.

Öffnen Sie den Topf stets vorsichtig, damit Sie sich am heißen Dampf nicht verbrühen.

Im Mikrowellenherd

Geben Sie die zurechtgeschnittenen Gemüse mit 2 EL Wasser pro 500 g Gargut in einer für Mikrowellen geeigneten Backform in den Mikrowellenherd. Verschließen Sie das Gefäß mit einem Deckel oder Plastikfolie, und garen Sie das Gemüse auf hoher Stufe. Die meisten Gemüse brauchen ca. 5 bis 10 Minuten, je nachdem, wie groß die Stücke sind und wie stark Ihr Herd ist. Die Gemüse garen gleichmäßiger, wenn Sie sie nach der Hälfte der Zeit umrühren oder -heben. Denken Sie daran, daß die Gemüse auch nach Verlassen des Herdes durch ihre gespeicherte Hitze weitergaren; wählen Sie die Garzeit deshalb eher etwas kürzer.

Linsensalat mit Gurke und Radieschen
Gebackene Tomaten mit Bulgurfüllung
Kräuterjoghurtsoße
Vollkorn-Pitabrot
Gekühlte Melonenschiffchen

Mit Getreide gefüllte Gemüse sind eine Spezialität der levantinischen Küche: in Griechenland, der Türkei, im Libanon und in anderen Ländern des östlichen Mittelmeerraumes bereitet man daraus köstliche und vollwertige Gerichte. Probieren Sie reife Tomaten mit einer Füllung aus kräftig gewürztem Bulgur, wie im folgenden Rezept beschrieben. Diese Füllung aus Bulgur und Mais schmeckt übrigens auch als eigenständiges Gericht sehr gut. Die Joghurtsoße ist eine ideale Beilage sowohl für die Tomaten als auch für den Linsensalat. Selbst zur Melone, die es zum Nachtisch gibt, paßt sie erstaunlich gut.

Die Zeitplanung: Kochen Sie zunächst die Linsen. Während sie garen und anschließend abkühlen, füllen und backen Sie die Tomaten. Während die Tomaten im Ofen sind, bereiten Sie die Gurken und Radieschen für den Salat vor und rühren die Joghurtsoße an. Den Salat erst unmittelbar vor dem Verzehr anrichten. Für den Nachtisch halbieren Sie die gekühlten Melonen, schneiden Sie dann in schmale Keile und garnieren sie mit Zitronen- oder Limettenschiffchen.

Linsensalat mit Gurke und Radieschen

Das kurzzeitige Beizen der Gurken- und Radieschenscheiben gibt diesem herrlichen Sommersalat seinen erfrischenden Charakter. Achten Sie darauf, die Linsen nicht zu weich zu garen; sie sollten ihre Form behalten. Probieren Sie gegen Ende der Garzeit deshalb öfters, ob die Linsen gar, aber noch fest sind.

Für 4 Personen

> 1 Tasse getrocknete Linsen
> ½ l Gemüsebrühe, selbstgemacht (s. S. 18f.)
>   oder als Fertigprodukt
> 1½ Tassen Gurkenscheiben, geschält
> ½ Tasse dünn geschnittene Radieschen
> 60 ml gewürzter Reisessig oder Estragonessig
> 2 EL frischer Schnittlauch, klein geschnitten
> 2 TL Kräutersalatsoße aus der Flasche
>   (ohne Fettzusatz)
> Salz und Pfeffer

Linsen in einem Sieb spülen, anschließend mit der Gemüsebrühe in einem mittelgroßen Topf auf großer Hitze zum Kochen bringen. Hitze dann auf kleinere Stufe zurückstellen und die Linsen bei leicht geöffnetem Topf weich garen (ca. 25 bis 30 Minuten). Abgießen und anschließend abkühlen lassen.

   Gurken und Radieschen mit dem Essig in einer mittelgroßen Schüssel vermengen und 15 bis 20 Minuten ziehen lassen. Dann die Linsen, den Schnittlauch und die Salatsoße vorsichtig unterrühren und mit Pfeffer und Salz abschmecken.

Menge: 1 Portion (¼ der Gesamtmenge)
Kalorien: 169
Fett: 0,6 g
Cholesterin: 0 mg
Kohlenhydrate: 29,0 g
Eiweiß: 14,0 g
Natrium: 21,3 mg (ohne Salz zum Würzen)

Gebackene Tomaten mit Bulgurfüllung

Die Tomaten können bis zu vier Stunden im voraus gefüllt, dann gekühlt und erst kurz vor dem Anrichten gebacken werden.

Für 4 Personen

> 4 große Tomaten
> Salz nach Geschmack
> ½ TL schwarzer Pfeffer
> ¼ l Gemüsebrühe, selbstgemacht (s. S. 18f.)
>   oder als Fertigprodukt
> ½ TL Kurkuma
> ½ TL Kümmel, gemahlen
> Cayennepfeffer
> 1 kleine Zucchini, klein gewürfelt
> ¼ Tasse Zwiebeln, gehackt
> 2 TL scharfe Pepperoni, gehackt
> ½ TL Knoblauch, zerdrückt
> ½ Tasse Bulgur
> ¾ Tasse Maiskörner, frisch oder tiefgefroren
>   (siehe Tip auf Seite 95)

Schneiden Sie von jeder Tomate am Stielende waagerecht eine Scheibe von ca. 1 Zentimeter Dicke ab. Heben Sie diesen »Deckel« auf. Mit einem kleinen Löffel die Tomaten aushöhlen, mit der Öffnung nach unten auf etwas Küchenkrepp auswässern lassen und anschließend das Innere mit Salz und schwarzem Pfeffer würzen.

   Die Gemüsebrühe mit Kurkuma, Kümmel, ½ TL Salz und einer Prise Cayennepfeffer in einem mittelgroßen Topf aufkochen. Dann die Zucchini, Zwiebel, Pepperoni, den Knoblauch und den Bulgur einrühren und erneut zum Kochen bringen. Abdecken, Hitze reduzieren und garen lassen, bis die Brühe aufgesogen und der Bulgur weich ist (ca. 15 Minuten). Die Maiskörner einrühren.

Den Ofen auf 180°C vorheizen. Eine Backform, die gerade groß genug ist, um die Tomaten aufzunehmen, leicht einfetten. Die Tomaten mit der Öffnung nach oben hineinsetzen und jeweils mit Getreidemischung füllen. Die beiseite gelegten Deckel auf die gefüllten Tomaten setzen. Tomaten so lange backen, bis sie gut erhitzt, aber noch fest sind (ca. 15 bis 20 Minuten).

Menge: ½ Tasse
Kalorien: 133
Fett: 1,0 g
Cholesterin: 0 mg
Kohlenhydrate: 30,0 g
Eiweiß: 5,2 g
Natrium: 13,0 mg

Tip

Die meiste Schärfe von Chilis und Pepperoni sitzt nicht, wie viele glauben, in den Kernen, sondern im weißen Stützgewebe, welches die Kerne hält. Wenn Sie also einen milderen Geschmack wünschen, halbieren Sie die Schoten und schaben die weißen Rippen und Samen heraus. Empfindliche Menschen sollten dabei Handschuhe tragen. Wenn Sie jedoch die Schärfe vertragen, verwenden Sie die kompletten Schoten.

Kräuterjoghurtsoße

Diese Soße ist so vielseitig verwendbar, daß Sie eigentlich immer etwas davon im Kühlschrank haben sollten, z.B. für belegte Brote, Tomatenscheiben, gedämpfte Gemüse oder grüne Salate.

Für 4 Personen

180 ml Magerjoghurt
2 EL frische Korianderblätter, gewiegt
1 EL frische Pfefferminze, gewiegt
2 TL scharfe Pepperoni, gehackt
1 TL frischer Limettensaft
1 TL brauner Zucker

Alle Zutaten in einer kleinen Schüssel gut miteinander vermengen. Kann kalt gestellt bis zu zwei Tage aufbewahrt werden.

Menge: ¼ Tasse
Kalorien: 26,5
Fett: 0,7 g
Cholesterin: 0,77 mg
Kohlenhydrate: 4,0 g
Eiweiß: 2,4 g
Natrium: 32,7 mg

Tip

Es mag unwahrscheinlich klingen, aber diese Soße eignet sich auch hervorragend als Dip für frische Melone oder Ananas.

Hummus (Kichererbsenpüree)
Tabbouleh (Salat aus Bulgur und Petersilie)
Romanaherzen (Römischer Salat)
Tomatensuppe
Warmes Vollkornpita
Gewürzte Dunstpfirsiche

Hummus und Tabbouleh sind Vorspeisen aus der libanesischen Küche; man erhält sie in türkischen oder libanesischen Lebensmittelgeschäften. Beide können jedoch recht fettreich zubereitet sein (besonders Hummus), weshalb Sie diese Köstlichkeiten besser selbst als Magerversionen zubereiten sollten. Sie benötigen nur eine halbe Stunde dazu. Servieren Sie Hummus und Tabbouleh mit Pitabrot zu Römischem Salat. Als zweiten Gang empfiehlt sich eine Suppe aus frischen Tomaten. Ganze Dunstpfirsiche in zart gewürztem Sirup runden das Menü mit einer süßen Note ab.

Die Zeitplanung: Bereiten Sie zunächst die Pfirsiche zu, und stellen Sie sie, falls gewünscht, kalt. Die Suppe, den Hummus und Tabbouleh können Sie in beliebiger Reihenfolge herrichten. In dieser Speisefolge spielt die Zeitplanung keine wichtige Rolle; alle fertigen Gerichte können eine Zeitlang stehen bleiben, ohne daß sie an Qualität verlieren.

Hummus (Kichererbsenpüree)

Der Verzicht auf das fettreiche Tahini (eine Paste aus Sesamkernen, die gewöhnlich die Grundlage für Hummus bildet) wird Ihnen in dieser schmackhaften Magerversion gar nicht auffallen. Sie werden feststellen, daß Hummus sehr einfach zuzubereiten und überdies ein ausgezeichneter Begleiter von rohen oder gedämpften Gemüsen sowie ein köstlicher Brotaufstrich ist.

Für 4 Personen

1 Dose (ca. 400 ml) Kichererbsen
2 EL Zitronensaft
¼ TL Kümmel, gemahlen
1 kleine Knoblauchzehe, zerdrückt
eine Prise Cayennepfeffer
2 EL Petersilie, gewiegt
1 EL rote Gemüsezwiebel, gehackt

Kichererbsen abtropfen lassen, den Saft aufheben. Nicht mit Wasser abspülen. Die Kichererbsen mit dem Pürierstab oder in der Küchenmaschine zusammen mit einer halben Tasse der reservierten Flüssigkeit, dem Zitronensaft, Kümmel, Knoblauch und Cayennepfeffer zu einer groben Paste zerkleinern. Abschließend Petersilie und Zwiebel hinzugeben und kurz unterschlagen.

Menge: ½ Tasse
Kalorien: 134,5
Fett: 2,1 g
Cholesterin: 0 mg
Kohlenhydrate: 22,5 g
Eiweiß: 7,2 g
Natrium: 359,0 mg

Tip
Ein besonderer Genuß sind Vollkornbrotschnitten, mit Hummus bestrichen und mit frischen Tomatenscheiben belegt. Garnieren Sie mit Weizenkeimlingen, dünn geschnittenen Zwiebelscheiben und Paprikastreifen.

Tabbouleh (Salat aus Bulgur und Petersilie)

Essen Sie diesen Salat zu zartgrünem Romana und warmem Pitabrot. Tabbouleh macht sich auch gut für belegte Brote: Füllen Sie ein aufgeschnittenes Pitabrot mit Tabbouleh, Salatschnitzeln, Tomatenscheiben und einem Löffel Hummus (s. S. 101) oder Magerjoghurt.

Für 4 Personen

1 Tasse Bulgur
$^1\!/_2$ Tasse Gurke, geschält, entkernt und gewürfelt
Salz
3 EL Zitronensaft
1 TL Knoblauch, zerdrückt
Pfeffer
1 Tasse frische Tomaten, gewürfelt
1 Tasse Petersilie, gewiegt
1 EL frische Pfefferminze, gewiegt

$^1\!/_4$ l Wasser in einem kleinen Topf aufkochen. Bulgur hineingeben, den Topf abdecken, vom Herd nehmen und 25 Minuten stehenlassen.

Die Gurkenwürfel in ein Sieb geben, mit $^1\!/_2$ TL Salz bestreuen. Das Sieb auf einen Topf stellen, damit das Wasser ablaufen kann. 20 Minuten entwässern lassen, durch leichten Druck auf die Gurken das Wasser herausdrücken.

Zitronensaft, Knoblauch sowie Salz und Pfeffer nach Geschmack in einer kleinen Schüssel verrühren. Den gequollenen Bulgur in eine große Schüssel geben, die Zitronensaftmischung dazugießen und mit einer Gabel locker unterziehen. Nun die Tomaten, Gurken, Petersilie und Pfefferminze einrühren. Nach Geschmack nachwürzen.

Menge: 1 Tasse
Kalorien: 166
Fett: 0,85 g
Cholesterin: 0 mg
Kohlenhydrate: 36,2 g
Eiweiß: 6,4 g
Natrium: 296,8 mg

Tip

Verwenden Sie Bulgur und nicht einfachen Bruchweizen. Bulgur ist Bruchweizen, der gedämpft und anschließend getrocknet wurde. Deshalb braucht er nur eine relativ kurze Einweichzeit.

»Reste-Essen«

Die Zubereitungszeit vieler Mahlzeiten läßt sich verkürzen, wenn Sie auf vorgegarte Reste vom Vortag zurückgreifen. Wenn Sie beispielsweise eine Minestrone zubereiten, läßt sich mit 10 % mehr Zeitaufwand die doppelte Menge Suppe herstellen – eine lohnende Investition. Am nächsten Tag können Sie die Suppe mit Bohnen eindicken und zu Nudeln oder Polenta servieren, oder Sie frieren die Minestrone portionsweise für später ein.

Vermeiden Sie es allerdings, zu große Portionen vorzukochen, sonst werden Sie des Gerichtes – und sei es noch so lecker – schnell überdrüssig. Eine Ausnahme stellt Gemüsebrühe dar, die Sie ruhig in größeren Mengen vorrätig haben sollten, da sie fester Bestandteil vieler Mahlzeiten ist.

Überschüssige Lebensmittel sollten Sie stets in luftdichten Kunststoffbehältern aufbewahren, weil sie sonst Feuchtigkeit verlieren oder Fremdgerüche annehmen.

Brokkoli vom Vortag eignet sich beispielsweise hervorragend für einen gekühlten Salat, Kräutersalatsoße und Piment oder als herzhafte Beilage zu grünen Salaten. Aufgewärmt paßt er gut zu Reis- oder Hirsegerichten, und mit sautierten Zwiebeln und Knoblauchzehen ergibt er eine würzige Nudelsoße.

Übriggebliebene Rüben, Pastinaken, Möhren, Kartoffeln oder Maiskörner können, wie viele andere Gemüse auch, mit Gemüsebrühe und ein wenig Magerjoghurt zu einer sämigen Suppe püriert werden. Würzen Sie mit Kräutern, sonnengetrockneten Tomaten oder gemahlener Ingwerwurzel. Soll die Suppe etwas nahrhafter werden, geben Sie kleine Nudeln oder gegarten Reis hinzu.

Zuviel Reis? In Magermilch geköchelt und mit etwas Maisstärke eingedickt wird daraus ein köstlicher Reispudding. Zum Frühstück können Sie den Reis mit Magermilch, braunem Zucker und Trockenobst (z.B. Rosinen oder gehackten Datteln) als süßen Start in den Tag genießen.

Grüne Blattgemüse übrig? Kleingehackt in Tomatensoße ergeben sie eine perfekte und schnell zubereitete Nudelsoße. Probieren Sie sie mit gedämpftem Wildreis oder Couscous, rühren Sie sie in einen Bohnentopf, oder servieren Sie sie mit etwas Kräutersoße (s. S. 100) als Salat.

Und wenn gekochte Bohnen übrig bleiben, geben Sie Gemüsebrühe, Nudeln und Frischgemüse für eine herzhafte Suppe hinzu. Püriert und nach Geschmack gewürzt ergeben sie sogar einen pikanten Brotaufstrich.

Tomatensuppe

Diese einfache, aber aromatische Tomatensuppe kann – je nach Geschmack und Laune – erweitert werden. Sie schmeckt heiß oder kalt, mit einem Schuß Balsamiko-Essig, einem Schlag Magerjoghurt oder saurer Sahne oder gewiegten frischen Kräutern wie Basilikum, Koriander, Oregano oder Petersilie. Sie können auch gekochte Nudeln oder selbstgemachte Croutons (s. S. 118) hineingeben.

Für 4 Personen

2 kg frische Tomaten, geschält, entkernt und grob gehackt
120 ml Gemüsebrühe, selbstgemacht (s. S. 18f.) oder als Fertigprodukt
$\frac{1}{4}$ Tasse Zwiebeln, gehackt
Salz

Tomaten, Brühe, Zwiebeln und Salz nach Geschmack in einem mittelgroßen Topf aufkochen. Die Hitze reduzieren und ca. 15 Minuten kochen.

Menge: 1 Tasse
Kalorien: 77,5
Fett: 1,2 g
Cholesterin: 0 mg
Kohlenhydrate: 17,1 g

Eiweiß: 3,1 g
Natrium: 30,0 mg (ohne Salz zum Würzen)

Gewürzte Dunstpfirsiche

Kandierter Ingwer, Zimt und Vanille geben der Flüssigkeit, in der sie diese Pfirsiche dünsten, ihr würziges Aroma. Wenn Sie keinen kandierten Ingwer erhalten, verwenden Sie statt dessen eine Prise gemahlenen Ingwer. Dieselbe Flüssigkeit eignet sich auch hervorragend zum Dünsten anderer Obstsorten wie Aprikosen, Nektarinen oder Birnen.

Für 4 Personen

> 2 EL Zucker
> 1 EL Zitronensaft
> 2 TL kandierter Ingwer, gehackt
> 1 TL Maisstärke
> 1 Zimtstange
> ½ Vanilleschote, in Längsrichtung geviertelt
> 4 mittelgroße Pfirsiche, geschält
>   (siehe Tip rechts)

½ l Wasser mit Zucker, Zitronensaft, Ingwer, Maisstärke, Zimt und Vanille verrühren, bis sich die Stärke aufgelöst hat. Die Flüssigkeit zum Kochen bringen, die Pfirsiche hinzugeben und bei reduzierter Hitze köcheln lassen. Die Pfirsiche während des Garens gelegentlich mit einem Löffel wenden. Nach ca. 10 Minuten (die Pfirsiche sollten mit einem Messer leicht einzustechen sein) die Früchte mit einem Schaumlöffel in eine Servierschale heben. Die verbliebene Flüssigkeit bei großer Hitze aufkochen und auf ungefähr ¼ l reduzieren (ca. 5 Minuten). Abkühlen lassen, dann über die Pfirsiche gießen.

Menge: 1 Pfirsich, 60 ml Soße
Kalorien: 70
Fett: 0,7 g
Cholesterin: 0 mg
Kohlenhydrate: 18,0 g
Eiweiß: 0,6 g
Natrium: 0,6 mg

Tip

Das Rezept sieht vor, die Pfirsiche ganz zu dünsten und zu servieren. Sie können die Früchte auch halbieren, die Steine entfernen und die Hälften dünsten. Achten Sie aber darauf, daß die Garzeit dann etwas kürzer wird.

Maisfladen
Stielmangold mit Röstzwiebeln
Gurken-Kartoffel-Suppe mit Dill
Vollkornbrot
Frische Blaubeeren und Himbeeren

Die lockeren Maisfladen mit Stielmangold bilden die Vorspeise dieses Menüs. Nach der Gurken-Kartoffel-Suppe servieren Sie als Nachtisch frische Sommerbeeren, die Sie in abwechselnden Schichten in einer Dessertschale oder hübsch anrichten können.
Die Zeitplanung: Bereiten Sie zunächst die Suppe zu, dann den Mangold. Beides beiseite stellen. Bereiten Sie als nächstes die Pfannkuchen zu. Wärmen Sie den Mangold erst dann auf, wenn die Fladen fast fertig sind. Servieren Sie die Maisfladen heiß und mit dem Mangold als Beilage. Wärmen Sie dann die

Suppe als zweiten Gang auf; dazu reichen Sie frisches Vollkornbrot. Die Beeren zum Nachtisch frisch anrichten.

Maisfladen

Durch das Eiklar werden diese Fladen leicht und locker. Sie schmecken auch hervorragend mit einer pikanten Tomatensoße oder zum Frühstück mit etwas Fruchtmus oder Rübensirup.

Für 4 Personen

1½ Tassen Maiskörner, frisch oder aus der Dose (siehe Tip auf Seite 95)
3 große Eiklar
⅓ Tasse weicher Tofu
¼ Tasse Weißmehl
1 EL Petersilie, gewiegt
½ TL Backpulver
½ TL Salz
¼ TL schwarzer Pfeffer

Eine halbe Tasse Maiskörner beiseite stellen. Aus den restlichen Maiskörnern mit einem Eiklar, dem Tofu, Mehl, Backpulver, Salz, Pfeffer und der Petersilie in der Küchenmaschine eine weiche Paste herstellen. Die Mischung in eine Schüssel geben und die beiseite gestellten Maiskörner unterrühren.

In einer zweiten Schüssel die zwei restlichen Eiklar zu Schnee schlagen, diesen auf die Maismischung löffeln und mit einem Küchenspatel vorsichtig unterheben.

Den Ofen auf ca. 150°C vorwärmen. Eine beschichtete Pfanne leicht einfetten und auf mittlerer Stufe heiß werden lassen. Dann die Getreidemasse (¼ Tasse, ca. 60 ml pro Fladen) in die Pfanne geben.

Backen Sie jeden Pfannkuchen so lange, bis die Unterseite goldbraun ist (ca. 2 bis 3 Minuten), wenden und weitere 2 Minuten backen. Die fertigen Fladen auf einer Servierplatte stapeln und im Ofen warm stellen.

Menge: 3 Pfannkuchen (ca. 7 Zentimeter Durchmesser)
Kalorien: 124
Fett: 2,3 g
Cholesterin: 0 mg
Kohlenhydrate: 19,8 g
Eiweiß: 8,5 g
Natrium: 333,5 mg

Tip
Wenn Sie wenig Zeit haben, servieren Sie anstelle der Maisfladen ganze Maiskolben auf mexikanische Art: mit einem Schlag saurer Sahne und einer Prise Cayennepfeffer oder Chilipulver.

Stielmangold mit Röstzwiebeln

Dieses Rezept können Sie auch auf andere grüne Blattgemüse, z.B. Spinat, anwenden. Beachten Sie aber die unterschiedlichen Garzeiten. Geben Sie das Blattgemüse nach dem Garen in kaltes Wasser, um den Garvorgang zu unterbrechen und die Nährstoffe weitestgehend zu erhalten. Die Röstzwiebeln und die rote Paprika verleihen dem Gericht eine angenehm milde Süße.

Für 4 Personen

300 g Stielmangold
1 Tasse rote Paprika, gewürfelt
2 Knoblauchzehen, zerdrückt
½ l Gemüsebrühe, selbstgemacht (s. S. 18f.)
    oder als Fertigprodukt
1 große geröstete Zwiebel (s. S.21), geschält und
    gewürfelt
Salz und Pfeffer

Einen großen Topf Salzwasser zum Kochen bringen. Den Mangold in Blätter und Stiele trennen. Beides getrennt grob zerkleinern. Erst die Stiele fast weich garen (ca. 4 Minuten), mit dem Schaumlöffel aus dem Wasser nehmen und in kaltem Wasser abschrecken. Die Blätter im selben Wasser fast weich kochen (ca. 3 Minuten), herausnehmen und abschrecken; durch leichtes Drücken mit den Händen überschüssiges Wasser aus den Blättern drücken.

Paprika, Knoblauch und Gemüsebrühe in einer Pfanne auf mittlerer Hitze garen, bis die Paprika weich sind (ca. 4 Minuten). Nun die Zwiebelwürfel, alle Mangoldteile sowie Salz und Pfeffer nach Geschmack dazugeben und gut erhitzen.

Menge: ½ Tasse
Kalorien: 40
Fett: 0,18 g
Cholesterin: 0 mg
Kohlenhydrate: 8,8 g
Eiweiß: 2,4 g
Natrium: 159,4 mg (ohne Salz zum Würzen)

Tip

Mit einem Spritzer Essig gewürzt, eignen sich gekochte Blattgemüse hervorragend für die Zubereitung eines schmackhaften Salates. Kochen Sie also ruhig etwas mehr davon, am nächsten Tag werden Sie sich an einem erfrischenden Salat erfreuen können; experimentieren Sie mit unterschiedlichen Essigsorten wie Balsamico-Essig, Estragonessig, Rotweinessig u. a.

Gurken-Kartoffel-Suppe mit Dill

Gurken und Dill ergänzen sich wunderbar. Mit Gemüsebrühe und einer Kartoffel wird in einer halben Stunde eine sämige, delikate Suppe daraus, die auch kalt gut schmeckt. Wenn Sie keinen frischen Dill bekommen können, verwenden Sie statt dessen 2 EL gehackte Frühlingszwiebeln.

Für 4 Personen

ca. 1 Kilo Gurken
1 Zwiebel, gewürfelt
1 l Gemüsebrühe, selbstgemacht (s. S. 18f.)
    oder als Fertigprodukt
1 kleine Kartoffel (ca. 180 g), mehligkochend,
    geschält und gewürfelt
1½ TL frischer Dill, gewiegt
Pfeffer und Salz
4 TL fettarme saure Sahne oder Joghurt
    (wahlweise)

Gurken schälen, in Längsrichtung halbieren und die Kerne mit einem Löffel ausschaben. Eine Tasse fein würfeln, den Rest grob zerkleinern.

Die Zwiebel und ⅛ l Brühe in einem Topf zum Köcheln bringen, 5 Minuten köcheln lassen. Anschließend die restliche Brühe, die grob zerkleinerten Gurken und die Kartoffel dazugeben, den Topf abdecken und garen lassen, bis die Gemüse zart sind (ca. 15 Minuten). In der Küchenmaschine oder mit dem Pürierstab pürieren. Die Masse im Topf erneut zum Köcheln bringen, die fein gewürfelten Gurken dazugeben, weitere 5 Minuten köcheln lassen. Den Dill hineinstreuen und mit Pfeffer und Salz würzen. In angewärmten Tassen oder Schalen servieren und jede Portion, falls gewünscht, mit einem Löffel saurer Sahne oder Joghurt verfeinern.

Menge: 1¼ Tassen
Kalorien: 57
Fett: 0,17 g
Cholesterin: 0 mg
Kohlenhydrate: 12,8 g
Eiweiß: 1,8 g
Natrium: 20,0 mg (ohne Salz zum Würzen)

Gazpacho mit weißen Bohnen
Quesadillas (Tortillas) mit Zucchini und Käse
Salat aus Sommerfrüchten mit
Limette und Pfefferminze

Im Freien zu essen gehört zu den einfachen Vergnügen des Lebens – sei es ein Mittagessen im Garten oder ein Picknick am See. Nutzen Sie das schöne Sommerwetter, und bewirten Sie Ihre Gäste mit diesem köstlichen Menü »al fresco«: gekühlter spanischer Gazpacho mit heißen mexikanischen Quesadillas, gefolgt von einem malerischen Fruchtsalat mit der sanften Frische einer Limette. Die Quesadillas (Tortillas) können Sie auch auf dem Grill erhitzen.

Die Zeitplanung: Bereiten Sie die Suppe bis zu 12 Stunden und den Fruchtsalat bis zu 4 Stunden im voraus zu. Legen Sie alle Zutaten für die Quesadillas zurecht, aber bereiten Sie diese erst kurz vor dem Verzehr zu. Quesadillas schmecken am besten heiß vom Grill oder aus dem Ofen; in diesem Menü dienen sie als Beilage zum Gazpacho. Beenden Sie die Mahlzeit mit dem Fruchtsalat.

Gazpacho mit weißen Bohnen

Diese gekühlte Suppe aus der spanischen Küche ist für Sommerfeste bestens geeignet, weil sie Stunden im voraus zubereitet werden kann. Am besten schmeckt sie mit frischen, reifen Strauchtomaten und frischen Kräutern. Die weißen Bohnen sind eine eher ungewöhnliche, aber schmackhafte Ergänzung dieses klassischen Gerichtes; sie steuern Substanz und eine ordentliche Portion Ballaststoffe und Kalzium bei.

Für 6 Personen

¾ l Tomatensaft
1 Dose (ca. 400 ml) Cannellini oder weiße
    Perlbohnen, abgetropft und gespült, oder
    2 Tassen selbst gekochte weiße Bohnen
1½ Tassen Tomaten, gewürfelt
1 Tasse Gurke, geschält und gewürfelt
1 Tasse grüne Paprika, gewürfelt
1 Tasse Frühlingszwiebeln, dünn geschnitten
½ Tasse Sellerie, gewürfelt
¼ Tasse frische Basilikumblätter, gewiegt

2 EL Petersilie, gewiegt
2 TL frischer Oregano, gewiegt, oder
   1 TL getrockneter Oregano
2 TL Rotweinessig
1 Knoblauchzehe, zerdrückt
1/4 TL Kümmel, gemahlen
Pfeffer und Salz

Alle Zutaten – Tomatensaft, Bohnen, Tomaten, Gurken, Paprika, Zwiebel, Basilikum, Petersilie, Oregano, Weinessig, Knoblauch und Kümmel – in einer großen Servierschüssel miteinander verrühren. Nach Geschmack mit Salz und Pfeffer würzen. Vor dem Auftragen 4 bis 12 Stunden lang kalt stellen. Gekühlt servieren.

Menge: 1 Tasse (1/4 l)
Kalorien: 149
Fett: 0,7 g
Cholesterin: 0 mg
Kohlenhydrate: 30,0 g
Eiweiß: 8,6 g
Natrium: 500,4 mg (mit Tomatensaft und Bohnen
   aus der Dose)

Quesadillas mit Zucchini und Käse

Quesadillas sind gefüllte Tortillas, in unserem Rezept mit einer Mischung aus Zucchini und Mozzarella. Sie können Quesadillas im Ofen ebensogut wie auf dem Holzkohlegrill oder in einer antihaftbeschichteten Pfanne zubereiten, die Sie leicht einfetten sollten.

Für 6 Personen

3 kleine Zucchini
1/2 TL Salz

12 Tortillas
1 1/2 Tassen fettarmer Mozzarella, gerieben
3 EL rote Gemüsezwiebel, gehackt
2 EL milde Pepperoni aus dem Glas, gewürfelt
1 EL Koriander, gewiegt

Zucchini putzen (Enden abschneiden) und mit der Handreibe oder in der Küchenmaschine zerkleinern. Die geriebenen Zucchini in ein Sieb geben und mit Salz bestreuen, um ihnen Wasser zu entziehen. 5 Minuten stehenlassen, dann mit der Hand leicht auf das Gemüse drücken und das Wasser ablaufen lassen.

Ofen auf 260°C vorheizen oder einen Holzkohlegrill vorbereiten. Ein großes Backblech leicht einfetten und 6 Tortillas auf das Blech legen. Auf jeder Tortilla gleichmäßig 1/4 Tasse Zucchini, 1/4 Tasse Käse, 1 1/2 TL Zwiebel, 1 TL Pepperoni und 1/2 TL Koriander verteilen, abschließend mit den restlichen 6 Tortillas bedecken, so daß ein »Sandwich« entsteht.
Im Ofen: Quesadillas backen, bis der Käse geschmolzen ist und die Tortillas beginnen, braun zu werden (ca. 5 bis 7 Minuten).
Auf dem Grill: Quesadillas indirekt (nicht direkt über den Kohlen) grillen, dabei ein- oder zweimal wenden, bis der Käse geschmolzen ist und die Tortillas beginnen, braun zu werden (ca. 3 bis 4 Minuten).

Die fertigen Quesadillas mit einem großen Spatel auf ein Schneidbrett legen, dort vierteln und sofort servieren.

Menge: 1 Quesadilla
Kalorien: 138
Fett: 0,1 g
Cholesterin: 4,4 mg
Kohlenhydrate: 23,3 g
Eiweiß: 3,2 g
Natrium: 550 mg

Tip

Sie können die Tortillas fast beliebig füllen, beispielsweise mit schwarzen Bohnen, Bohnen in Tomatensoße, gerösteter Paprika, Tomatenwürfeln oder Zuckermaiskörnern.

Salat aus Sommerfrüchten mit Limette und Pfefferminze

Man kann sich kaum einen erfrischenderen Abschluß eines Menüs vorstellen als diesen Obstsalat mit Limette und Pfefferminze.

Für 6 Personen

1 Cantaloupe-, Galia- oder Honigmelone
3/4 Tasse frische Himbeeren
3/4 Tasse frische Brom- oder Blaubeeren
1 Limette
6 frische Pfefferminzblätter, gewiegt

Melone vierteln und die Kerne entfernen. Mit einem dünnen, scharfen Messer die Schalen vom Fruchtfleisch lösen. Die geschälten Melonenviertel quer in dicke Stücke schneiden und diese in eine mittelgroße Servierschüssel geben. Himbeeren und Brombeeren darüber verteilen.

Den grünen Teil der Limettenschale (ca. 1 TL) abreiben. Zunächst die geriebene Schale über die Früchte streuen, dann den Limettensaft über dem Salat ausdrücken. Zum Schluß die Pfefferminzblätter über die Früchte verteilen und sofort servieren. Abgedeckt kann der Salat bis zu vier Stunden kalt gestellt werden.

Menge: 1 Tasse
Kalorien: 48,8
Fett: 0,4 g
Cholesterin: 0 mg
Kohlenhydrate: 11,89 g
Eiweiß: 1,0 g
Natrium: 9,1 mg

Tip

Variieren Sie diesen Salat, und nutzen Sie das Angebot der Sommerfrüchte, die Sie frisch bekommen können. Ersetzen Sie beispielsweise die Melone durch Pfirsiche oder Nektarinen und die Brombeeren durch Feigen. Versuchen Sie, eine Mischung zu finden, die sowohl in den Farben als auch in der Konsistenz der Früchte angenehme Kontraste bildet.

Herbstmenüs

Sahnepilze »Stroganoff«
Brokkoliröschen mit Senf-Honig-Soße
Warmes Mehrkornbrot
Knackige Herbstäpfel

Mais-Gemüse-Eintopf
Blattmangold mit Knoblauch
Fettfreies Maisbrot
Frische Birnen

Pilz-Spinat-Lasagne
Königssalat mit selbstgemachten Croutons
Knuspriges Baguette oder Ciabatta
Gedünstete Birnen

Rigatoni mit Tomaten-Pilz-Soße
Gemischter Salat
Herzhafte Joghurt-Sahne-Soße
Knuspriges Baguette oder Ciabatta
Frische Weintrauben oder Birnen

Gebeizte Pilze und Paprika
Vegetarische Conchiglie
Knuspriges Baguette oder Ciabatta
Zucchinikekse

Kichererbseneintopf mit Couscous
Gurken-Joghurt-Soße mit Pfefferminze
Warmes Vollkornpita
Apfelsinenschiffchen mit gehackten Datteln

Griechischer Bohnensalat
Herbstliche Gemüsesuppe
Vollkornbrot
Backäpfel mit Aprikosenkonfitüre

Würziger Mehrkornkuchen mit Spinat
Kräuterjoghurtsoße
Pommes »frites«
Gedämpfte grüne Bohnen
Selbstgemachtes Apfelkompott

Süßkartoffelsuppe mit Limette
Gefüllte Paprika
Schwarzbohnensoße
Gedämpfter Blattmangold
Möhrenkuchen mit Käseüberzug

Wenn der Herbst beginnt, ändert sich auch das Obst- und Gemüseangebot auf den Märkten. Es beginnt die Zeit der Äpfel, Pflaumen und Birnen, vieler Kohlarten und Wurzelgemüse. Dieses verlockende und vielfältige Angebot kann zu den köstlichsten Herbstgerichten verarbeitet werden, die – wie zu jeder Jahreszeit – durch Getreide, Bohnen, Salate und Vollkornbrote ergänzt werden. Achten Sie im Herbst besonders auf folgende Lebensmittel:

Äpfel
Artischocken
Auberginen
Bataten und Jams (Süßkartoffeln)
Birnen
Bohnen
Brokkoli
Kohlrabi
Kürbis
Möhren
Paprika
Porree
Preiselbeeren
Quitten
Rosenkohl
Sellerieknollen
Weintrauben
Weiß-/Spitzkohl
Wildpilze
Wirsing

Sahnepilze »Stroganoff«
Brokkoliröschen mit Senf-Honig-Soße
Warmes Mehrkornbrot
Knackige Herbstäpfel

Die Zubereitung des ganzen Menüs dauert nicht länger als eine halbe Stunde: Nudeln in Pilzsoße, dazu gekühlte Brokkoliröschen mit einer herzhaften Senfsoße und Mehrkornbrot. Kaufen Sie auf dem Wochenmarkt eine bunte Auswahl an Apfelsorten. Schneiden Sie die Äpfel in kleine Schiffchen, so daß jeder Gast nach Belieben von jeder Sorte probieren kann.
Die Zeitplanung: Zunächst den Brokkoli blanchieren und kühlen, dann die Senfsoße anrühren. Zum Schluß die Sahnepilze zubereiten.

Sahnepilze »Stroganoff«

Wenn Sie exotische Pilze (z.B. Shiitake-Pilze) als Frischware bekommen können, verwenden Sie diese anstatt der Champignons. Aber selbst mit Champignons ist diese fettarme Variante ein köstlicher Ersatz für das klassische russische Gericht. Bei anderer Gelegenheit können Sie die Soße auch zu Wildreis oder zu gedämpftem Buchweizen probieren.

Für 4 Personen

6 fettfreie Sojabratlinge (70 bis 80 g pro Stück)
1 Tasse Zwiebeln, gehackt
1 TL Knoblauch, zerdrückt
1 TL Sojasoße
4 Tassen Pilze in Scheiben
½ l Gemüsebrühe, selbstgemacht (s. S. 18f.)
    oder als Fertigprodukt

¹/₂ l fettarme saure Sahne
2 EL Maisstärke
1 EL Weinbrand (wahlweise)
¹/₄ Tasse Petersilie, gewiegt
Pfeffer und Salz
500 g Fettuccine (ohne Ei)

Die Bratlinge nach Anweisung auf der Packung zubereiten und grob würfeln (ca. 2 Zentimeter).

Zwiebel, Knoblauch und Sojasoße in einer großen, beschichteten Pfanne mit 60 ml Wasser zum Köcheln bringen. Solange köcheln lassen, bis die Flüssigkeit verdampft ist und die Zwiebeln glasig sind (ca. 3 bis 5 Minuten). Nun die Pilze, die Brühe und die Sojawürfel dazugeben und sanft weiter köcheln, bis die Pilze gar sind (ungefähr 15 bis 20 Minuten). Sahne einrühren und Mischung weiter köcheln lassen. In einer kleinen Schüssel die Maisstärke mit 2 EL Wasser gut verschlagen, zur Soße gießen und unterrühren. Köcheln lassen, bis die Masse andickt (ca. 3 Minuten). Den Weinbrand und die Hälfte der Petersilie einrühren. Mit Salz und Pfeffer abschmecken. Warm halten.

Einen großen Topf mit Salzwasser zum Kochen bringen, die Nudeln hineingeben und nach Anweisung auf der Verpackung bißfest garen. Nudeln anschließend abgießen und auf vier angewärmte Teller verteilen. Die Pilzsoße darüber geben, jede Portion mit Petersilie garnieren.

Menge: 1¹/₂ Tassen
Kalorien: 547
Fett: 2,5 g
Cholesterin: 0 mg
Kohlenhydrate: 124,0 g
Eiweiß: 22,0 g
Natrium: 621,0 mg (ohne zusätzliches Salz)

Tip
Es gibt inzwischen relativ viele Sojaprodukte, die Fleisch im Speiseplan ersetzen können (meist als Tofu). Manche enthalten allerdings Fett. Achten Sie deshalb beim Einkauf auf fettarme Versionen.

Brokkoliröschen mit Senf-Honig-Soße
Die köstliche, leichte Soße paßt auch gut zu anderen Gemüsen wie Blumenkohl, grünen Bohnen, roter Bete und Porree. Wenn Sie auch die Brokkolistiele mit verwenden wollen, sollten Sie die Stiele schälen und am dicken Ende einschneiden, damit sie ebenso schnell garen wie die feinen Röschen.

Für 4 Personen

250 g Brokkoliröschen

Für die Senf-Honig-Soße:
1 EL weißes Miso (s. S. 47)
1 EL Honig
1 EL Dijonsenf
1 TL Zitronensaft
60 ml Wasser
eine Prise schwarzer Pfeffer

2 l Salzwasser zum Kochen bringen, Brokkoli dazugeben und 2–5 Minuten kochen lassen. Abschütten und unter kaltem Wasser abschrecken, damit der Garvorgang unterbrochen wird. Gut abtropfen lassen und trockentupfen.

Die Soße: Alle Zutaten in einer kleinen Schüssel gut verrühren.

Den Brokkoli erst kurz vor dem Anrichten mit der Soße vermengen, oder die Soße getrennt reichen. Wird der Brokkoli zu früh mit der Soße angemacht, verliert er seine frische grüne Farbe.

Menge: ½ Tasse Brokkoli, 2 EL Soße
Kalorien: 37
Fett: 0,42 g
Cholesterin: 0 mg
Kohlenhydrate: 7,9 g
Eiweiß: 1,8 g
Natrium: 169,5 mg

Tip
Wenn Sie Gemüse in Wasser blanchieren oder kochen, dann versuchen Sie, das Wasser anderweitig zu verwenden. Es steckt voller nützlicher Nährstoffe – Vitamin C, alle B-Vitamine sowie Mineralstoffe –, die beim Garen ins Wasser gelangt sind.

Mais-Gemüse-Eintopf
Blattmangold mit Knoblauch
Fettfreies Maisbrot
Frische Birnen

Mais-Gemüse-Eintopf

Roher Mais kommt bei uns fast ausschließlich als Zuckermais in den Handel, der auch für den hier vorgestellten Maiseintopf verwendet wird. Der Eintopf läßt sich gut aufwärmen.

Für 4 Personen

600 ml Gemüsebrühe, selbstgemacht (s. S. 18f.) oder als Fertigprodukt
1 Zwiebel, dünn geschnitten
2 Knoblauchzehen, zerdrückt
4 Tassen Zucchini oder dünnschaliger Kürbis, grob gewürfelt
1 Dose (ca. 450 ml) gewürfelter Tomaten
1¼ Tassen Maiskörner, frisch oder aufgetaute Tiefkühlware (siehe Tip auf s. S. 95), oder 1 Dose (ca. 450 ml) Maiskörner, abgetropft
1 EL frischer Thymian, gewiegt, oder 1 EL getrockneter Thymian
1 TL Salz
¼ TL Pfeffer
400 g Maismehl
1 rote oder grüne Paprika, ohne Rippen und Kerne, grob zerkleinert

120 ml Brühe in einem großen Topf (5 l) bei mittlerer Hitze aufkochen. Zwiebel und Knoblauch dazugeben und glasig dünsten (ca. 5 Minuten). Zucchini

(oder Kürbis), Tomaten, Mais, Thymian, Salz, Pfeffer und den Rest der Brühe hinzugeben und verrühren. Aufkochen, dann abdecken, die Hitze reduzieren und 10 Minuten lang köcheln lassen. Das Maismehl einstreuen, die Paprika dazugeben und weiter köcheln lassen, bis die Paprika gar, aber nicht weich ist (ca. 10 Minuten).

Menge: 2 Tassen
Kalorien: 201
Fett: 1,5 g
Cholesterin: 0 mg
Kohlenhydrate: 47,0 g
Eiweiß: 5,8 g
Natrium: 916,0 mg

Blattmangold mit Knoblauch

Auf die hier vorgestellte Weise können Sie auch andere grüne Blattgemüse garen; manche brauchen allerdings länger als andere. So ist frischer Spinat in ca. einer Minute fertig, während härtere Grüngemüse bis zu 15 Minuten brauchen. Experimentieren Sie mit allen Blattgemüsen, die Sie auf Ihrem Wochenmarkt bekommen können: Rauke (Senfkohl), Löwenzahn, Stielmus (Rübstiel), Spinat oder Romana. Diese Gemüse weisen nicht nur wertvolle Vitamine (C und A) auf, sondern schmecken auch besonders würzig und herzhaft.

Für 4 Personen

1¹/₂ bis 2 Kilo Blattmangold
2 EL Sojasoße
6 große Knoblauchzehen, dünn geschnitten

Gemüse gut waschen. Besonders zähe Stiel- und Rippenteile entfernen. Den Rest in Streifen schneiden.

350 ml Wasser und die Sojasoße in einem großen Topf bei mäßiger Hitze aufkochen. Knoblauch hinzugeben und 1 Minute ohne Deckel köcheln lassen. Nun den Mangold hineingeben und etwas umrühren, damit alle Blätter das würzige Kochwasser mitbekommen. Topf abdecken und Gemüse ca. 5 Minuten zart garen. Sollte zuviel Flüssigkeit im Topf zurückbleiben, nehmen Sie den Deckel ab und lassen noch kurze Zeit weiter köcheln.

Menge: ³/₄ Tasse
Kalorien: 39
Fett: 0,4 g
Cholesterin: 0 mg
Kohlenhydrate: 7,7 g
Eiweiß: 2,6 g
Natrium: 128,8 mg

Fettfreies Maisbrot

Dieses Brot ist so einfach herzustellen und dabei so schmackhaft, daß es wahrscheinlich einen Stammplatz in Ihrem Ernährungsplan erobern wird. Genießen Sie es zu Bohneneintöpfen, Gemüsesuppen, herzhaften Chilis, gebackenen Bohnen oder zum Frühstück mit einem Löffel Honig.

Für einen Fladen von 20 × 20 cm:

1 Tasse Weißmehl
1 Tasse gelbes Maismehl
2 EL Zucker
2 TL Backpulver
1 TL Salz

¼ l Magermilch
60 ml ungesüßtes Apfelkompott
2 Eiklar

Ofen auf 220 °C vorheizen. Eine Pfanne leicht einfetten.

Weißmehl, Maismehl, Zucker, Backpulver und Salz in einer mittelgroßen Schüssel vermengen. Milch, Apfelkompott und Eiklar in einer großen Schüssel miteinander verschlagen.

Die eingefettete flache Form kurz im Ofen anwärmen; dabei nicht heiß werden lassen.

Die Mehlmischung in die Flüssigkeit geben und leicht einrühren, so daß keine Klumpen entstehen. Diese Mischung in die angewärmte Form gießen und backen, bis die Oberfläche leicht bräunt und bei Berührung etwas nachgibt (ca. 20 Minuten).

Menge: ⅛ des Brotes
Kalorien: 152
Fett: 0,5 g
Cholesterin: 0,5 mg
Kohlenhydrate: 31,3 g
Eiweiß: 5,0 g
Natrium: 323,3 mg

Blattgemüse

Grüne Blattgemüse – ob roh oder gegart – sind ernährungsphysiologische Kostbarkeiten. Für Salate eignen sich besonders gut: Chicorée, Eichblattsalat, Endivien (glatte Endivien, auch Eskariolen genannt, und krause Endivien, als Frisée oder Krauskopf bekannt), Brunnen- und Gartenkresse und Spinat. Zum Kochen sollten Sie folgende Gemüse probieren: Spinat, Blatt- und Stielmangold, Löwenzahn, Rauke und Stielmus (Rübstiel). Nachfolgend finden Sie eine Übersicht, welche Gemüse besonders reich an bestimmten Vitaminen und Mineralien sowie Ballaststoffen sind.

Reich an Beta-Carotin und anderen Carotinoiden sind:
Stielmus (Rübstiel), Löwenzahn, Chinakohl, Rauke, Spinat.

Reich an Vitamin C sind:
Feldsalat (Rapunzel), Spinat, Petersilie, Chinakohl, Rauke, Stielmus (Rübstiel).

Reich an Calcium sind:
Löwenzahn, Stielmus (Rübstiel), Endivie, Spinat, Petersilie.

Reich an Eisen sind:
Löwenzahn, Chinakohl, Spinat, Mangold.

Reich an Ballaststoffen sind:
Rauke, Spinat, Stielmus (Rübstiel).

Aber auch alle anderen Blattgemüse und Kräuter, die hier nicht ausdrücklich aufgeführt sind, gehören unbedingt in Ihren Speiseplan.

Pilz-Spinat-Lasagne
Königssalat mit selbstgemachten Croutons
Knuspriges Baguette oder Ciabatta
Gedünstete Birnen

Lasagne ist auch bei uns zu einem der beliebtesten italienischen Gerichte geworden. Ebenso hoch, wie sie von Pastafreunden geschätzt wird, ist leider oft auch ihr Fettgehalt: Käse, Olivenöl und Hackfleisch in großzügigen Portionen machen aus dem schmackhaften Nudelgericht allzuoft eine Kalorienbombe. Die hier vorgestellte vegetarische und überdies fettarme Version erfüllt uneingeschränkt alle Ansprüche, die ein Feinschmecker an eine gute Lasagne stellen kann. Zusammen mit einem knackigen Römischen Salat in Senfsoße und knusprigem Brot wird eine vollwertige Mahlzeit daraus. Beschließen Sie den »italienischen Abend« mit gedünsteten Birnen in Vanillesirup.

Die Zeitplanung: Dünsten Sie zunächst die Birnen und stellen Sie diese kalt. Bereiten Sie dann die Lasagne zu. Während sie im Ofen steht, rühren Sie die Salatsoße an, schneiden und rösten die Brotwürfel und waschen den Salat. Richten Sie den Salat erst unmittelbar vor dem Verzehr an.

Pilz-Spinat-Lasagne

Das Rezept ist für 6 Personen berechnet. Lasagne läßt sich aber auch sehr gut aufwärmen, so daß Sie entsprechend mehr davon zubereiten können – für ein schnelles Mittag- oder Abendessen am nächsten Tag.

Für 6 Personen

2 Tassen Champignons, in Scheiben geschnitten
1 Tasse Zwiebel, gewürfelt
1 TL Knoblauch, zerdrückt
1 Paket (ca. 300 g) gefrorener Spinat
1 Tasse fettarmer Ricotta
½ Tasse (120 ml) Ei-Austauschstoff
¼ Tasse Basilikumchiffonade (siehe Tip auf Seite 128)
½ TL Salz
⅛ TL Muskatnuß, gemahlen
250 g Lasagnenudeln (ohne Ei)
¾ l Tomatensoße »Marinara«, selbstgemacht (s. S. 71) oder als Fertigprodukt
½ Tasse (60 g) fettarmer Mozzarella, klein geschnitten
1 EL geriebener fettarmer Parmesan

Den Spinat auftauen lassen und in einen Topf legen. Champignons, Zwiebel, Knoblauch und ¼ Tasse Wasser in einem zugedeckten Topf köcheln lassen, bis die Zwiebel weich ist (ca. 5 Minuten). Deckel abnehmen und weiter köcheln lassen, bis die Flüssigkeit verdampft ist (ca. 3 Minuten).

Den Spinat gut erhitzen. Flüssigkeit nicht abgießen. Spinat in einer großen Schüssel mit dem Ricotta, dem Ei-Ersatz, Basilikum, Salz, Muskatnuß, den gekochten Pilzen, der Zwiebel und dem Knoblauch gut verrühren.

Den Ofen auf 220°C erhitzen.

Die Lasagnenudeln in einem großen Topf mit Salzwasser nach Anweisung auf der Packung bißfest kochen. Abschütten und gut abtropfen lassen. Den Boden einer rechteckigen Backform (ca. 20×30 cm) mit einer Tasse (ca. ¼ l) der Soße »Marinara« bestreichen. Darauf eine Lage Nudeln geben, dicht aneinander, aber nicht überlappend gelegt. (Wenn die Nudeln zusammenkleben, kurz mit kaltem Wasser abspülen und trockentupfen.) Die Hälfte der Gemüsefüllung gleichmäßig auf den Nudeln verteilen, eine weitere Lage Nudeln darauf legen, die restliche Füllung darauf verteilen und mit einer letzten Lage Nudeln abschließen. Den verbliebenen ¹/₂ l der Soße gleichmäßig auf der Oberfläche verstreichen und mit Mozzarella und Parmesan bestreuen. Ohne Deckel gut durchbacken (ca. 30 Minuten). Vor dem Anschneiden 10 Minuten stehenlassen.

Menge: ¹/₆ der Lasagne
Kalorien: 263
Fett: 2,0 g
Cholesterin: 4,4 mg
Kohlenhydrate: 50,0 g
Eiweiß: 15,1 g
Natrium: 1192,0 mg

Königssalat mit selbstgemachten Croutons

Die Mengenangaben in diesem Rezept ergeben mehr Croutons und Soße, als Sie für eine Mahlzeit brauchen. Verwahren Sie die übrigbleibenden Brotwürfel in einem luftdichten Behälter, und verwenden Sie sie im Laufe der Woche zu Suppen oder Salaten. Auch die Salatsoße hält sich, abgedeckt und gekühlt, 3 bis 4 Tage lang. Genießen Sie sie zu rohen oder gegarten Gemüsen. Reichen Sie zum Salat knuspriges Baguette oder Ciabatta.

Für 4 Personen

Selbstgemachte Croutons:
- 1 Baguette vom Vortag, in Zentimeterwürfel geschnitten

Die Senfsoße:
- 120 ml fettarme Mayonnaise

- 2 EL fettarmer Schweizer Käse, gerieben
- 1 EL Zitronensaft
- 1 EL Rotweinessig
- 2 TL Dijonsenf
- 1 Knoblauchzehe, zerdrückt
- ¹/₈ TL schwarzer Pfeffer

- 1 großer Kopf Romana (Römischer Salat), gewaschen, getrocknet und in mundgroße Stücke geschnitten

Die Croutons: Den Ofen auf 190°C vorheizen. Die Baguettewürfel auf einem Backblech auslegen und goldbraun backen (ca. 10 Minuten).
Die Senfsoße: Alle Zutaten in einer Schüssel verschlagen.

Zum Anrichten geben Sie den Salat in eine Schüssel und fügen 1 Tasse Croutons sowie die Hälfte der Soße hinzu. Gut vermengen und sofort servieren.

Menge: ¹/₄ Kopf Romana, ¹/₄ Tasse Croutons, 2 EL Soße
Kalorien: 40
Fett: 0,3 g
Cholesterin: 0,9 mg
Kohlenhydrate: 7,0 g
Eiweiß: 2,0 g
Natrium: 128,0 mg

Tip

Legen Sie sich, wenn nicht schon geschehen, eine Salatschleuder zu. Mit ihr können Sie Salat schneller und gründlicher trocknen. Diese nützlichen Küchenhelfer nutzen die Zentrifugalkraft, um das Wasser aus dem Salat zu entfernen: Sie legen die gewaschenen Salatblätter in einen Korb, der in einem Plastikgefäß beweglich gelagert ist. Mit einem einfach zu betätigen Mechanismus bringen Sie den Korb zum Rotieren, das Wasser wird seitwärts nach außen geschleudert und im Kunststoffbehälter aufgefangen. Wiederholen Sie diesen Vorgang mehrmals. Die besten Ergebnisse erzielen Sie, wenn der Korb nicht zu voll ist.

Gedünstete Birnen

Wenn Sie den Geschmack von Vanille mögen, gibt es keinen Ersatz für die echten Vanilleschoten. Sie finden Sie im Gewürzregal Ihres Supermarktes.

Für 4 Personen

- 1 EL Apfelsaftkonzentrat, gefroren oder als Dicksaft
- 1 EL Zucker
- 1 Stück Vanilleschote (ca. 7 bis 8 cm), halbiert
- 4 Birnen (am besten Bosc's Flaschenbirne oder Williams Christ)

360 ml Wasser, das Apfelsaftkonzentrat und den Zucker in einen großen Topf geben. Den Inhalt der Vanilleschote mit einem Messer in den Topf schaben, dann die Schote selbst dazugeben. Die Mischung auf mittlerer Hitze 2 Minuten köcheln lassen.

Die Birnen schälen, vierteln und entkernen; dann in die Flüssigkeit legen. Bei geschlossenem Topf sanft köcheln lassen, bis die Birnen fast weich sind (Messerprobe nach ca. 5 bis 10 Minuten). Im Sirup abkühlen lassen, dann kalt stellen. Zum Anrichten legen Sie

jeweils vier Birnenviertel in jede Schale und übergießen diese mit etwas Sirup.

Menge: 1 Birne, ¼ Tasse Sirup
Kalorien: 117
Fett: 0,7 g
Cholesterin: 0 mg
Kohlenhydrate: 30,0 g
Eiweiß: 0,67 g
Natrium: 1,0 mg

Tip

Für das Rezept benötigen Sie nur einen Teil der Vanilleschote. Teilen Sie den Rest der Schote längs in zwei Hälften, legen Sie sie in ein Schraubglas, und füllen Sie dieses mit Zucker. Nach einigen Tagen haben Sie einen wunderbar aromatischen Vanillezucker, den Sie zum Beispiel auf Joghurt oder Obstscheiben streuen können.

Rigatoni mit Tomaten-Pilz-Soße
Gemischter Salat
Herzhafte Joghurt-Sahne-Soße
Knuspriges Baguette oder Ciabatta
Frische Weintrauben oder Birnen

An Wochentagen, wenn die Zeit etwas knapper bemessen ist als am Wochenende, ist ein Abendessen aus Nudeln und einem Salat genau das Richtige. In diesem Buch stellen wir Ihnen eine ganze Reihe von Soßen vor, die in nur wenigen Minuten zubereitet sind – so auch diese Tomaten-Pilz-Soße. Sie brauchen also für die Zubereitung kaum mehr Zeit als die Nudeln zum Kochen. Stellen Sie Ihren gemischten Salat nach Belieben zusammen, etwas warmes Brot dazu – und fertig ist ein vollwertiges Abendessen. Zum Nachtisch reichen Sie einfach ein Körbchen mit frischen Weintrauben oder reifen Birnen.

Die Zeitplanung: Die Salatzutaten Ihrer Wahl unter Wasser waschen und abtropfen lassen; dann die Salatsoße zubereiten. Anschließend die Nudelsoße bereiten und beiseite stellen. Das Wasser für die Nudeln aufsetzen, die Nudeln kochen und die Soße aufwärmen.

Rigatoni mit Tomaten-Pilz-Soße

Diese Soße enthält neben Tomaten und Pilzen auch Sojaeiweiß als Fleischersatz. Sie ist, wie fast alle hier vorgestellten Nudelsoßen, für jedes beliebige Pastagericht bestens geeignet. Wenn Sie frische Shiitake-Pilze bekommen können, ersetzen Sie die Hälfte der Champignons durch diese Pilzsorte. Die angegebenen Mengen der Zutaten ergeben relativ viel Soße; wenn Sie etwas übrig behalten, stellen Sie den Rest in den Kühlschrank und genießen ihn am nächsten Tag zu braunem Reis.

Für 4 Personen

Tomaten-Pilz-Soße:
- 6 Sojabratlinge (à 70 bis 80 g)
- 1 Tasse Dosentomaten, gewürfelt
- 360 ml Tomatensoße aus der Flasche oder Dose
- 3 Tassen frische Champignons, geschnitten
- ½ Tasse Röstzwiebeln (s. S. 21)
- 1 Knoblauchzehe, zerdrückt
- ½ TL getrockneter Oregano

- 2 EL frischer Basilikum, gewiegt
  Pfeffer und Salz

- 500 g Rigatoni oder Penne

Die Sojabratlinge nach Anweisung auf der Packung zubereiten und mundgerecht würfeln.

In einem großen Topf die Sojawürfel, Tomatenwürfel, Tomatensoße, Pilze, Röstzwiebeln sowie den Knoblauch und Oregano zum Köcheln bringen, abdecken und unter gelegentlichem Rühren leicht köcheln lassen, bis die Soße andickt und kräftig schmeckt (ca. 15 Minuten). Basilikum einrühren und mit Salz und Pfeffer abschmecken. Warm stellen.

Während die Soße köchelt, einen großen Topf mit Salzwasser aufkochen. Die Nudeln hinzufügen und nach Anweisung auf der Packung bißfest kochen. Abgießen und in eine angewärmte Schüssel geben. Soße nach Wunsch darüber gießen oder separat reichen.

Menge: 2 Tassen Nudeln, 2 Tassen Soße
Kalorien: 630
Fett: 2,75 g
Cholesterin: 0 mg
Kohlenhydrate: 115,0 g
Eiweiß: 37,3 g
Natrium: 340,0 mg (ohne Salz zum Würzen)

Tip

Ohne die Sojabratlinge wird die Soße leichter und eiweißärmer. Sie können den Tofu durch 1 Tasse gewürfelte Zucchini oder Paprika ersetzen.

Herzhafte Joghurt-Sahne-Soße

Diese Soße ist recht dickflüssig und eignet sich gut als Dip für rohe Gemüse oder zu Ofenkartoffeln. Als Salatsoße sollten Sie sie mit Wasser auf die gewünschte Konsistenz verdünnen. Reste halten sich im Kühlschrank ca. 2 Tage.

Die milden Schalotten haben den feinsten Geschmack aller Zwiebeln. Achten Sie beim Kauf darauf, daß die Schalotten fest, unbeschädigt und trocken sind. Schalotten gibt es aus Freilandanbau im Juli, August, vielleicht noch Anfang September. Wenn Sie keine Schalotten bekommen können, verwenden Sie statt dessen 2 TL gehackte Lauchzwiebeln.

Für 250 ml

125 ml fettarme Mayonnaise
60 ml Magerjoghurt
60 ml fettarme saure Sahne
1½ TL Zitronensaft
1 TL Schalotten, gehackt (siehe Anmerkungen oben)
½ TL Knoblauch, zerdrückt
Salz, schwarzer Pfeffer, Cayennepfeffer

Alle Zutaten bis auf die Gewürze in einer kleinen Schüssel verschlagen. Mit Salz, Pfeffer und Cayennepfeffer abschmecken. Zum Schluß etwas Wasser hinzufügen, um die gewünschte flüssige Konsistenz herzustellen.

Menge: ¼ Tasse
Kalorien: 16
Fett: 0,1 g
Cholesterin: 1,0 mg
Kohlenhydrate: 2,6 g
Eiweiß: 1,3 g
Natrium: 135,0 mg (ohne zusätzliches Salz zum Würzen)

Tip

Waschen Sie grünen Salat, sobald Sie vom Einkauf zurückkommen, und bewahren Sie ihn bis zum Gebrauch im Kühlschrank auf. So können Sie jederzeit einen Salat anrichten, wenn Ihnen der Sinn danach steht. Die in einem sauberen Küchentuch eingewickelten trockenen Salatblätter halten sich in einer Plastiktüte im Kühlschrank bis zu drei Tage frisch.

Ihr privates Salatbuffet

Sie müssen nicht unbedingt ein Restaurant besuchen, um in den Genuß eines wohlsortierten Salatbuffets zu gelangen. Stellen Sie einfach Ihre eigene Salatbar zusammen. Nachfolgend sind Zutaten aufgezählt, die Sie dazu verwenden können. Lassen Sie sich durch die Liste dazu anregen, abwechslungsreiche Salate zu gestalten.

Wenn Sie in Ihrem Kühlschrank stets etwas grünen Salat (siehe Tip oben) und dazu eine kleine Auswahl an Salatgemüsen bereithalten, können Sie in wenigen Minuten Ihre eigene Salat-Bar eröffnen.

Grundlagen:
Bataviasalat
Chicorée

Eichblattsalat
Eisbergsalat
Endivien
Feldsalat
Gartenkresse
Kopfsalat
Lollo rossa
Löwenzahn
Mangold
Pflücksalat
Radicchio
Römischer Salat (Romana)
Spinat

Beigaben:
Apfelsinenstücke
Artischockenherzen
Bohnensprossen (Keimlinge)
Blumenkohlröschen, roh oder blanchiert
Brokkoliröschen, roh oder blanchiert
Champignons, in Scheiben geschnitten
Croutons (fettfrei, s. S. 118)
Eiweiß, hartgekocht und gewürfelt
Fenchel, in dünne Scheiben geschnitten
Gemüsezwiebel
Gurke
Kartoffeln, gekocht und gekühlt
Käse, gerieben
Keimlinge (z. B. von Mungbohnen, Sojaboh-
   nen, Alfalfa, Weizen oder Sonnenblume)
Kichererbsen, gekocht
Kirschtomaten
Knoblauch, geröstet (s. S. 71f.)
Krautsalat (ohne Soße)

Kürbis, gewürfelt oder in Scheiben
   geschnitten
Lauchzwiebel
Maiskörner
Möhren, geraspelt oder in Scheiben
   geschnitten
Pampelmusenstücke
Paprikastreifen (rot, gelb, grün)
Pepperoni (mild)
Radieschen, geviertelt oder in Scheiben
   geschnitten
Rosinen
Rote Bete, geraspelt oder in Scheiben
   geschnitten
Rote Zwiebel
Rotkohl, geschnitzelt
Sellerie, in Scheiben geschnitten
Spargelspitzen, blanchiert
Süßkartoffeln, geröstet
Schwarze Bohnen, gekocht
Tomatensoße
Wasserkastanien, geschält und gekocht, in
   Scheiben geschnitten
Zucchini, gewürfelt oder in Scheiben
geschnitten
Zuckererbsen, blanchiert

Salatsoßen:
Buttermilchsoße (s. S. 154)
Herzhafte Joghurt-Sahne-Soße (s. S. 121)
Senf-Honig-Soße (s. S. 113)
Salatsoßen aus der Flasche (ohne Fettzusatz)

Gebeizte Pilze und Paprika
Vegetarische Conchiglie
Knuspriges Baguette oder Ciabatta
Zucchinikekse

Conchiglie sind große Muschelnudeln, die besonders viel Füllung aufnehmen können. Kinder mögen sie besonders gern. Die gebeizten Gemüse sollten am Vortag zubereitet werden, weil sie mindestens 8 Stunden in der Marinade ziehen sollten. Die kuchenartigen Zucchinikekse schmecken hingegen kurz nach dem Backen am besten.

Die Zeitplanung: Die gebeizten Pilze und Paprika mindestens 8 Stunden im voraus zubereiten. Die Nudeln können Sie ebenfalls im voraus füllen, denn sie müssen nicht sofort anschließend gebacken werden; wollen Sie sie länger als eine Stunde aufbewahren, stellen Sie sie so lange in den Kühlschrank. Die Kekse sollten Sie warm servieren.

Gebeizte Champignons und Paprika

Balsamico-Essig und Oregano verleihen den Gemüsen einen typisch italienischen Geschmack. Besonders empfehlenswert sind kleine Pilze, die fest und eng geschlossen sind.

Für 4 Personen

60 ml Balsamico-Essig
1 EL Zitronensaft
$1/2$ TL Oregano
Salz und Pfeffer
350 g kleine Champignons, ohne Stiel, oder
 350 g große Champignons, halbiert
$1/2$ rote Paprika, ohne Rippen und Kerne,
 dünn geschnitten

$1/2$ grüne Paprika, ohne Rippen und Kerne,
 dünn geschnitten
$1/2$ Tasse rote Zwiebeln, dünn geschnitten
4 kleinere Portionen Jungspinat oder
 Salatherzen

In einer großen Schüssel Essig, Zitronensaft und Oregano mit 2 TL Wasser verrühren. Mit Pfeffer und Salz abschmecken. Nun Pilze, rote und grüne Paprika sowie die Zwiebel dazugeben und gut vermengen. Schüssel abdecken und 8 Stunden kalt stellen, dabei gelegentlich umrühren.

Kurz vor dem Anrichten gegebenenfalls nachwürzen. Auf einem Bett aus Jungspinat oder Salatherzen servieren.

Menge: 1 Tasse
Kalorien: 40,5
Fett: 0,5 g
Cholesterin: 0 mg
Kohlenhydrate: 7,8 g
Eiweiß: 3,0 g
Natrium: 7,4 mg

Tip
Ein verschließbarer Plastikbeutel eignet sich zum Marinieren von Gemüse besonders gut. Schütteln Sie den Beutel hin und wieder, um die Gemüse gut in der Beize zu verteilen.

Vegetarische Conchiglie

Sie können die Teigmuscheln durchaus einige Stunden im voraus füllen, backen Sie sie aber erst kurz vor dem Verzehr. Wenn die gefüllten Nudeln aus dem

Kühlschrank in den Ofen kommen, sollten Sie eine etwas längere Garzeit einrechnen. Berücksichtigen Sie ebenfalls, die Nudeln nicht weich zu kochen, weil sie im Ofen weiter garen.

Für 4 Personen

½ Tasse Zwiebeln, gewürfelt
2 Knoblauchzehen, zerdrückt
60 ml Gemüsebrühe, selbstgemacht (s. S. 18f.) oder als Fertigprodukt
½ Tasse Champignons, gewürfelt
2 Tassen Brokkoli, frisch gekocht, gut abgetropft und gehackt
1 Tasse fettarmer Frischkäse
½ Tasse Ei-Austauschstoff
¼ Tasse plus 2 EL fettarmer Mozzarella, gerieben
1 TL Salz
½ TL schwarzer Pfeffer
Eine Prise Muskatnuß, gemahlen
125 g Conchiglie
¼ l fettarme Soße »Marinara«, selbstgemacht (s. S. 71) oder als Fertigprodukt

Den Ofen auf 180°C vorheizen. Zwiebeln und Knoblauch in der Brühe in einer kleinen Pfanne glasig dünsten (ca. 5 Minuten). Pilze dazugeben und ohne Deckel garen lassen, bis die Pilze fast weich sind und die Flüssigkeit verdampft ist (ca. 3 bis 5 Minuten).

Den Inhalt der Pfanne mit dem Brokkoli, Käse, Ei-Ersatz, ¼ Tasse Mozzarella, Salz, Pfeffer und Muskatnuß in einer Schüssel gut vermengen.

Einen großen Topf mit Salzwasser zum Kochen bringen, die Nudeln hineingeben und halb gar kochen, dann abschütten.

Die Füllung in die Nudeln verteilen und diese in eine kleine Backform setzen (falls die Form nicht antihaftbeschichtet ist, leicht einfetten). Die Nudelmuscheln gleichmäßig mit der Soße »Marinara« übergießen und mit den restlichen 2 EL Mozzarella bestreuen. Mit Alufolie abdecken und ca. 30 Minuten backen.

Menge: ¼ der gefüllten Nudeln
Kalorien: 211
Fett: 0,5 g
Cholesterin: 2,9 mg
Kohlenhydrate: 33,0 g
Eiweiß: 20,0 g
Natrium: 262,0 mg

Tip

Nudeln lassen sich leicht füllen, wenn Sie dazu die Füllmasse in eine Plastiktüte geben, diese oben gut verschließen oder zudrehen und eine der unteren Ecken schräg abschneiden. Durch das so entstandene kleine Loch läßt sich die Füllung problemlos verteilen.

Zucchinikekse

Johannisbrotkernmehl verleiht diesen einfachen Keksen einen schokoladenartigen Geschmack und Farbton. Sie finden es in vielen Naturkostläden.

Für 24 Kekse (5 × 5 cm)

2 Tassen geriebene Zucchini
½ Tasse reife Banane, zu Mus zerdrückt
2 TL Vanilleextrakt

2 Tassen Weißmehl
³/₄ Tasse Zucker
¹/₃ Tasse Johannisbrotkernmehl
1¹/₂ TL Backpulver
1 TL Salz
Puderzucker

Den Ofen auf 180°C vorheizen. Zucchini, Banane, Vanille und 1 EL Wasser in einer großen Schüssel verrühren.

In einer mittelgroßen Schüssel das Weißmehl, den Zucker, das Johannisbrotkernmehl, das Backpulver und das Salz miteinander vermengen. Diese Mischung zu den Zutaten in die große Schüssel geben und gut verrühren, bis die Masse fest ist. In einer großen Kastenform (ca. 20×30 cm) gleichmäßig verteilen; falls die Form nicht beschichtet ist, leicht einfetten. Die Masse solange backen, bis ein in die Mitte gesteckter Zahnstocher sich sauber wieder herausziehen läßt (ca. 35 Minuten). Abkühlen lassen und vor dem Schneiden mit Puderzucker bestäuben.

Menge: 1 Keks (5×5 cm)
Kalorien: 70
Fett: 0,9 g
Cholesterin: 0 mg
Kohlenhydrate: 102,0 g
Eiweiß: 8,0 g
Natrium: 98,8 mg

Tip
Zu festlichen Anlässen können Sie diese lebkuchenartige Masse auch in 2 Rundformen von jeweils 20 cm Durchmesser backen. Rechnen Sie 25 bis 30 Minuten Backzeit bei 180°C.

Nach dem Abkühlen bestreichen Sie die Kuchen mit einem fettarmen Frischkäseüberzug (s. S. 135) und verzieren sie mit Erdbeerscheiben.

Kichererbseneintopf mit Couscous
Gurken-Joghurt-Soße mit Pfefferminze
Warmes Vollkornpita
Apfelsinenschiffchen mit gehackten Datteln

Die Gewürze, die man in Marokko so schätzt und die wir auch für den gehaltvollen Kichererbsentopf verwenden, werden in Ihrer Küche himmlische Düfte verbreiten. Zusammen mit gedämpftem Couscous ergibt er eine komplette Mahlzeit, denn die Kichererbsen enthalten viel Eiweiß und die dazugehörigen Gemüse verschiedene wichtige Vitamine. Das Eiweiß aus den Kichererbsen ist – wie alle pflanzlichen Eiweiße – zwar nicht ganz vollwertig, die fehlenden Aminosäuren aber liefert die Joghurtsoße. Servieren Sie den Joghurt separat, so daß man ihn nach Belieben zu den Kichererbsen oder als Dip für das Pitabrot verwenden kann. Zum Nachtisch schälen und teilen Sie vier Apfelsinen (Tips dazu auf Seite 151), wobei Sie über einer Schüssel arbeiten sollten, um den herabtropfenden Saft aufzufangen. Die Segmente mit einer Prise Zimt in eine Schüssel geben, gehackte Datteln darüber streuen und alles gut miteinander vermengen.

Die Zeitplanung: Bereiten Sie den Kichererbseneintopf einen Tag im voraus (siehe Tip auf Seite 126). Einige Stunden vor der Mahlzeit die Apfelsinen schälen, teilen und kalt stellen. Bereiten Sie die Joghurtsoße zu, während Sie den Eintopf aufwärmen. Den Couscous erst kurz vor Verzehr dämpfen. Die Datteln erst kurz vor dem Servieren über die Apfelsinen streuen.

Kichererbseneintopf mit Couscous

Lassen Sie sich von der langen Liste der Zutaten nicht abschrecken. Dieser Eintopf nach marokkanischer Art ist einfach zuzubereiten und in 20 Minuten fertig. Servieren Sie ihn auf gedämpftem Couscous oder braunem Reis.

Für 4 Personen

1 mittelgroße Zwiebel, gewürfelt
3 Knoblauchzehen, zerdrückt
$^1/_2$ l Gemüsebrühe, selbstgemacht (s. S. 18f.)
    oder als Fertigprodukt
$1^1/_2$ Tassen Zucchini, gewürfelt
1 große Süßkartoffel, geschält und gewürfelt
1 Tasse rote Paprika, gewürfelt
1 Tasse grüne Paprika, gewürfelt
1 Tasse Tomaten, geschält und gewürfelt, mit Saft
    (frisch oder aus der Dose)
1 TL Zimt
1 TL Koriander, gemahlen
$^1/_2$ TL Kümmel, gemahlen
eine Prise Cayennepfeffer
$^1/_2$ TL Salz
$^1/_4$ TL schwarzer Pfeffer
1 EL Zitronensaft
1 Dose (ca. 400 ml) Kichererbsen, abgetropft,
    oder $1^1/_2$ Tassen frisch gekochte Kichererbsen
2 Tassen Couscous
2 EL Petersilie, gewiegt

Die Zwiebel und den Knoblauch in 60 ml der Brühe in einem großen Topf glasig dünsten (ca. 5 Minuten). Zucchini, Süßkartoffel, rote und grüne Paprika, Tomaten, Zimt, Koriander, Kümmel, Cayennepfeffer, Salz und Pfeffer hinzugeben und 5 Minuten köcheln lassen. Den Rest der Gemüsebrühe und den Zitronensaft hinzugießen und alles bei geschlossenem Topf sanft köcheln lassen, bis die Gemüse fast weich sind (ca. weitere 5 Minuten). Nun die Kichererbsen dazugeben und diese kochen, bis sie gut erhitzt sind. Den Eintopf warm stellen.

Für den Couscous: $^3/_4$ l Wasser mit einer kräftigen Prise Salz in einem mittelgroßen Topf aufkochen. Den Couscous in einem Sieb im aufsteigenden Wasserdampf bei abgedecktem Topf ca. 15 Minuten garen. Vom Herd nehmen, 5 Minuten stehenlassen, dann in eine Schüssel umfüllen und mit einer Gabel auflockern, um die Körner voneinander zu trennen.

Zum Anrichten legen Sie eine Servierplatte oder -schale mit einem Bett aus Couscous aus und verteilen die Kichererbsen löffelweise darüber. Mit Petersilie garnieren.

Menge: $1^3/_4$ Tassen
Kalorien: 515
Fett: 1,9 g
Cholesterin: 0 mg
Kohlenhydrate: 115,2 g
Eiweiß: 18,5 g
Natrium: 315,0 mg

Tip
Sie können diesen Gemüseeintopf auch einen Tag vor dem Verzehr kochen; der Geschmack

scheint sogar noch besser zu werden, wenn die Zutaten über Nacht ziehen können. Achten Sie in diesem Fall darauf, die Gemüse etwas kürzer zu kochen, weil sie beim Aufwärmen nachgaren. Den Couscous aber immer erst kurz vor dem Servieren zubereiten.

Gurken-Joghurt-Soße mit Pfefferminze

Frische Pfefferminze verleiht dieser Soße einen erfrischenden Geschmack. Besonders delikat ergänzt sie gedämpfte Gemüse wie Blumenkohl, Brokkoli, Spinat oder grüne Bohnen.

Für 300 ml

½ Tasse Gurke, geschält, entkernt und
  gewürfelt
120 ml Magerjoghurt
1 EL frische Pfefferminze, gewiegt
1½ TL Zitronensaft
½ TL Knoblauch, zerdrückt
⅛ TL Kümmel, gemahlen
eine Prise Cayennepfeffer
Salz

Alle Zutaten bis auf das Salz in der Küchenmaschine gründlich verrühren. Die Soße in eine Schüssel gießen und mit Salz abschmecken.

Menge: 80 ml (ca. ⅓ Tasse)
Kalorien: 18
Fett: 0,07 g
Cholesterin: 2,0 g
Kohlenhydrate: 11,2 g

Eiweiß: 6,9 g
Natrium: 88,0 mg (ohne das Salz zum Würzen)

Tip

Joghurt läßt sich recht einfach zu einer Art Quark eindicken und als würzige Beigabe zu rohen Gemüsen oder als Brotaufstrich verwenden. Legen Sie dazu ein kleines Sieb mit einem Kaffeefilter oder einem sauberen Küchenhandtuch aus, und stellen Sie es auf eine Schüssel. Geben Sie nun einfachen Magerjoghurt in das Sieb, decken diesen mit Plastikfolie ab und lassen den Joghurt mehrere Stunden oder über Nacht im Kühlschrank eindikken. Die abgelaufene Molke weggießen. Den Joghurt mit Salz, Pfeffer und frischen gewiegten Kräutern würzen. Im Kühlschrank hält er sich 3 bis 4 Tage lang.

Griechischer Bohnensalat
Herbstliche Gemüsesuppe
Vollkornbrot
Backäpfel mit Aprikosenkonfitüre

Nach einem langen Herbstspaziergang ist eine dampfende Gemüsesuppe gerade das richtige. Sie läßt sich bequem transportieren, ist also für kleine Wanderungen oder Picknicks bestens geeignet. Füllen Sie die Suppe dazu in eine Thermoskanne mit möglichst weiter Öffnung und servieren Sie sie in Tassen statt in Tellern. Den Bohnensalat können Sie in aufgeklappte Pitabrote löffeln. Den Abschluß des

Mahls bilden Backäpfel, die Sie mit einer beliebigen Konfitüre verfeinern.

Die Zeitplanung: Backen Sie zunächst die Äpfel. Bereiten Sie dann die Suppe zu. Während die Suppe köchelt, richten Sie den Bohnensalat an.

Griechischer Bohnensalat

Kidneybohnen ersetzen in dieser Abwandlung des klassischen griechischen Salates den Fetakäse. Durch Gurke, Tomate, Zwiebel und Basilikum gewinnt das Gericht eine Frische, die für einen Salat mit Dosenbohnen ungewöhnlich ist.

Für 4 Personen

1 Dose (ca. 450 ml) Kidneybohnen, gespült und abgetropft
1 mittelgroße Gurke, geschält, entkernt und gewürfelt
1 mittelgroße frische Tomate, halbiert, entkernt und gewürfelt
1/4 Tasse rote Zwiebel, gewürfelt
2 EL Basilikum-Chiffonade (siehe Tip rechts)
60 ml Salatsoße aus der Flasche (ohne Fettzusatz)
Salz und Pfeffer nach Geschmack

Alle Zutaten in einer großen Schüssel miteinander vermengen.

Menge: 1 Tasse
Kalorien: 86
Fett: 0,45 g
Cholesterin: 0 mg
Kohlenhydrate: 16,6 g
Eiweiß: 4,6 g
Natrium: 508,0 mg

Tip

Chiffonade ist ein Begriff aus der französischen Küche und bezeichnet in sehr dünne Streifen geschnittene Lebensmittel (meist Blattgemüse und Kräuter). Basilikumblätter lassen sich am besten in feine Streifen schneiden, indem man mehrere Blätter aufeinander legt, diese eng zusammenrollt und dann mit einem scharfen Messer quer in dünne Scheiben schneidet. Sie sollten das Basilikum erst unmittelbar vor dem Verzehr in Streifen schneiden.

Herbstliche Gemüsesuppe

Kürbisse, Möhren, Steckrüben und Porree haben alle eine gewisse natürliche Süße, die sich in dieser delikaten Suppe entfaltet. Je kleiner Sie die Gemüse schneiden, desto schneller garen sie. Um die Suppe etwas herzhafter und substantieller zu machen, geben Sie wahlweise Nudeln, Wildreis oder braunen Reis hinzu oder servieren sie auf gedämpftem Couscous.

Für 4 Personen

1 Tasse Steckrüben (oder Pastinaken), geschält und gewürfelt
1 Tasse Zwiebeln, gewürfelt
3/4 Tasse Porree, gehackt, nur die hellen Teile verwenden
1/2 Tasse Möhren, gewürfelt
1/2 Tasse Sellerie, gewürfelt
1 EL Knoblauch, zerdrückt

1³/₄ bis 2 l Gemüsebrühe, selbstgemacht
(s. S. 18f.) oder als Fertigprodukt

2¹/₂ Tassen Speisekürbis, gewürfelt

2 Tassen Wising, gehackt

1 scharfe Pepperoni, ohne Rippen und
Samen, gehackt

2¹/₂ Tassen Brokkoliröschen, mundgerecht
geschnitten

¹/₂ Tasse Brokkolistiele, geschält und
gewürfelt

Salz und Pfeffer

In einem großen Topf Rüben, Zwiebel, Porree, Möhren, Sellerie und Knoblauch mit 125 ml (ca. ¹/₂ Tasse) Gemüsebrühe aufwallen und 5 Minuten köcheln lassen. Dann den Kürbis, den Wirsing, die Chilischote und 1,6 l Brühe dazugeben, zum Köcheln bringen und bei kleiner Hitze köcheln lassen, bis die Gemüse fast weich sind (ca. 20 bis 30 Minuten). Brokkoliröschen und -stiele einrühren und 5 Minuten mitköcheln lassen. Wenn die Suppe zu dickflüssig ist, ¹/₄ l Brühe dazugießen. Mit Salz und Pfeffer abschmecken.

Menge: 425 ml (ca. 1³/₄ Tassen)
Kalorien: 104
Fett: 0,5 g
Cholesterin: 0 mg
Kohlenhydrate: 24,2 g
Eiweiß: 4,7 g
Natrium: 95,3 mg

Tip
Wenn ein Rezept nur nach Brokkoliröschen verlangt, schneiden Sie die Röschen ab, um sie nach Rezept zu verwenden, und nutzen die Stiele anderweitig. Schälen Sie die Stiele; unter der grünen Schale verbirgt sich helles, sehr schmackhaftes Fruchtfleisch. Essen Sie es roh oder gedämpft mit einer Senf-Honig-Soße angemacht (s. S. 113).

Backäpfel mit Aprikosenkonfitüre

Bereiten Sie am besten gleich die doppelte Menge dieser leckeren Backäpfel zu, und genießen Sie den Rest zum nächsten Frühstück oder Mittagessen. In der Mitte der Äpfel verbirgt sich eine süße Überraschung: ein Löffel cremiger Aprikosenfüllung.

Für 4 Personen

2 große Äpfel (z. B. Golden Delicious)

4 TL Aprikosenkonfitüre (ohne Zuckerzusatz)

4 TL Hafermehl oder feine Haferflocken

2 Zimtstangen

80 ml Apfelsaft

1 TL Zucker

1 TL Zitronensaft

Ofen auf 200°C vorheizen. Äpfel halbieren und das Gehäuse herausschneiden. In einer kleinen Schüssel die Konfitüre mit dem Hafermehl zu einer Paste verrühren und diese in die Ausschnittmulden der Äpfel verteilen. Die Früchte dann mit der Schnittfläche nach unten in eine Backform legen und die Zimtstangen dazugeben. Apfelsaft, Zucker und Zitronensaft verrühren und die Flüssigkeit über die Äpfel gießen. Die Form abdecken und die Äpfel weich backen (ca. 30 Minuten). Mit der Schnittfläche nach oben servieren und mit dem Saft übergießen.

Menge: 1 großer Apfel
Kalorien: 136
Fett: 0,5 g
Cholesterin: 0 mg
Kohlenhydrate: 32,0 g
Eiweiß: 2,4 g
Natrium: 6,0 mg

Würziger Mehrkornkuchen mit Spinat
Kräuterjoghurtsoße (s. S. 100)
Pommes »frites«
Gedämpfte grüne Bohnen
Selbstgemachter Apfelkompott

Manchmal schmeckt eine einfache hausgemachte Mahlzeit besser als jedes Fünf-Sterne-Menü. Weil wir heute viel mehr über den Zusammenhang von Fett und Herzerkrankung wissen, ersetzen wir den beliebten Hackfleischbraten durch eine Mehrkorngetreidemischung und die fettige Bratensoße durch eine leichte Joghurtsoße, die hier gleich drei Funktionen wahrnimmt: Sie paßt sowohl zum Kornkuchen als auch zu den Kartoffeln und den Bohnen. Genießen Sie zum Nachtisch ein gekühltes Kompott aus duftenden Herbstäpfeln.

Die Zeitplanung: Kochen Sie das Apfelkompott, und stellen Sie es kalt. Danach den Getreidelaib backen; während des Backens die Pommes »frites« vorbereiten. Während die Kartoffeln backen, putzen und dämpfen Sie die Bohnen.

Mehrkornkuchen mit Spinat

Diese vegetarische Version des Hackfleischbratens enthält viel ballaststoffreiches Getreide und vitamin-

reichen Spinat. Der gut gewürzte feuchte Kuchen läßt sich in feste Scheiben schneiden, die sich auch am nächsten Tag noch gut für ein belegtes Brot mit Tomatenscheiben oder Keimlingen eignen.

Für 4 Personen

1 Tasse Bulgur
1 Tasse feine Haferflocken (keine schnellöslichen »Instant«-Flocken)
½ l Gemüsebrühe, selbstgemacht (s. S. 18f.) oder als Fertigprodukt
2 Tassen Brot vom Vortag, gewürfelt
1 Tasse Zwiebeln, gewürfelt
1 Paket (ca. 300 g) Gefrierspinat, aufgetaut
120 ml Ei-Austauschstoff
½ Tasse Petersilie, gewiegt
1 TL Knoblauch, zerdrückt
¼ TL Salz
1 Prise schwarzer Pfeffer
120 ml fettfreie Soße »Marinara«, selbstgemacht (s. S. 71) oder als Fertigprodukt
Kräuterjoghurtsoße (s. S. 100)

Ofen auf 230°C vorheizen. Bulgur und Haferflocken in einer Schüssel vermengen. Gemüsebrühe aufkochen und über die Getreide gießen. Bei abgedecktem Topf 8 Minuten lang einweichen lassen.

Brot, Zwiebel, Spinat, Ei-Ersatz, Petersilie, Knoblauch, Salz und Pfeffer zum Getreidebrei geben und sorgfältig verrühren. Die Masse in eine beschichtete oder leicht eingefettete Kastenform (ca. 25 × 15 cm) füllen. Soße »Marinara« gleichmäßig darauf verteilen und ca. 35 Minuten backen. Vor dem Anrichten 15 Minuten abkühlen lassen, dann mit der Kräuterjoghurtsoße servieren.

Menge: ⅛ des Kuchens
Kalorien: 472
Fett: 4,8 g
Cholesterin: 0 mg
Kohlenhydrate: 89,5 g
Eiweiß: 22,5 g
Natrium: 821,2 mg

Tip

Petersilie ist viel mehr als nur eine hübsche Garnierung. Das kleine Kraut steckt voller Vitamin C. Eine halbe Tasse liefert 27 mg Vitamin C, was ca. einem Drittel der Menge entspricht, die ein Mensch am Tag braucht. Allerdings zerstört der Garvorgang einen Teil des Vitamingehaltes. Streuen Sie so oft wie möglich frische Petersilie über Ihre Salate und Gemüsegerichte.

Pommes »frites«

Was wäre ein Leben ohne Pommes frites? Diese goldbraunen »Fälschungen« werden Sie für die echten frittierten Kartoffeln mehr als entschädigen.

Für 4 Personen

> 4 große Kartoffeln (ca. 240 g pro Kartoffel)
> Salz

Den Ofen auf 245 °C vorheizen. Ein Backblech mit Pergamentpapier auslegen und leicht einfetten. Die Kartoffeln schälen. Die Knollen längs in Stäbchen schneiden und diese auf dem Backblech auslegen (die Kartoffelstäbchen sollten sich nicht berühren).

Mit Salz bestreuen und goldbraun backen (ca. 25 Minuten).

Menge: ¼ der Pommes »frites«
Kalorien: 177
Fett: 0,11 g
Cholesterin: 0 mg
Kohlenhydrate: 40,4 g
Eiweiß: 4,6 g
Natrium: 16,0 mg (ohne zusätzl. Salz zum Würzen)

Tip

Pergamentpapier ist ein nützliches Hilfsmittel beim Backen; es wirkt wie eine Antihaftbeschichtung des Backblechs. Bei feuchtem Backgut wie den Kartoffelstäbchen sollten Sie das Papier aber zur Sicherheit mit ein wenig Fett bestreichen.

Selbstgemachtes Apfelkompott

Sie können dieses Apfelkompott nach Belieben mit etwas Vanille, Zimt, Ingwer oder Kardamom geschmacklich verfeinern. Aber es schmeckt auch in dieser Grundversion sehr gut. Verdoppeln oder verdreifachen Sie die Menge der Zutaten, so können Sie in den folgenden Tagen Ihr Frühstücksmüsli oder Ihren abendlichen Joghurt bereichern.

Für 4 Personen

> 4 große Äpfel, z.B. Jonagold, Gloster, Boskoop, Gascoynes, oder 8 kleine bis mittelgroße Äpfel, z.B. Berlepsch, Carola (Kalco), Goldparmäne, Gravensteiner
> 120 ml Apfelsaftkonzentrat

Die Äpfel schälen, vierteln und entkernen, dann grob würfeln. Äpfel zusammen mit dem Apfelsaftkonzentrat und 120 ml Wasser in einen großen Topf geben. Auf mittlerer Stufe zum Köcheln bringen, abdecken und sanft weiterköcheln lassen, bis die Früchte fast weich sind (ca. 6 Minuten). In der Küchenmaschine pürieren, bis die gewünschte Konsistenz hergestellt ist. Warm oder kalt servieren.

Menge: 120 ml
Kalorien: 131
Fett: 0,5 g
Cholesterin: 0 mg
Kohlenhydrate: 33,4 g
Eiweiß: 0,3 g
Natrium: 2,2 mg

Tip

Apfelsorten unterscheiden sich unter anderem auch in ihrem Wassergehalt: einige sind sehr saftig, andere eher trocken. Wenn das Kompott zu flüssig aussieht, nehmen Sie einige Minuten lang den Deckel ab, um Feuchtigkeit entweichen zu lassen; scheint es dagegen zu trocken, geben Sie einige Eßlöffel Wasser hinzu.

Süßkartoffelsuppe mit Limette
Gefüllte Paprika
Schwarzbohnensoße
Gedämpfter Blattmangold
Möhrenkuchen mit Käseüberzug

Noch vor nicht allzu langer Zeit verstand man unter gutem Essen vor allem kalorienreiche Menüs: Fleisch gehörte ebenso selbstverständlich dazu wie fettreiche Soßen und sahnige Nachspeisen. Diese Gerichte waren nicht nur aufwendig zu kochen, sie stellten auf Dauer auch eine gesundheitliche Belastung dar. Daß Gaumenfreuden aber keineswegs vom Fettgehalt der Speisen abhängen müssen, beweisen die einfachen, fettarmen und vegetarischen Gerichte, die heute – auch bei der Bewirtung festlicher Gesellschaften – immer beliebter werden. Das hier vorgestellte Menü erfüllt alle Ansprüche, die Sie an eine gesunde und schmackhafte Speisenfolge stellen können.

Die Zeitplanung: Bereiten Sie den Kuchen morgens oder mehrere Stunden vor dem Verzehr zu, allerdings ohne den Käseüberzug. Diesen rühren Sie erst 1½ Stunden vor dem Essen an und verteilen ihn auf dem Kuchen. Zu diesem Zeitpunkt bereiten Sie auch die Suppe zum späteren Aufwärmen zu. Dann die Paprika füllen und backen. Währenddessen widmen Sie sich der Bohnensoße und dem Mangold. Dann wärmen Sie die Suppe auf und tragen Sie als ersten Gang auf. Den Mangold dämpfen, wenn Sie den zweiten Gang servieren.

Süßkartoffelsuppe mit Limette

Durch den Schuß Limettensaft und den Koriander gewinnt diese einfache Suppe einen mediterranen

Charakter. Anstelle des Limettensaftes können Sie die Suppe auch mit Thymian würzen und mit einem Klecks saurer Sahne servieren.

Für ca. 3 l Suppe (ca. 12 Tassen)

1⅓ Tassen Porree, helle Teile, dünn geschnitten
900 ml Gemüsebrühe (s. S. 18f.) oder mehr,
    falls gewünscht
2 Kilo Süßkartoffeln, geschält und gewürfelt
Saft zweier Limetten
Salz und Pfeffer
¼ Tasse Korianderblätter, gehackt (wahlweise)

Den Porree in 120 ml Brühe in einem großen Topf aufkochen und eine Minute köcheln lassen. Die Kartoffeln dazugeben und weitere 4 Minuten garen. 1½ l Wasser hinzugießen, die Hitze reduzieren und kochen lassen, bis die Kartoffeln weich sind (ca. 25 Minuten). Die Mischung in der Küchenmaschine pürieren; dabei so viel der Gemüsebrühe hinzugießen, bis eine suppenflüssige Konsistenz entsteht. Die Suppe in den Topf zurückgießen und Limettensaft sowie Pfeffer und Salz nach Geschmack dazugeben. Aufwärmen. In angewärmten Schüsseln servieren und – falls gewünscht – mit Korianderblättern garnieren.

Menge: 360 ml (1½ Tassen)
Kalorien: 156
Fett: 0,52 g
Cholesterin: 0 mg
Kohlenhydrate: 34,4 g
Eiweiß: 2,4 g
Natrium: 66,0 mg (ohne Salz zum Würzen)

Tip
Sechs einfache Wege zu mehr Ballaststoffen
1. Essen Sie ungeschältes Obst, anstatt Fruchtsaft zu trinken.
2. Reichern Sie grünen Salat durch geraspelte Möhren oder geschnittene Brokkoliröschen an.
3. Machen Sie Gemüsesuppen kräftiger, indem Sie Vollkornnudeln oder braunen Reis, Wildreis oder Bulgur hinzugeben.
4. Fügen Sie Tomatensoßen für Nudelgerichte weiße Kidneybohnen oder Kichererbsen hinzu.
5. Pürieren Sie Dosenbohnen mit Knoblauch, Kräutern oder Gewürzen, um ein schmackhaftes Dip für rohe Gemüse zu bereiten.
6. Bevorzugen Sie zum Frühstück Getreideflocken aus Vollkorn anstelle von ballaststoffarmen Produkten wie Corn Flakes oder Crispies u. ä.

Gefüllte Paprikaschoten

Eine ausgefallene Variante gefüllter Paprikaschoten, die hübsch aussehen und mit einer köstlichen Bohnensoße serviert werden.

Für 8 Personen

8 große Paprikaschoten, vorzugsweise rot
600 ml Gemüsebrühe, selbstgemacht (s. S. 18f.)
    oder als Fertigprodukt
½ TL Salz
¼ TL schwarzer Pfeffer

1 Tasse Champignons, geschnitten
½ Tasse Zwiebeln, fein gehackt
½ Tasse Sellerie, fein gehackt
2 Tassen Basmatireis
½ Tasse Dosentomaten, gewürfelt
1 TL Kümmelsamen
1 Tasse grüne Erbsen, frisch oder tiefgekühlt

Menge: 1 gefüllte Paprika
Kalorien: 229
Fett: 0,65 g
Cholesterin: 0 mg
Kohlenhydrate: 50,2 g
Eiweiß: 5,8 g
Natrium: 45,0 mg

Trennen Sie mit einem scharfen Messer das obere Drittel jeder Paprikaschote ab, und legen Sie die »Deckel« beiseite. Rippen und Kerne vorsichtig entfernen. Schoten in einem großen Topf mit heißem Salzwasser fast weich kochen (ca. 5 bis 7 Minuten), abtropfen lassen und in kaltem Wasser abschrecken, um den Garvorgang zu unterbrechen. Nochmals abtropfen lassen und trockentupfen.

Die Gemüsebrühe in einem großen Topf köcheln lassen, dann Salz, Pfeffer, Champignons, Zwiebel und Sellerie dazugeben. Die Gemüse köcheln lassen, bis sie fast weich sind (ca. 5 Minuten), dann Reis, Tomaten und Kümmel hinzufügen. Topf abdecken und auf kleiner Stufe knapp 20 Minuten köcheln lassen. Anschließend die Erbsen dazugeben (nicht umrühren), den Topf wieder abdecken, vom Herd nehmen und stehenlassen; nach ca. 7 Minuten sollten die Erbsen gar sein. Die Mischung in eine große Schüssel umfüllen und mit einer Gabel auflockern.

Den Ofen auf 220°C vorheizen. Die Füllung gleichmäßig in die Paprikaschoten verteilen und mit den beiseite gelegten »Deckeln« verschließen. Paprika in eine Backform stellen; falls sie nicht aufrecht stehen bleiben, vorsichtig auf die Seite legen. Ohne Deckel ca. 20 Minuten backen. Mit Bohnensoße anrichten (siehe rechts).

Tip
Die Füllung eignet sich auch hervorragend als eigenständiges Gericht zu Spinatsalat.

Schwarzbohnensoße

Diese Soße aus schwarzen Bohnen ist vielseitig verwendbar. Servieren Sie sie auf Tortillas mit kurzgebratenen Gemüsen oder als Beilage zu Reisgerichten mit gedämpften Gemüsen. Wenn Sie die Soße flüssiger und ohne ganze Bohnen mögen, pürieren Sie sie in der Küchenmaschine, und geben Sie nach Wunsch Gemüsebrühe oder Wasser hinzu.

Für ¾ l Soße

½ Tasse Zwiebeln, gewürfelt
1 TL Knoblauch, zerdrückt
1 Dose (ca. 450 ml) schwarze Bohnen
1 Dose (ca. 450 ml) Tomatensoße
½ TL Kümmel, gemahlen
1 TL Koriander, gemahlen
1 TL Chilipfeffer
Salz und Pfeffer

Zwiebel, Knoblauch und 60 ml Wasser in einem großen Topf köcheln, bis die Gemüse glasig werden (ca.

3 bis 5 Minuten). Schwarze Bohnen mit dem Saft, Tomatensoße, Kümmel, Koriander und Chilipulver einrühren. Bei abgedecktem Topf köcheln lassen, bis die Aromen sich verbunden haben (ungefähr 15 bis 20 Minuten). Gelegentlich umrühren und, falls nötig, mit etwas Wasser verdünnen. Mit Pfeffer und Salz abschmecken.

Menge: 80 ml (ca. ¹⁄₃ Tasse)
Kalorien: 66
Fett: 0,4 g
Cholesterin: 0 mg
Kohlenhydrate: 12,8 g
Eiweiß: 3,8 g
Natrium: 208,7 mg (ohne zusätzliches Salz)

Tip

Viele Bohnengerichte schmecken besser, wenn sie einen Tag gestanden haben; wahrscheinlich liegt das daran, daß die Bohnen dann mehr Zeit haben, die Aromen der Gewürze aufzunehmen.

Möhrenkuchen mit Käseüberzug

Das Ananas- und das Möhrenpüree verhindern, daß der Möhrenkuchen trocken wird. Und der Kuchen schmeckt ebenso lecker wie das fetthaltige Original. Ein süßer Überzug aus Frischkäse läßt ihn auch bei Geburtstagsfeiern gut ankommen.

Für 1 Kuchen (ca. 12 Portionen)

2 Tassen Möhren, geschält und geraspelt
¹⁄₂ Tasse Zucker

1 kleine Dose (ca. 120 ml) Ananas, mit Saft püriert
1 kleines Glas (ca. 120 ml) Möhrenpüree (evtl. Kindernahrung, sonst selber machen)
120 ml Eiklar (von ca. 4 großen Eiern) oder Ei-Austauschstoff
2 TL Vanilleextrakt
¹⁄₄ TL Salz
1¹⁄₄ Tassen gesiebtes Backmehl
1¹⁄₄ Tassen Haferkleie
2 TL Backpulver
1¹⁄₂ TL Zimt

Für den Überzug:
240 g fettarmer Frischkäse
¹⁄₄ Tasse Zucker

Ofen auf 220° C vorheizen. Eine Springform (ca. 25 cm Durchmesser) leicht einfetten. In einer großen Schüssel Möhrenraspel, Zucker, Ananas- und Möhrenpüree, Eiklar, Vanille und Salz gründlich verschlagen.

In einer anderen Schüssel Mehl, Haferkleie, Backpulver und Zimt vermengen und vorsichtig unter die Möhrenmischung heben.

Die Masse in die Springform füllen und backen, bis die Oberfläche beginnt, leicht zu bräunen (ca. 30 Minuten). Abkühlenen lassen, dann aus der Form nehmen und mit der Käsemischung überziehen.
Der Überzug: Frischkäse und Zucker mit dem Handmixer quirlen, bis die Mischung weich und cremig ist. Gleichmäßig über den Möhrenkuchen verteilen.

Menge: ¹⁄₁₂ des Kuchens
Kalorien: 118
Fett: 0,9 g

Cholesterin: 0 mg
Kohlenhydrate: 26,7 g
Eiweiß: 4,9 g
Natrium: 101,3 mg

Tip
Möhren gehören mit zu den besten Beta-carotin-Lieferanten, das im Körper in Vitamin A umgewandelt wird. Betacarotin gehört zur Gruppe der Carotinoide, die durch ihre antioxidative Wirkung vermutlich gegen Krebs schützen. Darüber hinaus liefern Möhren noch wasserlösliche Ballaststoffe, Vitamin C und Kalzium.

Wintermenüs

Vegetarisches Chili »scharf«
Gedämpfter Basmatireis
Beilagen (Essiggemüse etc.)
Knäckebrot
Apfelsinenkompott mit Zimt-Joghurt-Soße

Bunter Reis-Pilaw mit Spalterbsen
Gedämpfte Bataten
Spinat-Gurken-Raita
Vollkornpita
Winterfrüchte mit Himbeersorbet

Kohlrouladen mit braunem Reis
Gedämpfte Kartoffeln mit kleinen Erbsen
Saure Sahne mit Schnittlauch
Pumpernickel oder Roggenbrot
Apfelschiffchen

Penne mit Bohnen-Tomaten-Soße
Welkspinat mit Knoblauch und Zitrone
Knuspriges Baguette oder Ciabatta
Dunstbirnen in Rotwein

Kartoffelpuffer mit Apfelkompott
Winterborschtsch mit saurer Sahne
Warmes Roggenbrot
Apfelsinenscheiben in würzigem Sirup

Gemischter Reissalat mit Artischockenherzen
Cannellinisuppe mit Grünkohl
Vollkorntoast
Apfelsinenschiffchen

Herzhafte Gersten-Linsen-Suppe
Geröstete Vollkornbrötchen
Spinat-Champignon-Salat mit Buttermilchsoße
Gebackene Bananen mit Apfelsinensoße

Gebackene Süßkartoffeln mit Thymian
Geschmorter Weißkohl mit Zwiebeln und Kümmel
Gedämpfter Wildreis mit kleinen Erbsen
Vollkornbrötchen
Warmer Apfelstreusel

»Weihnachts-Festmahl«
Consommé mit Gemüse à brunoise
Pilzrisotto
Geschmorter Rosenkohl mit Kastanien
Glasierter Kürbis mit Apfelsine und Ingwer
Brotpudding mit Weinbrandbirnen

Wie wunderbar die Natur doch ihre Schätze über die Jahreszeiten verteilt: Gerade dann, wenn das Wetter naß und kalt wird und man sich nahrhafte und wärmende Gerichte wünscht, liefert sie ihre herzhaftesten Gemüse zur Ernte. Wurzelgemüse wie Steckrüben und Pastinaken oder der derbere Grünkohl oder Wirsing gestalten die Ernährung auch im Winter abwechslungsreich und interessant. Heiße Suppen sind immer willkommen, wenn es draußen kalt ist, wenngleich die Suppen aus diesem Kapitel Ihnen auch zu anderen Jahreszeiten schmecken werden. Folgende Obstsorten und Gemüse sind im Winter besonders empfehlenswert:

Apfelsinen
Bananen
Brokkoli
Chicorée
Chinakohl
Feldsalat
Fenchel
Granatäpfel
Grünkohl
Kiwis
Knollensellerie
Lollo Rossa
Mandarinen
Meerrettich
Pampelmusen
Rauken
Pastinaken
Radicchio
Rosenkohl
Rote Bete
Rotkohl
Schwarzwurzel
Steckrüben
Weiße Rüben
Weißkohl
Wildpilze
Winterendivien
Wirsing

Vegetarisches Chili »scharf«
Gedämpfter Basmatireis
Beilagen (Essiggemüse etc.)
Knäckebrot
Apfelsinenkompott mit Zimt-Joghurt-Soße

Servieren Sie diesen Chilitopf auf duftendem Basmatireis, und reichen Sie dazu eine Auswahl von Beilagen: eingelegte Essiggemüse (z. B. Perlzwiebeln, Gurken, Pepperoni, Paprika), geriebenen Magerkäse oder frische Gemüse wie Möhren- und Selleriestreifen. Dazu passen Knäckebrote und Cracker oder selbstgemachtes Maisbrot (s. S. 115). Nach dem würzig-scharfen Chili wird Sie eine Schale Zitrusfrüchte mit Zimt-Joghurt-Soße als Nachtisch erfrischen.
Die Zeitplanung: Bereiten Sie zunächst das Apfelsinenkompott und die Joghurtsoße zu, und stellen Sie beides kalt. Dann setzen Sie das Chili auf. Während es köchelt, dämpfen Sie den Reis und richten das Brot und die Beilagen an.

Vegetarisches Chili »scharf«
Ein Chili, das sich sehen und schmecken lassen kann. Am besten servieren Sie es mit dem köstlichen indischen Basmatireis. Aber es schmeckt auch jeder andere Reis zu dieser kräftig schmeckenden Variante.

Für 4 Personen

10 Sojabratlinge (zu je 70 bis 80 g)
1 Tasse Zwiebeln, gewürfelt
1 Tasse grüne Paprika, gewürfelt
1 Knoblauchzehe, zerdrückt
2 EL Chilipfeffer
1 EL Kümmel, gemahlen
1 Tasse Dosentomaten, fein gewürfelt
60 ml würzige Tomatensoße (ohne Fett)
Salz

Die Sojabratlinge nach Packungsanweisung zubereiten, dann grob würfeln.

Zwiebeln, Paprika, Knoblauch, Chilipulver und Kümmel in einem beschichteten Topf mit 60 ml Wasser aufkochen und köcheln lassen, bis die Gemüse weich sind (ca. 5 Minuten). Tomaten, Tomatensoße, Sojawürfel und 1/2 l Wasser dazugeben, zum Köcheln bringen, Topf abdecken und Hitze reduzieren, so daß das Chili nur noch ganz sanft köchelt. Ca. 20 Minuten garen lassen (probieren!), dann mit Salz abschmecken.

Menge: 2 Tassen
Kalorien: 247
Fett: 0,3 g
Cholesterin: 0 mg
Kohlenhydrate: 30,6 g
Eiweiß: 31,3 g
Natrium: 534,7 mg (ohne zusätzliches Salz)

Tip
Dieses Grundrezept für ein Chili können Sie mit Gemüsen und Gewürzen Ihrer Wahl variieren. Geben Sie eine gehackte Chilischote, etwas Oregano, Maiskörner oder Bohnen hinzu. Gemüsebrühe statt Wasser ergibt einen noch kräftigeren Geschmack. Mit dem Chili kann man am nächsten Tag auch zum Beispiel ein Pitabrot füllen oder einen Vollkorntoast bestreichen.

Apfelsinenkompott mit Zimt-Joghurt-Soße

Das Kompott wird aus den geschmacklich besonders intensiven Navel-Apfelsinen (zu erkennen an der kleinen Tochterfrucht am Blütenansatz) und den milden, rosafarbenen Grapefruits zubereitet. Noch hübscher sieht das Ganze aus, wenn Sie Zitrusfrüchte mit noch kräftigeren Farben verwenden: z.B. Blutorangen.

Für 4 Personen

6 Navel-Apfelsinen oder eine Mischung
   aus Navel- und Blutorangen (unbehandelt)
2 Grapefruits rosé
120 ml Magerjoghurt
1 1/2 TL brauner Zucker
eine Prise gemahlener Zimt

Von einer Apfelsine die Schale abreiben (ca. 1 EL, nur den farbigen Teil der Schale). Von den Apfelsinen die oberen und unteren Enden abschneiden, die Früchte aufstellen und mit einem scharfen Messer die Schale von oben nach unten einschneiden, so daß sie leicht geschält werden können. Dabei auch die weiße Unterhaut entfernen, soweit es geht. Die einzelnen Segmente mit einem kleinen Messer zwischen Fruchtfleisch und Membrane über einer Schale lösen

(Saft auffangen!). Die Segmente im Ganzen herausnehmen und in eine Schüssel legen. Die Grapefruit ebenso schälen und teilen, dabei die Kerne entfernen. Die Fruchtstücke, den aufgefangenen Saft sowie 2½ TL der abgeriebenen Schale vorsichtig vermengen.

Den verbliebenen ½ TL der abgeriebenen Schale, Joghurt, Zucker und Zimt in einer kleinen Schüssel miteinander verrühren. 1½ TL Fruchtsaft aus der großen Schale in die Joghurtmischung rühren. Zum Anrichten verteilen Sie die Zitrussegmente in jede der vier Dessertschalen und löffeln die Joghurtsoße darüber.

Menge: ¾ Tasse Früchte, 2 EL Soße
Kalorien: 160
Fett: 0,4 g
Cholesterin: 0,5 mg
Kohlenhydrate: 38,4 g
Eiweiß: 4,8 g
Natrium: 24,0 mg

Tip

Diese Joghurtsoße mit Zitrus- und Zimtaroma paßt auch zu vielen anderen Obstsorten, z.B. zu Ananasringen, Bananen, Mangos oder zu einem Obstsalat (s. S. 80).

Bunter Reis-Pilaw mit Spalterbsen
Gedämpfte Bataten (Süßkartoffeln)
Spinat-Gurken-Raita
Vollkornpita
Winterfrüchte mit Himbeersorbet

In Indien ist die vegetarische Kost sehr verbreitet, so daß die indische Küche für viele köstliche Gerichte die Ideen liefern kann. Sowohl der Reis-Pilaw als auch der milde Raita sind Beispiele hierfür. Gedämpfte Süßkartoffeln verleihen dem Pilaw etwas mehr Farbe und einen kräftigen Schub Beta-Carotin. Beschließen Sie das Mahl mit einer Schale Winterfrüchte und einem Himbeersorbet.

Die Zeitplanung: Die Früchte schälen, zerteilen und kalt stellen. (Ausgenommen ist nur die Banane, die erst kurz vor dem Anrichten geschält und zerkleinert wird.) Dann den Reis-Pilaw zubereiten. Während dieser gart, widmen Sie sich dem Raita. Ca. 10 Minuten vor dem Auftragen die Bataten schneiden und dämpfen.

Bunter Reis-Pilaw mit Spalterbsen

Dieser vielfarbige Pilaw erhält geschmacklich durch den Kümmelsamen eine typische indische Note.

Für 4 Personen

1 Tasse Zwiebeln, gewürfelt
½ Tasse Möhren, gewürfelt
½ Tasse Sellerie, gewürfelt
½ Tasse Spalterbsen (Splittererbsen), grün oder gelb
1 Tasse Langkornreis, vorzugsweise Basmati
1 TL Kümmelsamen

1 Lorbeerblatt
½ TL Salz
¼ TL Pfeffer

Alle Zutaten in einem großen Topf (4 l) mit ¾ l Wasser aufkochen, die Hitze auf die niedrigste Stufe reduzieren und den Pilaw bei zugedecktem Topf 25 Minuten köcheln lassen. Dann 5 Minuten abgedeckt stehenlassen; anschließend in eine Servierschüssel umfüllen und mit einer Gabel auflockern. Das Lorbeerblatt vor dem Anrichten entfernen.

Menge: 1½ Tassen
Kalorien: 278
Fett: 1,5 g
Cholesterin: 0 mg
Kohlenhydrate: 55,9 g
Eiweiß: 10,4 g
Natrium: 130,0 mg

Tip
Viele Gewürzsamen werden aromatischer, wenn man sie kurz röstet. Für das Pilaw-Rezept können Sie die Kümmelsamen in einer kleinen Pfanne auf kleiner Hitze anrösten, bis die Körner etwas dunkler werden und zu duften beginnen; die Pfanne dabei öfters schütteln.

Spinat-Gurken-Raita

Raita ist ein cremiger Salat auf Joghurtbasis, der in Indien zu scharfen und stark gewürzten Speisen gereicht wird. Genießen Sie ihn zu dem Reis-Pilaw mit Splittererbsen oder zu anderen gedämpften Getreidesorten, als Soße zu grünem Blattgemüse oder Tomatenscheiben oder als Dip zu Pitabrot und knackig frischen Gemüsen. Raita hält sich im Kühlschrank ca. 2 Tage lang.

Für 4 Personen

1 kleine Gurke
½ Tasse Gefrierspinat, aufgetaut und mit einem Tuch etwas trocken gedrückt
250 ml Magerjoghurt
1 Knoblauchzehe, zerdrückt
1 EL frische(r) Koriander, Pfefferminze oder Petersilie, gewiegt
½ TL geriebene Zitronenschale (unbehandelt)
Pfeffer und Salz

Gurke schälen, längs halbieren und die Kerne mit einem kleinen Löffel ausschaben; dann fein würfeln (ca. 1 Tasse Gurkenwürfel).

Gurke, Spinat, Joghurt, Knoblauch, Kräuter und Zitronenschale in einer Schüssel vermengen und mit Pfeffer und Salz abschmecken.

Menge: ½ Tasse
Kalorien: 36
Fett: 0,15 g
Cholesterin: 1,0 mg
Kohlenhydrate: 5,2 g
Eiweiß: 3,6 g
Natrium: 49,0 mg (ohne zusätzliches Salz)

Tip
Selbstverständlich können Sie den Raita auch mit frischem Spinat zubereiten. Sie brauchen

ca. 360 g Spinatblätter ohne Stiele. Die gewaschenen Blätter blanchieren Sie in einem großen Topf mit Salzwasser ca. 1 Minute lang, lassen Sie in einem Sieb abtropfen und spülen Sie dann mit kaltem Wasser ab. Mit einem Tuch etwas trocken drücken, dann zerkleinern (ca. ½ Tasse).

Winterfrüchte mit Himbeersorbet

Eine Platte mit frischem Obst in bunten Farben ist ein appetitlicher Abschluß eines solchen Menüs. Alle Früchte, die Bananen ausgenommen, können im voraus geschnitten werden. Importierte Mangos gibt es bei uns fast das gesamte Jahr hindurch; wenn Sie dennoch keine finden können, nehmen Sie statt dessen eine Obstsorte, die in Farbe und Konsistenz zu den anderen Früchten angenehm kontrastiert, z.B. eine Apfelsine.

Für 4 Personen

- ¼ einer kleinen Ananas
- 2 Kiwis
- 1 Mango
- 1 Banane
- 240 ml Himbeersorbet aus dem Glas, ohne zusätzlichen Zucker
- Pfefferminzzweige

Die verholzte Mitte aus der Ananas heraus- und den Rand vorsichtig abschneiden; das Fleisch dann grob würfeln. Beiseite stellen.

Die Kiwis längs halbieren. Das Fleisch mit einem Suppenlöffel in einem Stück von der Schale lösen; jede Hälfte längs in drei Teile schneiden. Beiseite stellen.

Die Mango schälen; halten Sie die Frucht in einer Hand, und schälen Sie mit einem scharfen kleinen Messer die obere Hälfte. Das Fruchtfleisch dann in Längsstreifen vom Kern abtrennen. Umdrehen und mit der anderen Hälfte ebenso verfahren.

Die Ananas, Kiwis und Mangostreifen auf einer großen Platte getrennt anrichten, dabei Platz für die Bananenscheiben lassen. Die Platte mit einer Plastiktüte oder -folie abdecken und bis zum Servieren kalt stellen. Kurz vor dem Servieren des Nachtischs die Banane schälen, in dicke Scheiben schneiden und ebenfalls auf der Platte anrichten.

Verteilen Sie das Himbeersorbet auf vier gekühlte Dessertteller, und garnieren Sie mit je einem Zweiglein frischer Pfefferminze. Anschließend die Obstplatte herumreichen.

Menge: 1 Tasse Obst, ¼ Tasse Himbeersorbet
Kalorien: 128
Fett: 0,5 g
Cholesterin: 0 mg
Kohlenhydrate: 23,0 g
Eiweiß: 1,5 g
Natrium: 33,0 mg

Tip

Mangopüree ergibt eine ausgezeichnete Soße für fast alle Obstsorten. Dazu schälen, schneiden und würfeln Sie eine reife Mango und pürieren das Fruchtfleisch in einer Küchenmaschine. Geben Sie gegebenenfalls ein wenig Zucker und etwas Zitronen- oder Limettensaft hinzu. Probieren Sie Mangopüree zu Bananenscheiben, Himbeeren, Pfirsichen, Brombeeren oder Ananas. Und wie erkenen Sie, ob eine Mango reif ist? Am Geruch. Die reife Frucht entwickelt einen starken tropischen Duft.

Kohlrouladen mit braunem Reis
Gedämpfte Kartoffeln mit kleinen Erbsen
Saure Sahne mit Schnittlauch
Pumpernickel oder Roggenbrot
Apfelschiffchen

Wir wissen heute, daß die einfache Küche vielfach gesünder ist als so manches 5-Sterne-Menü. Geschmacklich muß sie deshalb aber nicht weniger interessant sein. Im Gegenteil: Eine bescheiden anmutende Kohlroulade, gefüllt mit nahrhaftem braunen Reis, Linsen und Kümmel, kann eine Köstlichkeit sein. Zusammen mit gedämpften Kartoffeln und Erbsen und einem guten Klecks saurer Sahne sind Kohlrouladen ein blendendes Beispiel für gesunde, einfache Hausmannskost.

Die Zeitplanung: Zunächst die Kohlrouladen zubereiten. Während diese backen, die Kartoffeln und Erbsen dämpfen. Schneiden Sie die Äpfel erst kurz vor dem Verzehr in dicke Keile.

Kohlrouladen mit braunem Reis

Wenn Sie mögen, können Sie fast alle Arbeitsschritte im voraus erledigen: das Blanchieren der Kohlblätter, das Zubereiten der Füllung, sogar das Rollen der gefüllten Rouladen. Nur das Backen sollten Sie zeitlich so einrichten, daß die Rouladen heiß auf den Tisch kommen.

Für 4 Personen

Die Füllung:

¾ l Gemüsebrühe, selbstgemacht (s. S. 18f.) oder als Fertigprodukt
1 Tasse Zwiebeln, gewürfelt
½ Tasse Möhren, gewürfelt
½ Tasse Sellerie, gewürfelt
½ Tasse Linsen
1 TL Knoblauch, zerdrückt
1 TL Kümmelsamen
½ TL Salz
¼ TL schwarzer Pfeffer
1 Tasse Basmatireis
1 großer Weißkohl (1000 bis 1200 g)
360 ml Soße »Marinara«, selbstgemacht (s. S. 71) oder als Fertigprodukt

Die Kräutersahne:

120 ml magere saure Sahne, verrührt mit 1 EL Schnittlauch oder Petersilie (jeweils gewiegt)

Die Gemüsebrühe in einem großen Topf zum Köcheln bringen. Zwiebeln, Möhren, Sellerie, Linsen, Knoblauch, Kümmel, Salz und Pfeffer hineinrühren und 5 Minuten köcheln lassen. Reis hinzufügen, umrühren und bei kleinster Hitze und abgedecktem Topf 20 Minuten weiterköcheln lassen. Dann vom Herd nehmen und 5 Minuten stehenlassen.

Den Ofen auf 220°C vorheizen. Den Strunkansatz des Kohlkopfes wegschneiden. In einem großen Topf Salzwasser aufkochen, den Kohl hineingeben und köcheln lassen. Gelegentlich wenden oder drehen, damit der Kopf gleichmäßig gart. Nach ca. 12 Minuten sollten sich die äußeren Blätter vom Kopf lösen.

Den Kohl herausnehmen und in kaltem Wasser abschrecken, um den Garvorgang zu unterbrechen. Sie benötigen 12 große Blätter für die Rouladen. Den Rest des Kohls für andere Verwendungen – z. B. als Suppengemüse – aufbewahren.

Die 12 blanchierten Blätter abtropfen lassen und trockentupfen. Auf einer Arbeitsfläche ausbreiten und jeweils eine knappe halbe Tasse der Füllung auf das untere Drittel eines jeden Blattes geben. Das untere Ende über die Füllung klappen, die Seiten einfalten und das Blatt bis zum Ende einrollen, so daß die Füllung fest eingeschlossen ist. Die Rouladen in eine Backform legen, die gerade groß genug ist, um alle 12 Rollen in einer Lage aufzunehmen. Mit der Soße gleichmäßig übergießen, dann ca. 15 Minuten backen. Mit der Kräutersahne anrichten.

Menge: 3 Kohlrouladen
Kalorien: 228
Fett: 1,3 g
Cholesterin: 0 mg
Kohlenhydrate: 45,5 g
Eiweiß: 11,3 g
Natrium: 895,0 mg

Tip
Die Füllung für diese Rouladen ist eine abgewandelte Form des Reis-Pilaws mit Spalterbsen (s. S. 141). Wenn es einmal etwas schneller gehen muß, können Sie diesen Pilaw auch als Beilage zu gedämpften Weißkohlschnitzeln bereiten. Reichen Sie Paprika und Kräutersahne dazu.

Gedämpfte Kartoffeln mit kleinen Erbsen

Damit die geviertelten Kartoffeln gleichmäßig garen, sollten Sie eine ausreichend große Pfanne wählen, in der die Kartoffeln in einer Lage unterzubringen sind. Natürlich können Sie auch größere Erbsen nehmen; beachten Sie in diesem Fall aber die etwas längere Kochzeit (5 bis 8 Minuten statt 2 bis 3 Minuten).

Für 4 Personen

120 ml Gemüsebrühe, selbstgemacht (s. S. 18f.) oder als Fertigprodukt
500 g kleine rote Kartoffeln, geviertelt
1 Tasse kleine Erbsen
2 Lauchzwiebeln, gehackt
2 EL frischer Dill, gewiegt
Salz und Pfeffer

Die Gemüsebrühe in einer mittelgroßen Pfanne aufkochen. Die geviertelten Kartoffeln hinzugeben, den Topf abdecken, und die Hitze auf niedrige Stufe stellen. Die Kartoffeln gar kochen (Messerprobe, ca. 12 bis 14 Minuten), dann die Erbsen einstreuen und bei abgedecktem Topf weitere 2 Minuten garen lassen. Den Deckel abnehmen und – falls noch Brühe im Topf ist – diese verdampfen lassen. Anschließend die Lauchzwiebeln und den Dill vorsichtig einrühren und mit Pfeffer und Salz abschmecken.

Menge: ³/4 Tasse
Kalorien: 99
Fett: 0,9 g
Cholesterin: 0 mg
Kohlenhydrate: 21,3 g
Eiweiß: 3,5 g
Natrium: 6,0 mg (ohne Salz zum Würzen)

Tip

Dieses Rezept bringt die geschmacklichen Besonderheiten unterschiedlicher Kartoffelsorten besonders gut zur Geltung. Manche Speisekartoffeln schmecken eher neutral, andere kräftig. Machen Sie Ihren privaten Kartoffeltest mit mehreren Sorten (festkochende und vorwiegend festkochende): z.B. Berber, Bintje (daraus werden die meisten Pommes frites hergestellt), Gloria, Hansa, Nicola usw. Bei allen Kartoffelsorten liefert die Schale viele Ballaststoffe; essen Sie sie am besten mit.

Penne mit Bohnen-Tomaten-Soße
Welkspinat mit Knoblauch und Zitrone
Knuspriges Baguette oder Ciabatta
Gedünstete Birnen in Rotwein

Die Italiener wissen seit langem, daß Nudeln und Bohnen ein harmonisches Paar abgeben. Sie machen aus ihnen Suppen, Eintöpfe und rustikale Pastagerichte und schaffen so – bewußt oder unbewußt – äußerst nahrhafte und ausgewogene Mahlzeiten. So ergeben Vollkornnudeln und weiße Bohnen einen ballaststoffreichen und schmackhaften Hauptgang. Reichen Sie gedämpften Spinat als eigenen Gang, damit Sie sein reines, intensives Aroma ohne geschmacksüberdeckende Zutaten ganz allein genießen können. Beschließen Sie das Mahl mit Birnen in gewürztem Rotwein.
Die Zeitplanung: Bereiten Sie zunächst die Birnen zu, und stellen Sie sie kalt. Bereiten Sie dann die Nudelsoße zu. Während diese köchelt, legen Sie alle Zutaten für den Welkspinat zurecht. Wenn die Soße nahezu fertig ist, geben Sie die Nudeln ins Kochwasser; nach der halben Kochzeit bereiten Sie schließlich den Spinat zu.

Penne mit Bohnen-Tomaten-Soße

Anstelle von Penne können Sie auch andere kurzförmige Nudelsorten nehmen, z.B. Rigatoni, Fusilli und Eliche (Spiralnudeln) oder Cannolicchi. Die herzhafte Soße, mit Gemüsebrühe verdünnt, ergibt auch eine ausgezeichnete Bohnensuppe.

Für 4 Personen

1 Tasse Zwiebeln, geschnitten
1 TL Knoblauch, zerdrückt
¼ l Gemüsebrühe (nach Bedarf mehr), selbstgemacht (s. S. 18f.) oder als Fertigprodukt
2 Dosen (zu je 450 g) weiße Cannellinibohnen, oder 3 Tassen frisch gekochte Cannellinibohnen plus 1½ Tassen Kochwasser
1 Tasse sonnengetrocknete Tomaten (fettfrei), geviertelt
1 TL getrockneter Thymian oder 2 TL frische Thymianchiffonade (s. S. 128)
Salz und Pfeffer
500 g Vollkornnudeln (Penne oder andere kurzförmige Sorten)
2 EL Petersilie, gewiegt

Zwiebeln und Knoblauch mit 60 ml Brühe in einem großen Topf köcheln lassen, bis die Zwiebeln weich sind (ca. 5 Minuten). Nun die Bohnen mit ihrer Flüssigkeit, die Tomaten, Thymian, Basilikum und die restliche Brühe hinzugeben und verrühren. Zum

Köcheln bringen und ohne Deckel bei mäßiger Hitze und häufigem Rühren ca. 15 bis 20 Minuten köcheln lassen. Gegebenenfalls mit Gemüsebrühe weiter verdünnen. Mit Pfeffer und Salz abschmecken und warm stellen.

Einen großen Topf mit Salzwasser zum Kochen bringen, die Nudeln ins kochende Wasser geben und bißfest garen (ca. 12 Minuten). Abschütten und in eine warme Schüssel umfüllen. Soße dazugeben und vermengen. Auf angewärmten Tellern servieren, und jede Portion mit 1/2 TL Petersilie bestreuen.

Menge: 2 Tassen Nudeln, 1 Tasse Soße
Kalorien: 454
Fett: 1,7 g
Cholesterin: 0 mg
Kohlenhydrate: 88,5 g
Eiweiß: 22,0 g
Natrium: 312,0 mg (ohne zusätzliches Salz)

Tip

Kaufen Sie getrocknete Kräuter und Gewürze nur in kleinen Mengen, weil sie durch Lufteinwirkung rasch an Würzkraft und Aroma verlieren. Lagern Sie sie in luftdichten Behältern an einem dunklen, kühlen Ort (also nicht am Herd oder in dessen Nähe). Sobald der Geschmack und die Würzkraft merklich nachlassen, sollten Sie sie ersetzen.

Welkspinat mit Knoblauch und Zitrone

Wenn Sie Spinat bei großer Hitze und ohne Flüssigkeit garen, zerfällt er schnell zu einem Häuflein dunkelgrüner, äußerst nahrhafter Blätter. Mit sautiertem Knoblauch und Zitronenkeilen als Beilage wird daraus ein schmackhaftes Begleitgericht, das Sie zu jeder Jahreszeit servieren können.

Für 4 Personen

60 ml Gemüsebrühe, selbstgemacht (s. S. 18f.) oder als Fertigprodukt
2 Knoblauchzehen, zerdrückt
500 g Spinatblätter, ohne Stiele, gewaschen und getrocknet
Pfeffer und Salz
Zitronenkeile

Die Gemüsebrühe in einer kleinen Pfanne köcheln lassen, Knoblauch dazugeben und 1 bis 2 Minuten weich köcheln lassen.

Erhitzen Sie einen großen Topf oder eine tiefe Pfanne leer 1 Minute lang auf einer heißen Herdplatte (siehe Tip S. 148). Geben Sie dann die Hälfte der Spinatblätter hinein. Garen Sie ihn bei ständigem Rühren mit einem Holzlöffel, bis er einzufallen beginnt (ca. 1 Minute). Fügen Sie jetzt den restlichen Spinat hinzu, und garen Sie den Spinat bei ständigem Rühren weitere 2 oder 3 Minuten, bis alle Spinatblätter zerfallen sind. Geben Sie nun den Knoblauch mit der Brühe hinzu und verrühren alles. Mit Pfeffer und Salz abschmecken und in eine Servierschüssel umfüllen. Dazu die Zitronenkeile reichen.

Menge: 1/2 Tasse
Kalorien: 21
Fett: 0,2 g
Cholesterin: 0 mg
Kohlenhydrate: 3,3 g
Eiweiß: 2,7 g
Natrium: 63,0 mg (ohne Salz zum Abschmecken)

Gedünstete Birnen in Rotwein

Die Birnenhälften halten sich in der Flüssigkeit recht gut; machen Sie also ruhig etwas mehr, als Sie für eine Mahlzeit benötigen. Servieren Sie jedem Gast eine halbe Birne, und genießen Sie den Rest im Laufe der nächsten Tage.

Für 8 Personen

- $1/2$ l trockener Rotwein
- $1/4$ Tasse Zucker
- 60 ml Apfelsinensaftkonzentrat (oder die entsprechende Menge frischer Saft)
- 1 EL Zitronensaft
- 2 Zimtstangen
- 1 TL Vanilleextrakt
- 4 Birnen (Boscs Flaschenbirne, Gute Luise, Alexander Lukas oder Clapps Liebling), hauchdünn geschält, halbiert und entkernt

Wein, Zucker, Apfelsinensaft, Zitronensaft, Zimt, Vanille und $1/4$ l Wasser in einem großen Topf zum Köcheln bringen, Hitze reduzieren und 5 Minuten sanft köcheln lassen. Nun die Birnenhälften dazugeben und im offenen Topf fast weich garen (Messerprobe, ca. 8 Minuten). In der Flüssigkeit abkühlen lassen, dann kalt stellen.

Jede Birnenhälfte in einer kleinen Schale mit 3 EL des aromatischen Sirups anrichten.

Menge: 1 Birne, 3 EL Saft
Kalorien: 93
Fett: 0,1 g
Cholesterin: 0 mg
Kohlenhydrate: 13,7 g
Eiweiß: 0,4 g
Natrium: 4,0 mg

Kartoffelpuffer mit Apfelkompott
Winterborschtsch mit saurer Sahne
Warmes Roggenbrot
Apfelsinenscheiben in würzigem Sirup

An einem frostigen Winterabend ist eine herzhafte, heiße Suppe oft willkommener als ein ausgeklügeltes Menü. Mit diesem kräftigen Winterborschtsch kann man sich aufwärmen und kräftigen – nicht umsonst handelt es sich dabei um eine russische Spezialität. Zuvor genießen Sie Kartoffelpuffer frisch aus der heißen Pfanne mit einem Schlag Apfelkompott. Als Nachtisch gibt es frisches Obst: Servieren Sie die Apfelsinen – je nachdem, wieviel Zeit Sie haben – mit oder ohne Sirup.

Die Zeitplanung: Zunächst den Nachtisch zubereiten und kalt stellen, dann den Borschtsch zubereiten und beiseite stellen. Schließlich bereiten Sie alles für die Kartoffelpuffer vor, wärmen das Apfelkompott auf und rösten die Puffer unmittelbar vor dem Essen.

Kartoffelpuffer mit Apfelkompott

Die gold-braun gebackenen Kartoffelpuffer sind eine ideale Ergänzung für viele Menüs oder Gerichte und lassen sich das ganze Jahr über zu den verschiedensten Gelegenheiten reichen, ob zur Suppe, wie in diesem Fall, oder zum Gemüse-Eintopf oder zum Sonntagsbrunch.

Für 16 Kartoffelpuffer (4 Personen)

4 große Kartoffeln (gut sind mehligkochende Sorten)
¾ Tasse Eiklar (aus ca. 6 großen Eiern) oder Ei-Austauschstoff
¼ Tasse Zwiebeln, gerieben
2 EL Petersilie, gewiegt
1 Prise Muskatnuß, gemahlen
Salz und Pfeffer
¼ l Apfelkompott, selbstgemacht (s. S. 131) oder als Fertigprodukt
1 TL frischer Thymian, gewiegt, oder etwas Zimt

Einen großen Topf Salzwasser aufkochen. Die Kartoffeln schälen und unzerteilt für ca. 2 Minuten im kochenden Wasser blanchieren. Herausnehmen, beiseite stellen und 10 Minuten an der Luft trocknen lassen, dann mit der Hand oder in der Küchenmaschine grob reiben. In einer Schüssel die geriebenen Kartoffeln, das Eiklar, die Zwiebel, die Petersilie und die Muskatnuß miteinander vermengen und mit Pfeffer und Salz nach Geschmack würzen.

Eine große nichthaftende Pfanne leicht einfetten und auf mittlerer Stufe erhitzen. Wenn die Pfanne heiß ist, die Reibekuchen goldbraun rösten (ca. 4 Minuten auf jeder Seite). Verwenden Sie ca. ⅓ Tasse für jeden Puffer. Die fertigen Kartoffelpuffer auf eine angewärmte Servierplatte geben.

Das Apfelkompott mit dem Thymian (oder dem Zimt) vermengen und in einem kleinen Topf oder im Mikrowellenherd erhitzen. Zu den Kartoffelpuffern servieren.

Menge: 4 Reibekuchen
Kalorien: 174
Fett: 0,2 g
Cholesterin: 0 mg
Kohlenhydrate: 17,6 g
Eiweiß: 8,6 g
Natrium: 92,0 mg

Winterborschtsch mit saurer Sahne

Mit roter Bete aus dem Glas sparen Sie Zeit. Ansonsten verwenden Sie frische, gekochte rote Bete. Sie sollte in streichholzgroße Schnitzel (Julienne) geschnitten sein.

Für 4 Personen

2 Tassen Weißkohl oder Spitzkohl, dünn
  geschnitten
1/2 Tasse Porree, nur helle Teile, gewürfelt
1/2 Tasse Möhren, gewürfelt
1/2 Tasse Zwiebeln, gewürfelt
1/2 Tasse Sellerie, gewürfelt
1/2 l Gemüsebrühe, selbstgemacht (s. S. 18f.)
  oder als Fertigprodukt
2 Dosen (zu je 450 g) rote Bete, oder
  3 Tassen frische rote Bete, gekocht, in feine
  Streifen geschnitten (Julienne, s. oben)
2 EL Tomatenmark
1/4 TL Kümmelsamen
2 TL Rotweinessig
Pfeffer und Salz
60 ml fettarme saure Sahne
1 1/2 TL frischer Schnittlauch oder Dill, gewiegt

Kohl, Porree, Möhren, Zwiebeln und Sellerie mit 60 ml Brühe aufkochen und köcheln lassen, bis die Gemüse weich sind (ungefähr 5 Minuten). Nun die rote Bete mit Saft, die restliche Brühe, das Tomatenmark und den Kümmel hineinrühren und bei geschlossenem Deckel 10 Minuten köcheln lassen. Den Essig hineinrühren und mit Pfeffer und Salz abschmecken. Vom Herd nehmen und die saure Sahne und den Dill einrühren. In angewärmten Schalen servieren.

Menge: 1 1/2 Tassen
Kalorien: 87
Fett: 0,4 g
Cholesterin: 0 mg
Kohlenhydrate: 40,0 g
Eiweiß: 4,1 g
Natrium: 117,0 mg (ohne zusätzliches Salz)

Apfelsinenscheiben in würzigem Sirup

Mit einem würzigen Sirup gewürzter frischer Apfelsinensaft ergibt eine exotische Soße für Apfelsinenscheiben. Lassen Sie sich von der Menge der Gewürze nicht abschrecken; ihr Aroma ist leicht und subtil.

Für 4 Personen

1/2 TL schwarze Pfefferkörner
20 ganze Nelken
8 Kardamomschoten
2 Zimtstangen
2 EL plus 2 TL Zucker
1 EL plus 1 TL Zitronensaft
1 TL Maisstärke
1/4 l Apfelsinensaft
2 große Apfelsinen

Pfefferkörner, Nelken, Kardamom, Zimt, Zucker, Zitronensaft, Maisstärke und 2 Tassen Wasser in eine große Pfanne geben und gut verrühren, damit sich die Stärke auflöst. Aufkochen, dann köcheln lassen, bis die Flüssigkeit fast völlig verdampft ist und die Masse am Pfannenboden große Blasen wirft (ungefähr 10 Minuten). Vom Herd nehmen und den Apfelsinensaft zugießen. Die Seitenwand der Pfanne mit einem Gummispatel frei schaben. Die Pfanne abdekken und die Mischung ziehen lassen, bis sie kalt ist (ca. 20 Minuten). Anschließend durch ein Sieb streichen.

Die Apfelsinen sorgfältig schälen und dabei auch die weiße Innenhaut entfernen. Die Früchte in dünne Scheiben schneiden (ca. 8 mm).

Zum Anrichten die Fruchtscheiben auf vier Dessertschalen verteilen und jede Portion mit dem Sirup beträufeln.

Menge: ½ Apfelsine, ¼ Tasse Sirup
Kalorien: 83
Fett: 0,2 g
Cholesterin: 0 mg
Kohlenhydrate: 20,1 g
Eiweiß: 1,0 g
Natrium: 0,6 mg

Tip
Um Speisen zu aromatisieren, ohne ihnen Fett zuzusetzen, kann man Gewürze – wie in diesem Rezept – oder Kräuter in Flüssigkeiten geben und ziehen lassen. Geben Sie beispielsweise frische Pfefferminze oder Lavendel in einen leichten Sirup, oder lassen Sie Rosmarin und Thymian in einer Gemüsebrühe ziehen.

Gemischter Reissalat mit Artischockenherzen
Cannellinisuppe mit Grünkohl
Vollkornbrot
Apfelsinenschiffchen

Die Tatsache, daß ein Lebensmittel industriell verarbeitet ist, muß nicht unbedingt heißen, daß es ernährungsphysiologisch wertlos ist. Supermärkte bieten eine ganze Reihe fettfreier Nahrungsmittel an, die wir für eine schnelle und ausgewogene Mahlzeit nutzen können: verschiedene Reissorten und -mischungen, gefrorene Gemüse oder Bohnen aus Konservendosen. Das folgende Menü verwendet einige dieser zeitsparenden Produkte, so daß Sie eine komplette Mahlzeit in nur 45 Minuten bereiten können – ein gutes Beispiel dafür, wie man Obst, Gemüse, Bohnen und Vollkorngetreide in einer Mahlzeit kombinieren kann.

Die Zeitplanung: Bereiten Sie als erstes den Reissalat zu. Während der Reis gart, beginnen Sie mit der Suppe.

Gemischter Reissalat mit Artischockenherzen
Dieser bunte Reissalat eignet sich für Ihr nächstes Picknick. Er läßt sich problemlos transportieren und kann einige Stunden im voraus zubereitet werden.

Für 4 Personen

180 g Artischockenherzen, aus der Dose oder
  aufgetaute Tiefkühlware
125 g Reis (jeweils zur Hälfte Wildreis und
  Langkornreis)
Salz zum Abschmecken und ½ TL
¼ Tasse rote Paprika, geröstet

1½ TL frischer Estragon, gewiegt
¼ Tasse Salatsoße aus der Flasche
   (ohne Fettzusatz)
Pfeffer

Die Artischockenherzen längs zerteilen (ca. 1 bis 1,5 cm breite Stücke) und mit dem Reis, Salz und 400 ml Wasser in einem mittelgroßen Topf aufkochen, umrühren und bei geschlossenem Topf und niedrigster Stufe köcheln lassen, bis der Reis das Wasser aufgesogen hat (ca. 30 Minuten). In eine Schüssel umfüllen und bei Raumtemperatur abkühlen lassen; den Reis gelegentlich mit einer Gabel auflockern.

Paprikawürfel, Estragon und Soße dazugeben und mit der Gabel untermengen. Mit Pfeffer und Salz abschmecken.

Menge: 1¾ Tassen
Kalorien: 278
Fett: 0,8 g
Cholesterin: 0 mg
Kohlenhydrate: 60,0 g
Eiweiß: 8,0 g
Natrium: 598,0 mg

Cannellinisuppe mit Grünkohl

Die abschließend hinzugefügte geriebene Zitronenschale (unbehandelt) verleiht der Suppe einen frischen Geschmack. Sie können das Rezept auch abwandeln, indem Sie anstelle der Cannellini rote Kidneybohnen oder schwarze Bohnen verwenden, etwas gehackte Tomaten dazugeben oder kleine Nudeln wie Farfalle oder Hörnchennudeln unterrühren.

Die Suppe kann zwar ein paar Stunden im voraus zubereitet werden, allerdings sollten Sie dann den Grünkohl und die Zitronenschale erst beim Aufwärmen dazugeben.

Für 4 Personen

300 bis 350 g frischer Grünkohl oder anderes
   Blattgemüse
¾ l Gemüsebrühe, selbstgemacht (s. S. 18f.)
   oder als Fertigprodukt
1 Kartoffel, geschält und gewürfelt
½ mittelgroße Zwiebel, gehackt
2 TL Knoblauch, zerdrückt
1 Lorbeerblatt
2 Dosen (zu je ca. 450 g) Cannellinibohnen,
   oder 4 Tassen selbst gekochte Cannellinibohnen mit 1½ Tassen Flüssigkeit
Pfeffer und Salz
1 TL geriebene Zitronenschale

Stiele und zähe Blattrippen des Grünkohls entfernen. Einen großen Topf mit Salzwasser aufkochen und die Kohlblätter darin 2 Minuten kochen. Die Blätter anschließend in einem Sieb abtropfen lassen und unter kaltem Wasser abschrecken. Grob zerkleinern.

Gemüsebrühe, Kartoffelwürfel, Zwiebel, Knoblauch und Lorbeerblatt in einem mittelgroßen Topf zum Köcheln bringen, den Topf abdecken und die Hitze leicht reduzieren. Köcheln lassen, bis die Kartoffeln fast gar sind (ca. 10 Minuten), dann die Bohnen mit der Flüssigkeit dazugeben. Bei abgedecktem Topf und niedriger Hitze garen, bis die Kartoffeln weich sind (ca. 15 Minuten).

Nun die Kohlblätter hineingeben und 1 Minute bei offenem Topf köcheln lassen. Mit Pfeffer und Salz nach Geschmack würzen. Das Lorbeerblatt entfernen. Wenn Sie die Suppe etwas flüssiger mögen, geben Sie nach Bedarf Wasser oder Gemüsebrühe hinzu. Die Zitronenschale unterrühren und die Suppe servieren.

Menge: 1³/4 Tassen
Kalorien: 303
Fett: 1,0 g
Cholesterin: 0 mg
Kohlenhydrate: 58,0 g
Eiweiß: 17,5 g
Natrium: 499,0 mg (ohne Salz zum Würzen, mit Brühe und Dosenbohnen als Fertigprodukten)

Tip

Eine Tasse gekochter Grünkohlblätter enthält 179 mg Kalzium. Die Pflanze verträgt Frost und wird in der Regel den ganzen Winter hindurch angeboten, wenn andere Blattgemüse schwer zu bekommen sind. Sie können die Blätter über kochendem Wasser dämpfen (Stiele entfernen!), in Salzwasser kochen oder – roh gehackt – in etwas Gemüsebrühe sautieren. Würzen Sie mit dünnen Knoblauchscheiben, Sojasoße oder gehackten Zwiebeln, oder geben Sie gekochten und zerkleinerten Grünkohl in Bohnengerichte und Suppen.

Herzhafte Gersten-Linsen-Suppe
Geröstete Vollkornbrötchen
Spinat-Champignon-Salat mit Buttermilchsoße
Gebackene Bananen mit Apfelsinensoße

Gerste und Linsen sind sehr alte Kulturpflanzen, zählen heute aber zu Unrecht zu den geringgeschätzten »Arme-Leute-Essen«, die – obwohl sie ernährungsphysiologisch sehr wertvoll sind – erst allmählich wieder im Zuge des wachsenden Gesundheitsbewußtseins zu gebührenden Ehren kommen. Sie enthalten viele Ballaststoffe, Mineralien und Kohlenhydrate. Servieren Sie zur Suppe einen Salat aus frischen Spinatblättern mit Buttermilchsoße und zum Nachtisch gebackene Bananen.

Die Zeitplanung: Bereiten Sie zunächst die Suppe zu. Während diese köchelt, rühren Sie die Salatsoße an, bereiten die übrigen Salatzutaten vor und wickeln die Bananen in Alufolie. Rösten Sie die Brötchen erst kurz vor dem Auftragen der Suppe, die Bananen stellen Sie im Laufe des Essens in den Ofen.

Herzhafte Gersten-Linsen-Suppe

Diese kräftige Suppe aus Gemüse, Bohnen und Getreide ist wahrhaftig eine vollwertige Mahlzeit. Sie können sie auch im voraus zubereiten, sie dickt dann allerdings ein und muß beim Aufwärmen unter Umständen mit Wasser verdünnt werden.

Für 4 Personen

1¹/4 l Gemüsebrühe (nach Bedarf auch mehr), selbstgemacht (s. S. 18f.) oder als Fertigprodukt
1 Tasse Dosentomaten, fein zerkleinert
1 Tasse Zwiebeln, gewürfelt

1 Tasse Sellerie, gewürfelt
1 Tasse Kartoffeln, gewürfelt
³/₄ Tasse getrocknete Linsen
¹/₂ Tasse Möhren, gewürfelt
¹/₂ Tasse grüne Bohnen, klein geschnitten
¹/₂ Tasse Gerstenkörner
1 Tasse Zucchini, gewürfelt
¹/₂ Tasse kleine Nudeln (Muschel- oder Hörnchenform)
Pfeffer und Salz

1¹/₄ l Gemüsebrühe, Tomaten, Zwiebel, Sellerie, Kartoffeln, Linsen, Möhren, grüne Bohnen und Gerste in einem großen Topf bei mäßiger Hitze zum Köcheln bringen. Topf abdecken und bei kleiner Hitze 30 Minuten köcheln lassen. Anschließend Zucchini und Nudeln dazugeben und ohne Deckel kochen, bis die Nudeln gar sind (ca. 15 Minuten). Falls die Suppe zu dickflüssig ist, nach Bedarf mehr Brühe dazugießen. Mit Salz und Pfeffer abschmecken.

Menge: 2³/₄ Tassen (ca. 660 ml)
Kalorien: 290
Fett: 1,25 g
Cholesterin: 0 mg
Kohlenhydrate: 62,2 g
Eiweiß: 10,0 g
Natrium: 165,5 mg (ohne Salz zum Würzen)

Tip

Dieses Rezept können Sie beliebig abwandeln. Anstelle von Möhren und grünen Bohnen könnten Sie zum Beispiel Steckrüben und Stielmus verwenden, Linsen durch Splittererbsen ersetzen, braunen Reis statt Gerste nehmen oder Weißkohl anstelle der Zucchini. Achten Sie nur darauf, daß die Lebensmittel, die Sie austauschen, eine ähnlich lange Kochzeit benötigen.

Spinat-Champignon-Salat mit Buttermilchsoße

Das Rezept ergibt eine größere Menge Soße, als Sie für diesen Salat benötigen. Gut verschlossen, hält sich der Rest im Kühlschrank 3 oder 4 Tage lang. Die Soße schmeckt auch gut zu anderen Salaten, gedämpften Gemüsen wie Artischocken, Spargel, Brokkoli oder Blumenkohl.

Für 4 Personen

Für die Buttermilchsoße:

120 ml Magerjoghurt
60 ml fettarme Mayonnaise
60 ml fettarme saure Sahne
2 EL Zitronensaft
¹/₂ TL Knoblauch, zerdrückt
Pfeffer und Salz

Für den Salat:

4 Tassen Spinatblätter, Stiele entfernt und gewaschen
120 g Champignons, in dicke Scheiben geschnitten
¹/₂ Tasse Kirschtomaten, halbiert

Um die Soße herzustellen, verrühren Sie sorgfältig den Joghurt, die Mayonnaise, die saure Sahne, den Zitronensaft und den Knoblauch in einer Schüssel. Schmecken Sie mit Salz und Pfeffer ab.

Spinatblätter, Pilze und Tomatenhälften in einer großen Salatschüssel mit der Hälfte der Soße gut vermengen. Sofort servieren.

Menge: 1 Tasse Spinat, 1/2 Tasse Soße
Kalorien: 37
Fett: 0,2 g
Cholesterin: 0,2 mg
Kohlenhydrate: 5,7 g
Eiweiß: 3,2 g
Natrium: 68,0 mg

Tip

Manche Supermärkte bieten Spinatblätter fertig geputzt, gereinigt und getrocknet in Plastikverpackungen an. Diese sind zwar teurer als lose, ungeputzte Ware, machen dafür aber weniger Arbeit. Vielleicht werden Sie auch in der Salattheke Ihres Supermarktes fündig; für das Rezept brauchen Sie ca. 150 g.

Gebackene Bananen mit Apfelsinensoße

Die Aluminiumfolie hält das Aroma der gebackenen Bananen. Die Früchte werden weich und cremig und nehmen die Duft- und Geschmacksstoffe der mitbackenden Apfelsinen-Rum-Soße an. Die Bananenpäckchen sollten erst bei Tisch ausgepackt werden, damit man den wunderbaren Duft genießen kann, der aus den geöffneten Folien strömt. Die Bananen sind übrigens so schnell tischfertig, daß man sie erst während des Verzehrs der Hauptspeise in den Ofen zu schieben braucht.

Für 4 Personen

1 EL Apfelsinensaftkonzentrat
1 TL Zucker
1/2 TL Vanilleextrakt
1 TL Rum
4 reife Bananen, geschält
2 Zimtstangen, halbiert (wahlweise)

Den Ofen auf 230°C vorheizen. Apfelsinensaftkonzentrat, Zucker, Vanille, Rum und 2 EL Wasser in einer kleinen Schüssel verrühren.

Für die Bananen benötigen Sie 4 Bögen Alufolie von ca. 30 x 40 cm Größe. Falten Sie jeden zur Hälfte ein, indem Sie die beiden längeren Kanten aufeinander legen. Die beiden kurzen Enden falten Sie nun mehrere Male jeweils ca. 1 1/2 cm weit zur Mitte ein, um die Kanten dicht zu schließen. In die geöffnete Seite des »Schiffchens« legen Sie jeweils eine Banane und eine halbe Zimtstange und geben ein Viertel der Apfelsinenmischung dazu. Verschließen Sie das obere Ende durch mehrmaliges Falten. Dann legen Sie die Päckchen auf ein Backblech und lassen Sie 15 Minuten backen.

Menge: 1 Banane
Kalorien: 118
Fett: 0,55 g
Cholesterin: 0 mg
Kohlenhydrate: 29,5 g
Eiweiß: 1,2 g
Natrium: 93,0 mg

Tip

Reife Bananen schmecken auch gegrillt sehr gut. Halbieren Sie die Früchte längs und legen

Sie sie unter den vorgeheizten Grill, aber nicht zu nahe an die Hitzequelle. Die Bananen sind fertig, wenn sie etwas gebräunt sind.

Gebackene Süßkartoffeln mit Thymian
Geschmorter Weißkohl mit Zwiebel und Kümmel
Gedämpfter Wildreis mit kleinen Erbsen
Vollkornbrötchen
Warmer Apfelstreusel

Wenn Fleisch nicht mehr die Hauptrolle spielt, gewinnen plötzlich die ehemaligen Beilagen eine ganz neue Bedeutung. Wenn diese auch noch so harmonisch zusammenpassen wie unser Trio: Süßkartoffeln, Weißkohl mit Kümmel und Wildreis mit Erbsen, dann werden Sie Ihr Schnitzel nicht vermissen. Vollkornbrötchen und ein warmer Apfelstreusel vervollständigen die Mahlzeit. Vollkornbrötchen können Sie ruhig in größeren Mengen einkaufen, denn die Brötchen lassen sich gut einfrieren und nach Bedarf im Ofen aufbacken.

Die Zeitplanung: Beginnen Sie mit dem Wildreis (s. S. 76). Geben Sie die Erbsen erst kurz vor Schluß zum Garen hinzu – gerade lange genug, um sie zu erhitzen. Während die Kartoffeln im Ofen garen, schmoren Sie den Kohl. Während der Kohl gart, bereiten Sie den Apfelstreusel vor. Diesen stellen Sie in den Ofen, wenn Sie mit der Mahlzeit beginnen.

Gebackene Süßkartoffeln mit Thymian

Süßkartoffeln halten ihre Form, wenn sie geschält und gewürfelt in einer geschlossenen Kasserolle

gebacken werden. Achten Sie darauf, eine Sorte mit hellbrauner Schale und goldgelbem Fruchtfleisch zu kaufen. Sorten mit roter Schale und orangefarbenem Fleisch werden weich und matschig, wenn sie auf die hier beschriebene Art gebacken werden.

Für 4 Personen

4 mittelgroße Süßkartoffeln
80 ml Gemüsebrühe, selbstgemacht
   (s. S. 18f.) oder als Fertigprodukt
¼ TL Salz
¼ TL getrockneter Thymian
Schwarzer Pfeffer

Den Ofen auf 190°C vorheizen. Die Süßkartoffeln schälen und in große Würfel schneiden; anschließend mit der Brühe sowie Salz, Pfeffer und Thymian nach Geschmack in einer abgedeckten kleinen Kasserolle backen, bis die Kartoffeln fast weich sind (Messerprobe nach ca. 35 bis 40 Minuten).

Menge: 1 Süßkartoffel
Kalorien: 118
Fett: 0,1 g
Cholesterin: 0 mg
Kohlenhydrate: 27,7 g
Eiweiß: 2,0 g
Natrium: 612,0 mg

Tip
Süßkartoffeln sind reich an Beta-Carotin, der Substanz also, die im Körper zu Vitamin A umgewandelt wird. Seit längerem nimmt man an, daß Beta-Carotin hilft, Krebs zu verhin-

dern. Weiterhin enthalten die Knollen relativ viel Vitamin B6 und Vitamin C sowie Ballaststoffe – letztere besonders dann, wenn die Süßkartoffeln mit Schale verzehrt werden.

Geschmorter Weißkohl mit Zwiebeln und Kümmel

Eine vielseitige Beilage: Probieren Sie sie auf einem Sojabratling, mit Nudeln oder mit Dampfkartoffeln und Möhren, oder mit einem Sojabratling und mehreren Senfsorten. Oder servieren Sie geschmorten Weißkohl zu gedämpftem Bulgur mit Zitronenschale (s. S. 74).

Für 4 Personen

1/2 Weiß- oder Spitzkohl (ca. 350 g)
1 Zwiebel, halbiert und in Scheiben
    geschnitten
60 ml Apfelessig
1 EL brauner Zucker
1 Lorbeerblatt
1 TL Kümmelsamen
Pfeffer und Salz
2 EL frische Petersilie, gewiegt

Den Kohl in 3 oder 4 Keile schneiden, aus jedem den Strunk entfernen und den Kohl fein schnitzeln. Die Kohlschnitzel mit Zwiebel, Essig, Zucker, Lorbeerblatt, Kümmel sowie 60 ml Wasser in einen großen Topf geben und bei geschlossenem Topf auf mittlerer Hitze zum Köcheln bringen. Ca. 15 bis 20 Minuten köcheln lassen, bis der Kohl fast weich ist; dabei zwei- oder dreimal umrühren. Wenn die Flüssigkeit

verdampft, bevor das Gemüse gar ist, etwas Wasser nachgießen.

Mit Pfeffer und Salz abschmecken und das Lorbeerblatt entfernen. Petersilie hinzugeben und untermengen. In eine Servierschüssel umfüllen.

Menge: 3/4 Tasse
Kalorien: 162
Fett: 0,8 g
Cholesterin: 0 mg
Kohlenhydrate: 37,6 g
Eiweiß: 5,2 g
Natrium: 57,9 mg (ohne Salz zum Würzen)

Tip

Sie können für dieses Rezept auch Rotkohl verwenden. Geben Sie dann – ca. 5 Minuten bevor der Rotkohl gar ist – etwas gekochte und geraspelte rote Bete dazu – sie wird einen angenehm süßen Geschmack beisteuern.

Warmer Apfelstreusel

Dieser Apfelkuchen ist oben knusprig und innen weich und fruchtig – und alles ohne Fett, wie das Rezept beweist.

6 Äpfel (geeignet sind Boskoop, Berlepsch,
    Cox Orange)
2 EL Apfelsaftkonzentrat
1 EL und 2 TL Zucker
1 EL Maisstärke
2 TL Zitronensaft
1/2 TL Zimt

Für den Streusel:

²/₃ Tasse Haferflocken
¹/₃ Tasse Trauben-Nuß-Müsli
1 EL Pfirsichkonfitüre

Den Ofen auf 190°C vorheizen. Die Äpfel schälen, vierteln, entkernen und grob würfeln. In einem großen Topf die Äpfel mit Apfelsaft, Zucker, Maisstärke, Zitronensaft, Zimt und ¹/₂ l Wasser bei mittlerer Hitze aufkochen und bei kleiner Hitze 15 Minuten köcheln lassen. Der Sirup sollte leicht eindicken.

Für den Streusel die Haferflocken (1 EL beiseite legen), das Müsli und die Konfitüre in der Küchenmaschine vermengen, bis die Konfitüre gleichmäßig verteilt ist und die Mischung die gewünschte Feinheit erreicht hat. In eine Schüssel umfüllen und die beiseite gelegten Haferflocken einrühren.

Die Äpfel in eine Springform füllen und gleichmäßig mit der Streuselmischung bedecken, diese mit leichtem Handdruck in die Form drücken. Backen, bis die Äpfel heiß sind und die Kruste leicht gebräunt ist (ca. 25 Minuten).

Menge: ¹/₆ des Kuchens
Kalorien: 198
Fett: 1,7 g
Cholesterin: 0 mg
Kohlenhydrate: 44,5 g
Eiweiß: 3,8 g
Natrium: 34,8 mg

Tip
Ein solcher Streusel läßt sich auch mit anderen Obstsorten herstellen: mit Pfirsichen, Pflaumen, Beeren, einer Mischung aus Rhabarber und Erdbeeren, mit Aprikosen oder einer Mischung aus Pfirsichen und Beeren.

Weihnachts-Consommé mit Gemüsebrunoise
Pilzrisotto
Geschmorter Rosenkohl mit Kastanien
Glasierter Kürbis mit Apfelsine und Ingwer
Brotpudding mit Weinbrandbirnen

Auch mit einer fettarmen vegetarischen Ernährung können Sie Festtage wie Weihnachten gebührend begehen, zum Beispiel mit italienischen Porcini (getrocknete Steinpilze) und Kastanien. Beide Lebensmittel steuern kaum Fett, aber viel Aroma bei. Servieren Sie dem Festtag entsprechend die Consommé in feinen Porzellanschalen, und decken Sie den Tisch für die Gemüsegerichte mit Ihren schönsten Tellern.

Die Zeitplanung: Bereiten Sie die Consommé mehrere Stunden im voraus zu, die Gemüse geben Sie aber erst kurz vor dem Auftragen dazu. Auch den Brotpudding können Sie etliche Stunden vor dem Verzehr zubereiten und kalt stellen. Sie sollten ihn aber spätestens zwei Stunden vor dem Verzehr zubereiten, weil er bei Zimmertemperatur abkühlen sollte. Die Trockenpilze für das Risotto einweichen. Den Kürbis mit Gewürzen in der Backform vorbereiten, aber noch nicht backen. Den Rosenkohl putzen. Ca. 40 Minuten vor dem Beginn der Mahlzeit den Kürbis zum Backen in den Ofen schieben. Die

Consommé mit den Gemüsen aufwärmen und als ersten Gang servieren. Nach der Suppe das Risotto und den Rosenkohl gleichzeitig zubereiten, damit sie zur selben Zeit fertig sind.

Consommé mit Gemüsebrunoise

Die klassische Consommé zählt zu den Basisgerichten, die jeder französische Jungkoch beherrschen muß. Angestrebt wird eine kristallklare Brühe, in der kleine Nudeln oder kleine Gemüsewürfel (Brunoise) schwimmen. Mit Eiklar wird die Suppe geklärt: Das Eiweiß bindet die festen Bestandteile, schwimmt obenauf und läßt darunter eine geklärte Gemüsebrühe zurück: ein wahrhaft eleganter Beginn für jede Mahlzeit.

Für 8 Personen

Consommé:

- 1,2 l Tomatensaft
- 1,2 l Gemüsesaft
- ¾ l Eiklar (von ca. 2 Dutzend großen Eiern)
- 2 Tassen Zwiebeln, gewürfelt
- 2 Knoblauchzehen, zerdrückt

Gemüseeinlage:

- 1 Tasse Möhren, fein gewürfelt
- 1 Tasse grüne Erbsen (aufgetaute Gefrierware)
- 1 Tasse Porree, nur helle Teile, kleingeschnitten
- 2 EL Petersilie oder Schnittlauch, gewiegt

Tomaten- und Gemüsesaft in einen großen Topf gießen. In einer Schüssel das Eiklar mit Zwiebel und Knoblauch kurz verschlagen. Die Eimischung dann unter Rühren zu dem Saft gießen. Die Mischung unter gelegentlichem Rühren auf mittlerer Hitze auf-

kochen, die Hitze reduzieren und die Suppe bei offenem Topf 20 Minuten köcheln lassen. Anschließend durch ein Sieb streichen, das mit einem Küchentuch ausgelegt ist. Die Consommé sollte kristallklar herauskommen.

Die geklärte Suppe in einen sauberen Topf umfüllen. Abschmecken und gegebenenfalls nachwürzen. Bei mäßiger Hitze aufkochen und Möhren, Erbsen und Porree hinzugeben. 2 Minuten köcheln lassen. Vor dem Servieren jede Portion mit etwas Petersilie bestreuen.

Menge: 1 Tasse (ca. ¼ l)
Kalorien: 30
Fett: 0 g
Cholesterin: 0 mg
Kohlenhydrate: 1,3 g
Eiweiß: 0,1 g
Natrium: 300,0 mg

Tip
Ebenso wie normale Gemüsebrühe läßt sich auch die geklärte Consommé gut einfrieren. Verwenden Sie dazu kleine Gefäße, damit Sie die Suppe nach Bedarf portionsweise für kleine Imbisse aufwärmen können. Eine heiße Tasse Consommé an einem kalten Wintertag ist eine Köstlichkeit.

Pilzrisotto

Getrocknete Porcini (Steinpilze) geben vielen italienischen Speisen einen tiefen, erdigen Geschmack. Sie sind zwar nicht billig, aber zu besonderen Gelegenheiten lohnt sich die Ausgabe. Sie können statt der

Porcini aber auch 2 Tassen Champignons verwenden, die Sie natürlich nicht extra einweichen müssen.

Für 8 Personen

2 Tassen getrocknete Porcini (Steinpilze)
$\frac{1}{2}$ l heißes Wasser
3 l Gemüsebrühe, selbstgemacht (s. S. 18f.)
    oder als Fertigprodukt
1 Tasse Röstzwiebeln (s. S. 21)
2 Knoblauchzehen, zerdrückt
3 Tassen Arvorioreis
$\frac{1}{4}$ Tasse Petersilie, gewiegt
$\frac{1}{4}$ Tasse Lauchzwiebeln oder Schnittlauch,
    gehackt
Pfeffer und Salz

Die Trockenpilze in kleinere Stücke brechen, in eine Schüssel geben und mit dem heißen Wasser übergießen. 10 Minuten einweichen lassen, dann mit einem Schaumlöffel vorsichtig aus dem Wasser heben, so daß Schmutzreste in der Schüssel bleiben. Das Einweichwasser durch einen Kaffeefilter oder ein Küchentuch passieren und in einem großen Topf mit den 3 Litern Brühe aufkochen. Die Hitze dann so reduzieren, daß die Flüssigkeit gerade noch köchelt.

Zwiebeln, Knoblauch, Pilze und Reis mit $1\frac{1}{2}$ Litern Brühe in einem Topf bei mäßiger Hitze zum Köcheln bringen, die Hitze anschließend reduzieren und unter gelegentlichem Rühren köcheln lassen, bis ein Großteil der Flüssigkeit vom Reis aufgesogen ist (ca. 10 Minuten). Den Rest der heißen Brühe unter häufigem Rühren tassenweise dazugeben und nach jeder Tasse warten, bis die Brühe fast aufgesogen ist. Nach ca. 12 bis 14 Minuten sollte der Reis fast weich sein und insgesamt $2\frac{1}{4}$ l (ca. 11 Tassen) Brühe aufge-

nommen haben. Falls der Reis noch nicht gar sein sollte oder die Mischung zu trocken scheint, mehr Brühe hinzugießen. Das Risotto sollte weich und cremig, jedoch nicht suppenartig sein. Sobald die gewünschte Konsistenz hergestellt ist, das Risotto vom Herd nehmen und Petersilie und Schnittlauch unterrühren. Mit Pfeffer und Salz abschmecken. Sofort servieren.

Menge: $1\frac{1}{8}$ Tassen (gut $\frac{1}{4}$ l)
Kalorien: 336
Fett: 0,9 g
Cholesterin: 0 mg
Kohlenhydrate: 73,7 g
Eiweiß: 8,0 g
Natrium: 5,7 mg (ohne zusätzliches Salz zum Würzen)

Tip
Einige getrocknete Porcini (Steinpilze) – in Wasser eingeweicht und zerkleinert – bereichern viele Speisen wie Tomatensoße, Bohneneintopf oder Reispilaw mit einem wunderbar intensiven Aroma. Die Pilze halten sich in einem luftdicht verschlossenen Schraubglas praktisch unbegrenzt.

Geschmorter Rosenkohl mit Kastanien

Kastanien enthalten – im Gegensatz zu den meisten anderen Nüssen – nahezu kein Fett. In diesem Festtagsgericht stellen sie die süße Ergänzung zum herzhaften Rosenkohl dar. Frische Kastanien werden im Herbst geerntet und sind auch nur dann als Frischware erhältlich..Wenn Sie keine frischen Kastanien bekommen können, bereiten Sie den Rosenkohl ohne sie zu; er schmeckt auch ohne sie ganz vorzüglich.

Für 8 Personen

1 Kilo frischer Rosenkohl
¼ l Gemüsebrühe, selbstgemacht (s. S. 18f.)
 oder als Fertigprodukt
½ TL getrockneter Thymian
500 g Kastanien
Pfeffer und Salz

Rosenkohl waschen, Außenblätter gegebenenfalls entfernen. Jedes Röschen längs halbieren.

Die Kastanien waschen, am spitzen Ende kreuzweise einschneiden und mit Wasser bedeckt 20 Minuten garen.

Währenddessen den Rosenkohl mit der Brühe und dem Thymian in einer großen Pfanne bei großer Hitze aufkochen, dann den Topf abdecken und die Hitze reduzieren; köcheln lassen, bis der Rosenkohl fast weich ist (Messerprobe, ca. 15 bis 17 Minuten).

Die Schalen und die braunen Innenhäutchen der Kastanien ablösen. Dabei nur jeweils 3–4 Stück aus dem Sud nehmen, denn wenn die Kastanien abgekühlt sind, läßt sich die Innenhaut nur schwer lösen. Die geschälten Kastanien in den Rosenkohl geben und unter vorsichtigem Rühren nochmals ungefähr 2 bis 3 Minuten durchgaren. Mit Salz und Pfeffer abschmecken.

Menge: ¾ Tasse
Kalorien: 135
Fett: 0,8 g
Cholesterin: 0 mg
Kohlenhydrate: 2,8 g

Eiweiß: 30,0 g
Natrium: 15,3 mg (ohne zusätzliches Salz
 zum Würzen)

Tip
Kleine junge Rosenkohl-Röschen sind milder und süßer als große. Sie haben nichts von dem herben Kohlgeschmack älterer Röschen, den viele als unangenehm empfinden. Kaufen Sie also junge und feste Köpfe ohne gelbe Blätter.

Glasierter Kürbis mit Apfelsine und Ingwer

Apfelsinensaft, Apfelsinenmarmelade und frischer Ingwer ergeben eine delikate Glasur für die Kürbishälften. Die Mischung zieht während des Backens ins Fruchtfleisch ein und verfeinert das ohnehin süße und feine Aroma des Kürbis.

Für 8 Personen

4 kleine Speisekürbisse, halbiert und entkernt
Pfeffer und Salz
120 ml Apfelsinensaft
120 ml zuckerfreie Apfelsinenmarmelade
2 TL frischer Ingwer, gerieben

Den Ofen auf 220°C vorheizen. Die Kürbishälften mit Pfeffer und Salz würzen. Schneiden Sie von der runden Seite jeder Hälfte eine Scheibe ab, damit die Frucht stabil in der Backform liegt. Die Kürbishälften auf ein Backblech legen. Den Apfelsinensaft, die Marmelade und den Ingwer verrühren. Die Mischung dann gleichmäßig über die Schnittflächen der Kürbishälften verteilen. Das Backblech mit Aluminiumfolie dicht abdecken, und die Kürbishälften 30 Minuten backen. Dann öffnen, die Kürbisflächen mit dem auf dem Backblech angesammelten Saft bestreichen und ohne Deckel weitere 10 Minuten backen, bis der Kürbis leicht glasiert wirkt.

Menge: ½ Kürbis
Kalorien: 77
Fett: 0,1 g
Cholesterin: 0 mg
Kohlenhydrate: 34,9 g
Eiweiß: 1,1 g
Natrium: 4,0 mg (ohne Salz zum Würzen)

Brotpudding mit Weinbrandbirnen

Dieser delikate Brotpudding schließt das festliche Mahl passend ab. Zu anderen Jahreszeiten können Sie die Birnen durch frische Pflaumen, Aprikosen oder Beeren ersetzen. Ein Brotlaib von 500 g sollte für die notwendigen 8 Tassen Brotwürfel reichen, die Sie für das Rezept benötigen.

Für 12 Personen

8 Tassen trockenes Mehrkornbrot, gewürfelt
¾ Tasse Zucker
60 ml Weinbrand
4 Tassen Birnen, geschält und gewürfelt
½ Tasse Rosinen
1 Tasse Eiklar (von ca. 8 großen Eiern) oder
    Ei-Austauschstoff
¼ TL Salz
360 ml Magermilch
120 ml fettarme saure Sahne
1 EL Vanilleextrakt
1 TL Zimt

Den Ofen auf 220 °C vorheizen. Eine runde beschichtete Backform (falls nicht beschichtet, leicht einfetten) bereitstellen. Die Brotwürfel in eine große Schüssel geben. Zucker und Weinbrand in einer Pfanne bei mäßiger Hitze aufköcheln, die Birnen dazugeben und 3 Minuten köcheln lassen. Den Inhalt der Pfanne dann zu den Brotwürfeln schütten, die Rosinen hinzufügen und alles vermengen.

Eiklar und Salz in einer großen Schüssel leicht verschlagen. Dann Milch, Sahne, Vanille und Zimt darunterschlagen und die Flüssigkeit über die Brotmischung gießen. Gut vermengen und in die vorbereitete Pfanne füllen. Die Oberfläche mit einem Küchenspatel glattstreichen. Im Ofen backen, bis der Pudding fest und goldbraun ist (ungefähr 30 bis 35 Minuten). In der Form wahlweise noch warm oder abgekühlt servieren.

Menge: ¹⁄₁₂ des Puddings
Kalorien: 223
Fett: 1,2 g
Cholesterin: 0,35 mg
Kohlenhydrate: 47,0 g
Eiweiß: 7,5 g
Natrium: 316,0 mg

Tip
Birnen dunkeln nach dem Schälen sehr rasch durch die Sauerstoffeinwirkung. Schälen und zerkleinern Sie die Früchte deshalb erst unmittelbar vor der weiteren Verwendung. Wenn Sie die Birnen im voraus zubereiten wollen, sollten Sie sie in kaltes Wasser legen, das mit dem Saft einer halben Zitrone gesäuert wurde.

Das Frühstück

Kartoffelröstis

Waffeln

Pfannkuchen

Arme Ritter

Kürbisbrot

Irisches Korinthenbrot

Erdbeer-Bananen-Mus

Müsli mit Ahornsirup

Wer würde nicht gerne jeden Tag in entspannter Atmosphäre ausgiebig frühstücken? Leider können sich nur die wenigsten diesen Luxus leisten. Wochentags muß alles schnell gehen; Zeit für ein richtiges Frühstück nehmen wir uns meist nur am Wochenende. Dabei stärkt ein gutes Frühstück unsere körperliche und geistige Leistungskraft und sollte keinesfalls ausgelassen werden.

Ein Frühstück, das unseren Empfehlungen entspricht, ist vermutlich diejenige Mahlzeit des Tages, die Ihnen die wenigsten Umstellungen abverlangt. Es sei denn, Sie sind ein fanatischer Anhänger von Wurst, Eiern und ähnlichen fett- und cholesterinhaltigen tierischen Lebensmitteln. Besser für Ihr Herz und Ihr Allgemeinbefinden sind Brote und Getreide aus Vollkorn, Mager- oder Sojamilchprodukte und frisches Obst. Probieren Sie auch einmal Rührei mit Tofu (nur das Eiklar verwenden!), Vollkornpfannkuchen (s. S. 166) und andere Rezeptideen, die wir Ihnen auf den folgenden Seiten präsentieren möchten.

Was auch immer Sie wählen, bemühen Sie sich darum, pro Mahlzeit Lebensmittel aus wenigstens drei Gruppen der Nahrungsmittel-Pyramide auf Seite 172 zu verzehren. Und ziehen Sie frisches Obst den käuflichen Obstsäften vor, denn diese enthalten zwar geballte Kalorien aus dem Fruchtzucker, aber fast keine Ballaststoffe.

Ein gutes Frühstück zuzubereiten ist gar nicht so schwierig. Häufig fehlt es einfach an der nötigen Zeit. Hier sind einige Tips, wie Sie Zeit sparen können und so doch noch zu einem entspannten und gesunden Frühstück kommen können:

■ Decken Sie den Tisch schon am Abend vorher mit allem Geschirr und den nicht verderblichen Lebensmitteln ein.

■ Kochen Sie Getreidegerichte am Abend vorher, und stellen Sie sie kalt. Am nächsten Morgen brauchen Sie sie nur noch im Mikrowellenherd aufzuwärmen.

■ Auch Waffeln lassen sich gut am Vortag zubereiten und bei Bedarf morgens rasch aufwärmen.

■ Schnelle Pürees aus Sojamilch, Magermilch, Magerjoghurt, Tofu und frischen Früchten eignen sich besonders für einen guten Start in den Tag.

■ Stellen Sie sich Ihre eigene »Designer-Mischung« aus Vollkorngetreiden zusammen. Diese können Sie auch, zusammen mit frischem Obst und Sojamilch, als Mittagsimbiß mit zur Arbeit nehmen.

Getreidekaffees und Kräutertees

Sie werden sich leichter von Koffein entwöhnen können, wenn Sie anstelle der koffeinhaltigen Getränke wie Kaffee und Tee andere Heißgetränke zu der gewohnten Zeit zu sich nehmen. Hierzu bieten sich der gute alte Muckefuck aus Großmutters Zeiten und Kräutertees an.

Getreidekaffees werden als Hafer-, Mais-, Roggen- und Weizenkaffee im Handel angeboten. Die Körner werden verlesen, gereinigt, in Wasser geweicht, anschließend gedämpft und geröstet. Üblich sind auch Malzkaffees aus Gerste. Diese Getränke stellen einen ausgezeichneten koffeinfreien Ersatz für die übliche heiße Tasse Kaffee dar, denn selbst entkoffeinierte Kaffee- und Teesorten enthalten noch Reste an Koffein.

Wenn Sie Kräutertees kaufen, lesen Sie die Etiketten, ob die Erzeugnisse wirklich frei von Koffein und sonstigen Stimulanzien sind.

Wählen Sie beispielsweise Tee aus Kamillenblüten, Pfefferminzblättern, Lindenblüten, Hagebutten, verschiedenen Gewürzen, Hibiskusblüten und Apfelsinenschalen. Frischer Pfefferminztee ist ein aromatischer Genuß und überdies leicht zuzubereiten. Füllen Sie eine Teekanne mit einer Handvoll Pfefferminzblätter aus dem Garten, vom Balkon (Pfefferminze ist anspruchslos und wächst sehr rasch) oder aus dem Laden. Geben Sie kochendes Wasser darauf, und lassen Sie die Blätter einwirken, bis der Tee das gewünschte Aroma angenomen hat.

Kartoffelröstis

Normalerweise liegen geröstete Kartoffeln wegen der fetthaltigen Zubereitung sehr schwer im Magen. Hier ist eine fettfreie Variante.

Für 4 Personen

2 große Kartoffeln
Pfeffer und Salz

Einen Topf mit Salzwasser auf großer Hitze aufkochen. Die Kartoffeln schälen und 2 Minuten unzerteilt im kochenden Wasser blanchieren. 10 Minuten lang an der Luft trocknen lassen, dann mit der Handreibe oder in der Küchenmaschine grob reiben. Die Kartoffelscheiben nach Geschmack mit Pfeffer und Salz würzen.

Eine beschichtete Bratpfanne leicht einfetten und auf eine Herdplatte stellen. Auf mittlere Stufe erhitzen. Wenn die Pfanne heiß ist, die Kartoffeln hineingeben und gleichmäßig verteilen. Mit einem Küchen-

spatel auf die Kartoffeln drücken, so daß sich ein fester Kuchen bildet. Ca. 6 Minuten garen lassen, bis die Kartoffeln an der Unterseite goldbraun sind, dann mit dem Spatel wenden. Wiederum gegen den Pfannenboden drücken und weitere 6 Minuten rösten, bis die Kartoffeln gut durchgegart sind. Auf ein Schneidbrett geben und in vier keilförmige Stücke schneiden.

Menge: $1/4$ der Kartoffelröstis
Kalorien: 44
Fett: 0,1 g
Cholesterin: 0 mg
Kohlenhydrate: 60,0 g
Eiweiß: 1,2 g
Natrium: 7,0 mg (ohne zusätzliches Salz)

Tip

Diese Kartoffelröstis sind nicht nur zum Frühstück sehr lecker, sondern ergeben auch – zusammen mit gedämpften oder kurzgebratenen Gemüsen oder mit würzigen Schwarzbohnen und einem grünen Salat – eine vollwertige Mittagsmahlzeit.

Waffeln

Genießen Sie diese luftigen, leichten Waffeln an einem Sonntagmorgen mit frischem Obst.

Für 4 Personen

1 Tasse Weißmehl
$1^{1}/4$ TL Backpulver
Eine Prise Salz

1/4 l Magermilch

3 Eiklar

2 EL und 2 TL ungesüßtes Apfelkompott

1/2 TL Vanilleextrakt

Ein Waffeleisen erhitzen; wenn das Eisen nicht antihaftbeschichtet ist, leicht einfetten.

Mehl, Backpulver und Salz in einer mittelgroßen Schüssel vermengen. In einer anderen Schüssel die Milch, 2 Eiklar, das Apfelkompott und den Vanilleauszug gut verschlagen.

Das verbliebene Eiklar in einer kleinen Schüssel steif schlagen.

Die Milchmischung zu dem Mehl geben und verrühren. Das geschlagene Eiklar vorsichtig unterheben.

Nun die Waffeln nach Gebrauchsanweisung des Waffeleisens backen. Heiß servieren.

Menge: 1 Waffel
Kalorien: 102
Fett: 0,2 g
Cholesterin: 0,7 mg
Kohlenhydrate: 18,6 g
Eiweiß: 5,3 g
Natrium: 48,0 g

Tip 1
Wenn Ihr Mittagessen ziemlich üppig ausgefallen ist, sollten Sie eines der leichten Frühstücksrezepte zum Abendbrot probieren: Waffeln mit Obst, eine Schüssel mit Getreideflocken, Obst und Magermilch oder vielleicht etwas Fruchtmus auf Vollkorntoast.

Tip 2
Frieren Sie nicht benötigte Waffeln ein, sobald sie abgekühlt sind. Aufgewärmt schmecken sie zwar nicht ganz so gut wie frisch zubereitet, aber sie bieten eine willkommene Abwechslung zum üblichen Toastbrot.

Pfannkuchen

Das Vollkornmehl gibt diesen Pfannkuchen ihren kräftigen, nußartigen Geschmack, macht sie aber keineswegs schwer bekömmlich. Servieren Sie die Pfannkuchen mit frischem Obst oder Rübensirup.

Für 18 Pfannkuchen (6 Personen)

1/2 Tasse feine Haferflocken

600 ml Magermilch

1 Tasse Weißmehl

3/4 Tasse Vollkornmehl

2 EL Zucker

1 EL Backpulver

1/2 TL Salz

1/2 TL Zimt

3 Eiklar

1 TL Vanilleextrakt

Eine Pfanne (antihaftbeschichtet) auf einer mäßig heißen Herdplatte erwärmen.

Haferflocken und Milch in einer mittelgroßen Schüssel vermengen und beiseite stellen.

Weißmehl, Vollkornmehl, Zucker, Backpulver, Salz und Zimt in einer großen Schüssel gut verrühren.

Die Eiklar und die Vanille zur Hafermischung

geben und einrühren. Die Hafermischung nun zum Mehl schütten und so lange einrühren, bis alle Zutaten vermengt sind; nicht übermäßig verquirlen.

Für jeden Pfannkuchen ¼ Tasse der Masse in die Pfanne geben. Wenn die Unterseite braun ist, wenden und die andere Seite bräunen. Heiß servieren.

Menge: 3 Pfannkuchen
Kalorien: 237
Fett: 1,5 g
Cholesterin: 1,8 mg
Kohlenhydrate: 44,5 g
Eiweiß: 11,6 g
Natrium: 276,0 mg

Tip

Hafermehl liefert viel wasserlösliche Ballaststoffe, die den Cholesterinspiegel des Blutes senken helfen. Hohe Cholesterinwerte wiederum tragen zum Entstehen von Herzerkrankungen bei. Deshalb ist es für Ihre Gesundheit nützlich, den Tag mit einer guten Portion Haferflocken und frischem Obst zu beginnen oder Haferflocken auch in solchen Rezepten zu verwenden, wo man sie nicht unbedingt erwartet – zum Beispiel in unseren Pfannkuchen.

Das Sonntagsfrühstück

Man kommt am Sonntag etwas leichter und gut gelaunt aus den Federn, wenn ein leckeres Frühstück wartet. Versuchen Sie es einmal mit folgendem »Frühstücksmenü«:

Eier: Sautieren Sie in einer beschichteten Pfanne frische Champignons, grüne Paprika, Zwiebeln und etwas scharfe Chili. Geben Sie geschlagenes Eiklar dazu, dann backen Sie das Omelett, bis es fest ist. Garnieren Sie mit frischem Schnittlauch oder frischer Petersilie.

Kartoffeln: Den Grill vorheizen. Ungeschälte rote Kartoffeln in dünne Scheiben schneiden. Ein beschichtetes Backblech leicht einfetten und die Kartoffelscheiben in einer einzigen Lage darauf verteilen. Mit fertiger Gewürzmischung oder Cayennepfeffer bestreuen und grillen, bis die Kartoffeln braun und kroß sind.

Apfelsinen: 120 ml Apfelsinensaft mit 1 TL frischer oder getrockneter Pfefferminze verrühren. Eine Apfelsine schälen, auch die weiße Innenhaut entfernen. Die Frucht nun in Segmente schneiden (eventuell ohne Zwischenhaut) und dem Saft beimischen.

Arme Ritter

Heiß aus der Pfanne und mit frischen Früchten serviert, schmeckt dieser schnelle Imbiß am besten. Gut geeignet sind Pfirsiche in Scheiben oder Beeren; auch ungesüßtes Apfelkompott sollten Sie einmal dazu probieren.

240 ml Magermilch
120 ml Ei-Austauschstoff
1 EL Ahornsirup oder Rübensaft

1 EL Zucker
1 TL Vanille
½ TL Zimt
8 trockene Scheiben Vollkornbrot
vom Vortag

Milch, Ei-Ersatz, Sirup, Zucker, Vanille und Zimt verschlagen. Eine beschichtete Pfanne leicht einfetten und auf einer Herdplatte mit mittlerer Hitze erwärmen. Jede Brotscheibe ca. 10 Sekunden lang in die Milchmischung tauchen und diese einziehen lassen; anschließend von jeder Seite goldbraun backen (ca. 2 Minuten pro Seite).

Menge: 2 Scheiben
Kalorien: 188
Fett: 1,6 g
Cholesterin: 2,5 mg
Kohlenhydrate: 35,0 g
Eiweiß: 10,0 g
Natrium: 31,0 mg

Tip
Beim Kauf von Ei-Austauschstoff sollten Sie das Etikett genau lesen; einige Produkte enthalten nämlich Fett. Wählen Sie ein Produkt, das nur mit dem Eiklar und ohne zusätzliches Fett hergestellt worden ist.

Kürbisbrot

Beginnen Sie Ihren Tag mit einigen Scheiben dieses delikaten, kuchenartigen Kürbisbrotes, etwas frischem Obst und Kräutertee.

Für 12 Personen

1 Tasse Weißmehl
1 Tasse Vollkornmehl
2–3 TL Backpulver
1 TL Zimt
Eine Prise Muskatnuß, gemahlen
¾ Tasse Kürbiswürfel, ungesüßt
4 Eiklar oder
120 ml Ei-Austauschstoff
60 ml Magermilch
¼ Tasse Banane, zerdrückt
60 ml Honig
½ Tasse Rosinen

Den Ofen auf 180°C vorheizen. Eine beschichtete (oder leicht eingefettete) Brotform vorbereiten.

Weißmehl, Vollkornmehl, Backpulver, Zimt und Muskatnuß miteinander vermengen.

In einer anderen Schüssel die Kürbiswürfel, Eiklar, Milch, Banane und den Honig verrühren. Die Mischung zum Mehl geben und kurz verrühren. Schließlich noch die Rosinen einrühren.

Die Masse in die vorbereitete Form gießen und backen, bis ein Zahnstocher, probehalber in die Mitte des Laibes gestochen, sauber wieder herausgezogen werden kann (ca. 45 bis 50 Minuten). Aus der Form stürzen und abkühlen lassen.

Menge: ¹/₁₂ des Brotes
Kalorien: 127
Fett: 0,4 g
Cholesterin: 0,9 mg
Kohlenhydrate: 28,0 g
Eiweiß: 4,0 g
Natrium: 76,0 mg

Tip

Um die Oberfläche des Brotes glatter und runder zu gestalten, drücken Sie vor dem Backen mit der runden Seite eines Löffels eine flache Furche in den Laib. Das verhindert, daß der aufgehende Teig aufbricht.

Irisches Korinthenbrot

Genießen Sie dieses Korinthenbrot mit einer Tasse Kräutertee zum Frühstück. Die gesamte Zubereitungszeit dauert nur eine Dreiviertelstunde. Wie die meisten schnellbackenden Brote schmeckt auch das Korinthenbrot am besten frisch. Das Rezept ergibt zwei Laibe; der zweite Laib kann aber problemlos eingefroren werden, sobald er abgekühlt ist. Korinthenbrot sollte, auch wenn es nur einen Tag alt ist, aufgewärmt serviert werden.

Für 2 Laibe (8 Personen)

1 Tasse Korinthen
2 Tassen Weißmehl
2 Tassen Vollkornweizenmehl
1–2 EL Backpulver
3/4 TL Kümmelsamen
1/4 TL Salz
1/4 l Magerjoghurt
1/4 l Magermilch

Den Ofen auf 190°C vorheizen. Die Korinthen in einer kleinen Schüssel mit heißem Wasser 5 Minuten einweichen lassen, dann abtropfen.

Weißmehl, Vollkornmehl, Backpulver, Kümmel und Salz in einer großen Schüssel verrühren. Korinthen hineinrühren.

In einer anderen Schüssel den Joghurt und die Milch verrühren, dann zur Mehlmischung gießen und verrühren. Den Teig zweiteilen. Jede Hälfte mit mehlbestäubten Händen auf ein beschichtetes Backblech legen und zu einer abgeflachten Scheibe von ca. 20 Zentimetern Durchmesser formen. Auf beide Oberseiten jeweils ein »X« einkerben. Backen, bis das Brot hohl klingt, wenn man an die Unterseite klopft (ca. 30 bis 35 Minuten). Warm servieren.

Menge: 1/4 eines Laibes
Kalorien: 293
Fett: 1,0 g
Cholesterin: 1,0 mg
Kohlenhydrate: 62,0 g
Eiweiß: 10,0 g
Natrium: 114,0 mg

Erdbeer-Bananen-Mus

Die meisten Rezepte, die ein Mus aus pürierten Früchten ergeben, sehen die Verwendung von entweder viel Zucker oder gesüßten Joghurt vor. Beides benötigen Sie nicht, wenn Sie reifes Obst verarbeiten. Das vorliegende Rezept können Sie abwandeln und z.B. Pfirsiche, Beeren oder Mangos verwenden.

Für 2 Personen

1 mittelgroße Banane
1 Tasse Erdbeeren in Scheiben
1/4 l Magermilch
1 EL Weizenkeime
1 TL Vanille

Alle Zutaten in der Küchenmaschine pürieren. Auf zwei Schalen verteilen.

Menge: 1¼ Tassen (ca. 300 ml)
Kalorien: 144
Fett: 1,4 g
Cholesterin: 2,2 mg
Kohlenhydrate: 7,3 g
Eiweiß: 28,0 g
Natrium: 64,0 mg

Müsli mit Ahornsirup

Ein kinderleicht zusammenzustellendes Getreidefrühstück mit Magermilch und frischem Obst. Machen Sie am besten gleich das Doppelte oder Dreifache, und bewahren Sie den nicht benötigten Rest in einem luftdicht verschlossenen Gefäß. Das Müsli bleibt dort mindestens eine Woche lang frisch und knusprig.

Für 4 Tassen

> 60 ml Ahornsirup oder Rübensaft
> 1 TL Vanilleextrakt
> 2 Tassen Haferflocken
> 2 Tassen Puffmais (»Popcorn«)
> 2 Tassen Puffreis (vorzugsweise aus braunem Reis)
> ½ Tasse Weizenkeime

Den Ofen auf 200°C vorheizen. Sirup und Vanille in einer großen Schüssel verrühren. Die restlichen Zutaten hinzufügen und gut vermengen, bis die Getreide mit der süßen Masse überzogen sind. Die Mischung gleichmäßig auf einem Backblech verteilen und 10 Minuten backen.

Menge: 1 Tasse
Kalorien: 392
Fett: 5,9 g
Cholesterin: 0 mg
Kohlenhydrate: 70,4 g
Eiweiß: 16,2 g
Natrium: 3,9 mg

Tip
Weizenkeime enthalten viel Eiweiß und essentielle Fettsäuren. Sie sind relativ fetthaltig und sollten deshalb nur in kleinen Mengen genossen werden.

Die »Life Choice«-Ernährung

(Von Helen Roe, Leiterin des Geschäftsbereiches »Ernährung« des Forschungsinstituts für vorbeugende Medizin)

Grundsätzlich sind die Richtlinien der von uns entwickelten sogenannten »Life Choice«-Ernährung sehr einfach: Essen Sie viel und abwechslungsreiches Vollkorngetreide, frisches Obst und Gemüse, dazu etwas Magermilch oder Magermilcherzeugnisse, und meiden Sie wegen ihres Fettgehaltes alle sonstigen Lebensmittel tierischen Ursprungs, Nüsse, Samen, Avocados und Pflanzenfette. Um diese Empfehlungen auch konsequent umsetzen zu können, wünschen sich viele Menschen zusätzliche Informationen, zum Beispiel darüber, wie man diese Richtlinien in den täglichen Speiseplan umsetzt und die Mahlzeiten entsprechend zusammenstellt, wie man sich auf Reisen versorgt, wie man sich in Restaurants fettarm und vegetarisch beköstigen lassen kann, wie man die – oft verschlüsselten – Hinweise auf Etiketten liest, wie man den kleinen Hunger zwischendurch stillt usw. Im folgenden Kapitel wollen wir Ihnen diese und andere Fragen beantworten, damit Ihnen die Umsetzung unserer Empfehlungen leichter fällt.

Die »Life Choice«-Ernährung ist die ideale Ernährungsweise für die meisten Menschen. Diese fettarme und vegetarische Kost wurde von Dr. Dean Ornish entwickelt und von mehreren anerkannten Ernährungswissenschaftlern geprüft. In Kombination mit Leibesübungen, wirksamer Streßbeherrschung und psychologischer Unterstützung verbessert diese Ernährung nachweislich die Blutversorgung des Herzens.

Eine vegetarische Ernährung wird inzwischen von vielen Gesundheitsbehörden und -verbänden empfohlen und ernährungsphysiologisch als vorteilhaft bewertet. Dennoch ist es ratsam, die Zustimmung Ihres Hausarztes einzuholen, wenn Sie mit der »Life Choice«-Diät beginnen wollen. Sie sollten auch danach in regelmäßigen Abständen mit Ihrem Arzt prüfen, ob diese Lebensweise für Sie gesundheitlich unbedenklich ist. Jeder Mensch hat eine andere Krankengeschichte (oder Gesundheitsgeschichte) und entsprechend unterscheiden sich auch die Anforderungen an seine Ernährungsweise. Wenn Sie sich zu irgendeinem Zeitpunkt unwohl fühlen oder stark an Gewicht verlieren (mehr als ein bis zwei Pfund wöchentlich, ausgenommen während der ersten zwei Wochen) oder stark untergewichtig sind, dann sollten Sie in jedem Fall Ihren Arzt aufsuchen. Dieser wird Ihren Ernährungsstatus feststellen und – wenn er hierin sachkundig ist – entsprechende Hinweise zur weiteren Ernährung geben.

■ Die »Life Choice«-Ernährungspyramide

Sofern Sie Ihren täglichen Kalorienbedarf durch eine abwechslungsreiche Kost decken und Einseitigkeit strikt vermeiden, kann eine fettarme vegetarische Kost für Sie die ideale Ernährungsform sein. Ausgenommen hiervon sind vor allem Kinder, Patienten mit Verbrennungen, Patienten nach einer Operation sowie Schwangere. Um sicherzugehen, daß Sie eine optimale Versorgung mit allen notwendigen Nähr-

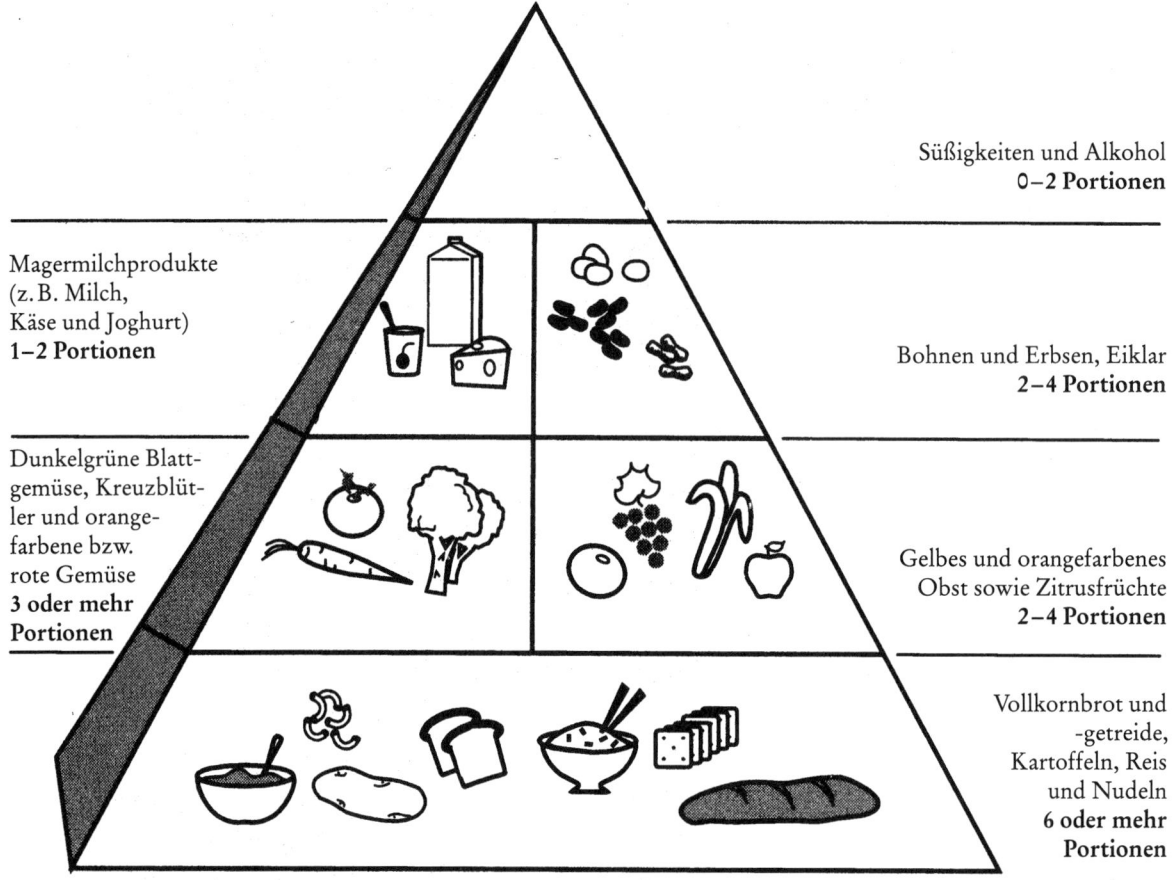

Süßigkeiten und Alkohol
0–2 Portionen

Magermilchprodukte
(z. B. Milch,
Käse und Joghurt)
1–2 Portionen

Bohnen und Erbsen, Eiklar
2–4 Portionen

Dunkelgrüne Blatt-
gemüse, Kreuzblüt-
ler und orange-
farbene bzw.
rote Gemüse
**3 oder mehr
Portionen**

Gelbes und orangefarbenes
Obst sowie Zitrusfrüchte
2–4 Portionen

Vollkornbrot und
-getreide,
Kartoffeln, Reis
und Nudeln
**6 oder mehr
Portionen**

(Quelle: Entnommen und abgewandelt aus: Eating Right Food Pyramid, U.S, Department of Agriculture, 1992.)

stoffen erhalten, sollten Sie Ihre Lebensmittel an-
hand der oben dargestellten Ernährungspyramide
auswählen.

Die »Life Choice«-Ernährungspyramide sieht auf
den ersten Blick aus wie die entsprechende Pyramide
der U.S.-amerikanischen Landwirtschaftsbehörde.
Inhaltlich bestehen jedoch große Unterschiede. Der
bedeutendste ist wohl, daß die amtliche Ernährungs-
empfehlung mit ihrem relativ hohen Fett- bzw.
Fleisch- und Fischanteil Herzschäden nicht verhindert und schon gar nicht zurückbildet. Die »Life
Choice«-Ernährungspyramide klammert Lebensmittel, die Fett, insbesondere gesättigte Fettsäuren,
Cholesterin und Koffein enthalten, aus und empfiehlt Vollkorngetreide, grüne Blattgemüse und
Kreuzblütler, frisches Obst, Bohnen, Linsen, Erbsen

sowie Magermilchprodukte. Fettfreie Süßigkeiten, Wein, Bier und stark alkoholische Getränke sind ernährungsphysiologisch wertlos, und entsprechend wenig sollten Sie davon verzehren.

Die »Life Choice«-Ernährung

Lebensmittelgruppe	Portionen	Wichtige Nährstoffe	Portionsgröße
Vollkorngetreide und Kartoffeln: Getreidekörner, Nudeln, Kartoffeln, Mais, Reis, Brot	6+	Komplexe Kohlenhydrate, Ballaststoffe, Eiweiß, Thiamin, Riboflavin, Eisen, Niacin, Folsäure, Magnesium, Zink, Essentielle Fettsäuren*	1 Scheibe Brot, $1/2$ Tasse Reis, Nudeln, gekochte Getreide, Mais, Kartoffeln, 1 Brötchen, 30 g trockenes Getreide (z. B. Haferflocken), 1 kleine gebackene Kartoffel
Gemüse: dunkelgrüne Blattgemüse, gelbe und orangefarbene Gemüse sowie Kreuzblütler	3+	Vitamin A, Vitamin C, Ballaststoffe, Folsäure, Magnesium, Kalzium, Essentielle Fettsäuren*	$1/2$ Tasse rohe oder gekochte Gemüse, 1 Tasse Blattgemüse
Obst	2 bis 4	Vitamin C, Ballaststoffe, Kalium	$1/2$ Tasse gegarte Früchte, 120 ml Fruchtsaft, 1 ganze Frucht, $1/4$ Tasse Trockenobst, 1 Melonenkeil
Magermilchprodukte: Magermilch, -joghurt, -käse und Frischkäse	1 bis 2	Eiweiß, Kalzium, Riboflavin, Kalium, Zink, Vitamin A, Vitamin B12, Vitamin D	$1/4$ l Milch, 30 g Käse, $1/4$ l Joghurt, $1/2$ Tasse Frischkäse
Hülsenfrüchte; Eiklar: Sojamilch, Tofu, Fleischersatzstoffe (Bratlinge, Brotbeläge usw. aus Sojaeiweiß)	2 bis 4	Eiweiß, Niacin, Eisen, Vitamin B6, Zink, Essentielle Fettsäuren*	$1/2$ Tasse gekochte Bohnen oder Erbsen, $1/4$ l Sojamilch, 45 g Tofu, 75 g Fleischersatz
Fettfreie Süßigkeiten	0 bis 2	keine	Portionsgröße entsprechend der Packungsangaben, 2 TL Konfitüre, Zucker, Sirup u. ä.
Alkohol	0 bis 1	keine	120 ml Wein, 45 ml Hochprozentiges oder 360 ml Bier

* Vollkorngetreide, dunkelgrüne Blattgemüse und manche Bohnen (auch Sojabohnen und Produkte daraus) liefern essentielle Fettsäuren.

Die Auswahl ist überwältigend

Nachfolgend finden Sie eine kleine Auswahl an Lebensmitteln, die für die »Life Choice«-Ernährung geeignet sind.

Magermilch(produkte) – 1 bis 2 Portionen täglich

Buttermilch	Milch
Frischkäse	Saure Sahne
Joghurt	Streichkäse
Käse	

Hülsenfrüchte – 2 bis 4 Portionen täglich

Adzukibohnen	Perlbohnen
Augenbohnen	Pintobohnen
Braune Bohnen	Schwarze Bohnen
Erbsen	Sojabohnen (Sojamilch und
Kichererbsen	Sojaerzeugnisse, Tofu)
Kidneybohnen	Splittererbsen
Linsen	Wachtelbohnen
Mungbohnen	

Gemüse – 3 oder mehr Portionen täglich

Artischocken	Kartoffeln
Auberginen	Knoblauch
Bambussprossen	Kohlrabi
Bataviasalat	Kürbis
Blumenkohl	Lollo rossa
Brokkoli	Mangold
Brunnenkresse	Möhren
Champignons	Okra
Chicorée	Paprika
Chilis	Pastinaken
Chinakohl	Petersilie
Endivien	Porree
Fenchel	Radieschen
Gartenkresse	Rauke
Grünkohl	Rettiche
Gurken	Römischer Salat

Rosenkohl	Spitzkohl
Rote Bete	Steckrüben
Rotkohl	Tomaten
Sauerampfer	Weiße Rüben
Schalotten	Weißkohl
Schwarzwurzeln	Wirsing
Sellerie	Zucchini
Spargel	Zwiebeln
Spinat	

Frisches Obst – 2 bis 4 Portionen täglich

Ananas	Johannisbeeren
Äpfel	Kirschen
Apfelsinen	Kiwis
Aprikosen	Korinthen
Backpflaumen	Mandarinen
Bananen	Mangos
Birnen	Maracujas
Brombeeren	Netzmelonen
Cantaloupe-Melonen	Pampelmusen
Datteln	Papayas
Erdbeeren	Pfirsiche
Feigen	Pflaumen
Galiamelonen	Pomelos
Granatäpfel	Preiselbeeren
Guaven	Rosinen
Heidelbeeren	Wassermelonen
Himbeeren	Weintrauben
Honigmelonen	Zitronen

Vollkorngetreide und Kartoffeln – 6 oder mehr Portionen täglich

Amaranth	Hirse
Bataten (Süßkartoffeln)	Kartoffeln
Braunreis	Mais
Buchweizen	Quinoa
Bulgur	Roggen
Dinkel	Weizen (Vollkornbrot,
Gerste	Vollkornflocken,
Hafer	Vollkornnudeln)

Das Diät-Tagebuch

Unserer Erfahrung nach ist es manchmal hilfreich, in einem Diät-Tagebuch aufzuzeichnen, was man ißt; dabei werden die täglichen Speisen ihrer jeweiligen Gruppe zugeordnet (Obst, Hülsenfrüchte, Getreide usw.) Auf diese Weise hat man einen schnellen Überblick, was man bereits gegessen hat und welche Ergänzungen bzw. Änderungen – falls überhaupt – nötig sind. Besonders zu Beginn Ihrer Ernährungsumstellung kann ein solches Tagebuch nützlich sein, bis man sich eine gewisse Routine angeeignet hat. Nach einer Weile wird es Ihnen dann leicht fallen, in Lebensmittelgruppen zu denken und zu planen.

Schreiben Sie einen Tag lang alles auf, was Sie essen und trinken, einschließlich Wasser. Beschreiben Sie das Lebensmittel genau, und geben Sie die Menge dazu an. Zum Schluß rechnen Sie aus, wie viele Tagesportionen Sie aus jeder Gruppe verzehrt haben. Vergleichen Sie diese Zahlen mit den Empfehlungen, und entscheiden Sie, ob Sie noch irgendeinen Nachholbedarf haben oder in Zukunft etwas verändern sollten. Sehen Sie dazu auch das Muster eines täglichen Speiseplans auf Seite 178.

Unterwegs und im Restaurant

Zunächst mag es Ihnen fast unmöglich erscheinen, auch fern von zu Hause eine fettarme vegetarische Ernährungsweise konsequent einzuhalten. Dabei ist das gar nicht so schwer. Aus den Erfahrungen vieler Teilnehmer des »Life Choice«-Programms haben wir Ihnen eine kleine Auswahl an Tips und Tricks zusammengestellt, die Ihnen dabei helfen wird.

1. Besuchen Sie oft dieselben Restaurants. Mit der Zeit lernen Sie, wo man bereit ist, Ihren Wünschen entgegenzukommen und Ihnen die Speisen nach Bedarf abwandelt.

2. Wenn Sie auswärts essen, rufen Sie vorher an. Sprechen Sie mit dem Geschäftsführer, und erklären Sie ihm, daß Sie vegetarisch und vor allem fettarm essen möchten. Versuchen Sie es zum Beispiel so: »Ich esse aus gesundheitlichen Gründen sehr wenig Fett. Kann Ihr Küchenchef mir ein Menü zusammenstellen, das kein Fleisch oder Geflügel, keinen Fisch und auch keine Fette enthält?« Bringen Sie Ihr Anliegen aber nicht gerade zu den betriebsamen Haupt-Essenszeiten vor, sondern eher am frühen Vormittag oder im Laufe des Nachmittags, dann wird man mehr Zeit für Sie haben. Um es dem Küchenpersonal etwas leichter machen, lassen Sie sich eine günstige und weniger hektische Zeit für Ihre Tischreservierung empfehlen – der Service wird entsprechend aufmerksamer sein.

3. Wenn Sie sich mit der Geschäftsführung des Restaurants nicht vorher besprechen können, erklären Sie Ihrer Bedienung, was Sie für Wünsche haben. Vielleicht kann der Ober etwas empfehlen oder mit dem Küchenchef Rücksprache halten. Zögern Sie auch nicht, nach dem Inhalt und der Zubereitung der Speisen zu fragen: Werden sie in Öl sautiert? Oder gedämpft? Wird eine Soße dazu gereicht? Separat oder bereits auf dem Gericht? Wird Käse verwendet? Sind die Speisen vorgekocht, oder werden Sie auf Bestellung zubereitet? Kann der Koch das Gericht auch ohne Fett zubereiten?

Wenn Sie sich mit den Verantwortlichen eines Restaurants vorher nicht besprechen konnten, bleibt

Ihnen immer noch die Möglichkeit, sich Ihr eigenes Menü von der Karte zusammenzustellen: Bestellen Sie gedämpften Reis mit den Tagesgemüsen – natürlich ebenfalls gedämpft. Oder fragen Sie nach Ofenkartoffeln, ebenfalls mit gedämpften Gemüsen. Vielleicht bereitet der Koch ja auch eine Nudelsoße aus frischen Tomaten, Zwiebeln und Basilikum zu. Sie werden überrascht sein, wie flexibel und kreativ mancher Küchenchef sein kann, wenn man ihn darum bittet. Bestehen Sie selbstbewußt auf Ihren Wünschen: Ein Restaurant ist ein Dienstleistungsbetrieb, und ein gutes Restaurant wird sich bemühen, die Wünsche seiner Kunden zu erfüllen, vor allem, wenn der Kunde freundlich und höflich sein Anliegen vorträgt.

Auf Reisen sollten Sie stets einen Grundvorrat nützlicher Lebenmittel mitnehmen, z. B. Kräutertees und Malzkaffee, fettarme Salatsoße, geeignete Trockensuppen etc. Für den ersten Reisetag bietet es sich an, selbst zubereitete Lebensmittel zu verzehren: Linsen, Reis, Nudelsalat und Bohnensalat lassen sich problemlos transportieren und halten sich auch eine Weile. Auf diese Weise sind Sie nicht auf die Verpflegung im Flugzeug oder in der Bahn angewiesen.

Werner und Eva Hebenstreit sind begeisterte Weltenbummler und schaffen es trotzdem, sich überall nach den Richtlinien der »Life Choice«-Diät zu ernähren. Werner erzählt: »Am besten ist es, wenn man etwas länger am selben Ort bleibt; so lernt das Hotelpersonal seine Gäste besser kennen. Wir geben dem Geschäftsführer und dem Küchenchef gleich am ersten Tag eine Liste mit den Lebensmitteln, die wir nicht wünschen, und bitten sie, darauf Rücksicht zu nehmen. Natürlich legen wir ein kleines Trinkgeld mit in den Umschlag, und bislang hat das immer wunderbar geklappt.«

Oder Sie mieten an Ihrem Urlaubsort ein Apartment, das eine eigene kleine Küche hat. So können Sie sich selbst versorgen und Ihre Mahlzeiten wie zu Hause planen und zubereiten.

Die meisten Fluggesellschaften bieten zwar auch vegetarische Speisen an, aber diese sind in der Regel recht fettreich. Auf manchen Flughäfen gibt es Lebensmittelgeschäfte, die geeignete Kost anbieten. Kaufen Sie genug, um den Flug über gut versorgt zu sein und nicht von der Verpflegung an Bord abhängig zu sein.

■ *Fragen zur »Life Choice«-Diät*

Kann ich bei einer solchen Ernährungsweise auch zuviel essen und zunehmen?

Ja, aber es ist nicht sehr wahrscheinlich. Folgen Sie Ihrem natürlichen Rhythmus von Hunger und Sättigung: Essen Sie, wenn Sie hungrig sind, und hören Sie auf, wenn Sie sich angenehm satt, aber noch nicht übersättigt fühlen.

Achten Sie besonders auf die Menge an Süßigkeiten, die Sie verzehren. Fettarm ist nicht gleichbedeutend mit kalorienarm, und die meisten Süßigkeiten enthalten Zucker in der einen oder anderen Form, der überflüssige Kalorien liefert. Wenn Sie sich um Ihr Gewicht sorgen, wiegen Sie sich einmal wöchentlich und vergleichen Ihr Gewicht mit dem anvisierten Ziel, daß Ihr Arzt oder Ernährungsberater Ihnen empfohlen hat. Für die meisten Normalgewichtigen reicht es als Zielvorgabe aus, nicht zuzunehmen. Wer übergewichtig ist, sollte einen behutsamen Gewichtsverlust anstreben.

Wie groß ist »eine Portion"?

In der Liste auf Seite 173 finden Sie für jede Lebensmittelgruppe die entsprechenden Portionsgrößen.

Wie sieht die typische Speisenfolge eines normalen Tages aus?

Die exemplarische Speisenfolge auf der folgenden Seite entspricht den »Life Choice«-Richtlinien und enthält auch die empfohlene Menge der Portionen aus der Ernährungspyramide auf Seite 172.

Die Speisenfolge ist nur ein Modell. Jeder sollte sich seine eigenen Speisen nach Geschmack zusammenstellen. Tauschen Sie bevorzugt Lebensmittel aus derselben Gruppe untereinander aus. Das Beispielmenü liefert ca. 2000 Kalorien; davon stammen 8 % aus Fett, 19 % aus Eiweiß und 77 % aus Kohlenhydraten. Wenn Sie weniger essen möchten, verkleinern Sie die Portionen anstatt auf eine Lebensmittelgruppe (z. B. auf Obst) ganz zu verzichten. Umgekehrt gilt ebenso: Wenn Sie mehr essen möchten, nehmen Sie aus allen Gruppen etwas größere Portionen. Das Menü enthält bevorzugt natürliche und nur wenige industriell verarbeitete Lebensmittel. Es ist ernährungsphysiologisch vollwertig und liefert alle nötigen Aminosäuren, komplexen Kohlenhydrate, essentiellen Fettsäuren, Ballaststoffe, Vitamine und Mineralien und enthält überdies nützliche Antioxidantien. Die Tageskost ist auf sechs kleine Mahlzeiten verteilt, von denen jede Kohlenhydrate durch Getreide oder stärkereiche Gemüse enthält, so daß eine konstante Energieversorgung gewährleistet ist und Schwankungen des Blutzuckerspiegels verhindert werden. Vollkornbrot und -getreide sowie Nudeln stellen in der beispielhaften Tages-Speisenfolge die Grundlage dar. Ersatzweise können Sie im Laufe des Tages auch ¼ Tasse Weizenkeime und ¼ Tasse Weizenkleie verzehren, um den Mangel an Ballaststoffen und wichtigen Nährstoffen auszugleichen. Wenn Sie auf Kuhmilch verzichten wollen, greifen Sie statt dessen zu Sojamilch.

Woran erkenne ich, welche industriell verarbeiteten Lebensmittel erlaubt sind?

Wann immer möglich, sollten Sie frische Lebensmittel verwenden. Einige industriell verarbeitete Lebensmittel entsprechen jedoch auch den Richtlinien der »Life Choice«-Kost. Woran erkenne ich diese?

Lesen Sie die Etiketten. Die meisten Fertiggerichte oder verarbeiteten Nahrungsmittel bestehen aus einer ganzen Reihe einzelner Komponenten, die durch uneinheitliche und beschönigende Bezeichnungen manchmal schwer zu identifizieren sind. Gehen Sie am besten folgendermaßen vor:

Die meisten Etiketten geben zwei Tabellen an: Einmal die Liste der Zutaten und zum anderen die Nährwerttabelle (meist bezogen auf 100 g). Schauen Sie sich zunächst die Nährwerttabelle an und finden Sie heraus, wieviel Fett das Erzeugnis enthält. Pro Portion sollte das Nahrungsmittel höchstens 3 g Fett beinhalten.

Lesen Sie dann die Liste der Zutaten. Diese sollte keine zusätzlichen Fette ausweisen.

Im folgenden wollen wir an Hand zweier Etiketten auf unterschiedlichen Verpackungen von Sojabratlingen veranschaulichen, welche den »Life Choice«-Richtlinien entsprechen würde und welche nicht. Denken Sie beim Lesen der Etikette daran, daß die Nahrungsmittel außer den natürlichen keine zusätzlichen Fette enthalten sollen. Prüfen Sie auch, ob die angegebene Portionsgröße realistisch ist und ob demnach die erlaubten 3 g pro Portion überschritten werden.

Etikett 1

Zutaten: Champignons, Naturreis, Zwiebeln, Haferflocken, Mozzarella aus teilentrahmter Milch,

Muster eines täglichen Speisenplans
Anzahl der jeweiligen Portionen

Zeit	Lebens-mittel	Menge	Getreide	Gemüse	Frisch-obst	Hülsen-früchte	Mager-milch	Alkohol & Süßigkeiten
6:00	Weizenschrot	1 Tasse	2					
	Magermilch	1 Tasse					1	
	Vollkorntoast	1 Scheibe	1					
	Konfitüre	2 TL						1
	Banane	1/2			1/2			
	Malzkaffee	unbegrenzt						
10:00	Roggenkräcker	4	1					
	Apfelsine				1			
12:30	Schwarze Bohnen	1 Tasse				2		
	Brauner Reis	1/2 Tasse	1					
	Fester Tofu	1/2 Tasse				1		
	Tomatensoße	1/2 Tasse		1				
	Spinatsalat	1 Tasse		1				
	Kräutersalat-soße	unbegrenzt						
	Vollkorn-brötchen	1 kleines	1					
15:30	Roggenkräcker	4	1					
	rohe Möhren	1/2 Tasse		1				
	frischer Apfel	1			1			
19:00	Vollkornnudeln	1 1/2 Tasse	3					
	Tomatensoße mit Zucchini	1 Tasse		2				
	gedämpfter Brokkoli	1/2 Tasse		1				
	Römischer Salat	1 Tasse		1				
	fettfreie Salatsoße	unbegrenzt						
	Vollkornbrot	2 Scheiben	2					
22:00	Magerjoghurt	1 Tasse					1	
	frische Beeren	1/2 Tasse			1			
Portionen gesamt			12	7	4	3	2	1
Portionen-empfehlung			6 +	3 +	2–4	2–4	1–2	0–2

Quark, Eiklar, Cheddarkäse, Bulgurweizen, natürliche Gewürze und Aromastoffe, Olivenöl, Tapiokastärke, pflanzliche Bindstoffe.

(Pro Bratling beträgt der Fettgehalt 2,5 g.)

Wahrscheinlich haben Sie es gemerkt: Dieses Produkt verfehlt unsere strengen Kriterien. Zwar wird die zulässige Fettmenge mit 2,5 g pro Portion nicht überschritten, aber schauen Sie, woher dieses Fett stammt: aus Mozzarella, Quark, Cheddarkäse und Olivenöl. Dies sind zugesetzte Fette. Deshalb erfüllt das Erzeugnis unsere Anforderungen nicht. Nun zum zweiten Beispiel:

Etikett 2

Zutaten: Sojaeiweiß, Wasser, Kartoffelstärke, Sojafasern, Trockenzwiebeln, natürliche Aromen, Gewürze, frischer Knoblauch, natürlicher Malzextrakt.

(Pro Bratling beträgt der Fettgehalt 0 g.)

Dieses Produkt erfüllt die Anforderungen unserer »Life Choice«-Ernährung, weil es kein Fett enthält und deshalb natürlich auch kein Fett zugesetzt worden ist.

Was ist, wenn die Nährwerttabelle einen Fettgehalt angibt, aber in der Liste der Zutaten keine Fette auftauchen?

Das liegt daran, daß nahezu alle Lebensmittel natürliches Fett enthalten. Ein Apfel enthält Fett. Brokkoli auch. Mais, Roggen und Weizen enthalten Fett. Diese Lebensmittel liefern uns die essentiellen Fettsäuren. Solange die zulässigen 3 g pro Portion nicht überschritten werden, entsprechen solche Nahrungsmittel den »Life Choice«-Empfehlungen. Nahrungsmittel mit zugesetzten Fetten – gleich in welcher Menge – entsprechen den Empfehlungen dagegen nicht.

Entsprechen Lebensmittel, deren zugesetzte Fette vorwiegend aus ungesättigten Fettsäuren bestehen, die als besonders gesund gelten, der »Life Choice«-Ernährung?

Nein. Selbst Distel- oder Olivenöl enthält neben den ungesättigten auch gesättigte Fettsäuren. Am erfolgreichsten haben diejenigen ihre Herzgesundheit verbessert, die sich strikt an die »Life Choice«-Regeln halten: lernen, Streß zu steuern und zu bewältigen, sich regelmäßig in einer Gruppe zum Erfahrungsaustausch zusammenfinden sowie gezielte Leibesübungen für die allgemeine körperliche und geistige Vitalität. Wer sich mit Kompromissen durchzumogeln sucht, gleitet schnell in eine Form der Lebensführung, die Herzerkrankungen nicht verhindert und bestehende Herzerkrankungen verschlimmert.

Wie erkenne ich Zusatzfette in Lebensmitteln?

Fett verbirgt sich hinter vielen Namen. Hier sind einige der häufiger verwendeten:

Backfett
Butter
Diglyceride
Erdnußöl
(Färber-)Distelöl
Gehärtete Fette (oder Öle)
Kokosöl
Kürbiskernöl
Leinöl
Lezithin
Mais(keim)öl
Margarine

Mayonnaise
Milchpulver
Monoglyceride
Nußöle
Olivenöl
Palmfett
Palmkernfett
Pflanzliches Öl
Rapsöl
Rindertalg
Sahne
Schmalz
Schokolade
Sesamöl
Sojaöl
Sonnenblumenöl
Teilentrahmte Milch
Teilgehärtete Fette (Öle)
Traubenkernöl
Walnußöl
Weizenkeimöl

Sojaprodukte sind recht fettreich; wieviel ist erlaubt?

Sojaprodukte enthalten kein Cholesterin, liefern essentielle Fettsäuren und sind deshalb von der Einschränkung »3 g pro Portion« ausgenommen. Als Tagesration empfiehlt sich ca.: ½ Tasse Sojabohnen, 120 g Tofu oder ½ l Sojamilch pro Tag. Sojamilch ist eine ausgezeichnete cholesterinfreie Alternative zu Kuhmilch. Man bekommt sie auch mit Geschmackszusätzen (Schokolade usw.) und in unterschiedlichen Fettstufen. Wählen Sie am besten einfache Sojamilch der niedrigsten Fettstufe.

Kann ich nach den »Life Choice«-Empfehlungen auch zu wenig Fett zu mir nehmen?

Ja, aber es ist nicht sehr wahrscheinlich, sofern Sie sich an die Regeln und vor allem an die Empfehlungen nach der Ernährungspyramide halten. Die »Life Choice«-Diät vermeidet zwar konsequent fettreiche Lebensmittel und Fettzusätze in Nahrungsmitteln, aber die Fettmenge aus Getreide, Bohnen (auch Sojaprodukten), Obst und Gemüse reicht völlig aus, um die essentiellen Fettsäuren in der notwendigen Menge zu liefern. Der Tagesbedarf an essentiellen Fettsäuren ist relativ klein, und es ist sinnlos, mehr als nötig davon zu verzehren.

Die zwei essentiellen Fettsäuren, die Sie aus der Nahrung beziehen müssen, sind Linolsäure, welche Omega-6-Fettsäuren beinhaltet, und Linolensäure, welche Omega-3-Fettsäuren beisteuert. Überdies müssen diese zwei Fettsäuren in einem bestimmten Verhältnis zueinander aufgenommen werden: Zuviel Omega-6-Säure im Verhältnis zur Omega-3-Säure ist eher schädlich als nützlich. Wenn Sie den Empfehlungen der »Life Choice«-Ernährung folgen, nehmen Sie beide essentiellen Fettsäuren sowohl in der nötigen Menge als auch in einem günstigen Verhältnis zueinander auf. Die Omega-3-Fettsäuren stammen vorwiegend aus grünen Blattgemüsen, einigen Bohnensorten (auch Sojabohnen) und Erbsen. Die Omega-6-Fettsäuren beziehen Sie aus Vollkorngetreide. Weil die »Life Choice«-Diät besonders reichhaltige Quellen der Omega-6-Säuren ausschließt oder streng begrenzt (vor allem Fischfette und Pflanzenöle), werden Sie mit dem richtigen Gleichgewicht beider Fettsäuren keine Schwierigkeiten haben.

Nehme ich mit der »Life Choice«-Kost auch genügend Kalzium auf?

Entgegen der landläufigen Ansicht scheint es so zu sein, daß Erwachsene nicht auf Milch als Kalziumquelle angewiesen sind, sondern die benötigte (relativ kleine) Menge aus anderen Lebensmitteln beziehen können, ohne ein erhöhtes Risiko der Osteoporose einzugehen. Die Chinesen liefern hierfür ein überzeugendes Beispiel: Sie konsumieren so gut wie keine Milchprodukte und verzehren nur die Hälfte des Kalziums, das Menschen in westlichen Ländern aufnehmen, und dennoch tritt Osteoporose in China sehr selten auf.

In der Kindheit und Jugend ist Kalzium für ein gesundes Knochenwachstum nötig; bei Erwachsenen jedoch scheint es wichtiger zu sein, den Verlust von Kalzium zu verhindern. Studien haben gezeigt, daß der Verzicht auf tierisches Eiweiß, Koffein, Tabak und eine bewegungsarme Lebensführung dazu beitragen kann, den Verlust von Kalzium über den Urin zu minimieren.

Natürlich brauchen auch Erwachsene eine gewisse Menge Kalzium, aber wie hoch diese Menge sein soll ist durchaus umstritten. Die Weltgesundheitsorganisation empfiehlt 400 bis 500 Milligramm täglich, die amerikanische Gesundheitsbehörde hat ihre Empfehlung vor kurzem auf 800 Milligramm erhöht, und in Deutschland wird ein Minimalbedarf von 400 bis 500 Milligramm angenommen und ein Verzehr von 800 bis 1200 Milligramm empfohlen.

Die »Life Choice«-Diät erlaubt ½ l Magermilch (-produkte) am Tag, aber es ist ohne weiteres möglich, die nötige Kalziummenge über pflanzliche Quellen aufzunehmen. Das meiste stammt aus grünen Gemüsen (vor allem dunklen Blattgemüsen), Trockenbohnen und Erbsen.

Nehme ich mit der »Life Choice«-Kost genug Eiweiß auf?

Die Sorge um eine ausreichende Eiweißversorgung ist oft unnötig. Tatsache ist, daß man über regelmäßigen Fleischverzehr zuviel Eiweiß zu sich nimmt. Ein übermäßiger Eiweißverzehr, besonders von tierischem Eiweiß, erhöht das Risiko von Krebs, Diabetes und Herzerkrankungen. Und weil eine kausale Verbindung zwischen Eiweißverzehr und Kalziumverlust besteht, kann überschüssiges Eiweiß sogar zu Osteoporose führen. Die »Life Choice«-Diät stellt eine ausreichende Versorgung mit Eiweiß sicher, ohne die Risiken einer eiweißreichen Fleischkost einzugehen.

Woher stammt das Eiweiß in der »Life Choice«-Ernährung?

Frauen brauchen täglich ca. 50 g, Männer ungefähr 60 g Eiweiß. Diese Menge wird vor allem durch Bohnen (auch Sojabohnen), Eiklar und Magermilch (-produkte) bereitgestellt. Auch andere Gemüse und Vollkorngetreide sind gute Eiweißquellen. Sie brauchen also keine Kuhmilch, um Ihr Nahrungseiweiß in der nötigen Menge und Qualität aufzunehmen.

Muß ich bei einer vegetarischen Kost darauf achten, Aminosäuren in bestimmten Verhältnissen miteinander zu kombinieren?

Seit vielen Jahren wird von Ernährungsberatern und Ärzten verbreitet, man müsse teilwertige Proteine (also solche, die nicht alle essentiellen Aminosäuren enthalten) miteinander kombinieren, um sich mit vollwertigem Eiweiß zu versorgen. Wer beispielsweise mittags Getreide zu sich nimmt, sollte demnach Hülsenfrüchte dazu essen, um die Vollwertigkeit des Proteins sicherzustellen. Heute wissen wir, daß dies in der Sache zwar stimmt, aber dennoch keinen Anlaß zur Sorge darstellt.

Dazu ein wenig Hintergrundwissen: Aminosäuren sind die Bausteine, aus denen Proteine (Eiweiße) zusammengesetzt sind. Wir brauchen sie, um Körpergewebe aufzubauen und zu reparieren und weitere unverzichtbare Körperfunktionen auszuüben. Von den ca. 20 essentiellen Aminosäuren kann unser Körper 9 nicht selbst herstellen; diese müssen wir also aus der Nahrung beziehen. Früher dachte man, tierisches Eiweiß sei das einzige vollwertige Eiweiß, das alle essentiellen Aminosäuren enthält. Richtig ist, daß auch einige Pflanzen vollwertiges Eiweiß enthalten, wenngleich einige der Aminosäuren in zu kleinen Mengen vorhanden sind. Man muß also einfach etwas mehr davon zu sich nehmen. Die Sojabohne ist die einzige Pflanze, die alle essentiellen Aminosäuren in solchen Mengen enthält, daß man ihr Eiweiß als vollwertiges Eiweiß bezeichnet.

Heute wissen wir, daß unser Körper viel mehr Zeit hat als bisher angenommen, um für ein unvollständiges Eiweiß einen passenden Partner zu finden und ein vollständiges Protein daraus zu machen. Wenn Sie Mais – der die essentielle Aminosäure Lysin nur in sehr kleinen Mengen enthält – zu Mittag essen, müssen Sie das fehlende Lysin irgendwo anders herbekommen. Aber dies muß keineswegs bei derselben Mahlzeit geschehen. Es genügt, innerhalb der nächsten zwei Tage eine Portion Hülsenfrüchte zu essen, die sehr viel Lysin enthalten. Wenn Sie den Empfehlungen der »Life Choice«-Kost folgen und jeden Tag angemessene Portionen Getreide, Hülsenfrüchte, Obst und Gemüse verzehren, brauchen Sie sich um die Versorgung mit allen essentiellen Aminosäuren keine Gedanken zu machen.

Warum ist Fisch nicht erlaubt?

Manche Fischarten sind zwar recht fettarme Speisefische, aber auch diese liefern Cholesterin – eine Portion von 90 g enthält zwischen 40 und 70 Milligramm Cholesterin. Im Restaurant serviert man Fischportionen bis zu 250 g, was einem Cholesteringehalt von 180 Milligramm entsprechen kann. 90 g Krabben liefern ca. 166 Milligramm Cholesterin. Oft wird die Notwendigkeit des Verzehrs von Fettfischen mit ihrem Gehalt an bestimmten Omega-3-Fettsäuren begründet, aber diese essentiellen Fettsäuren können Sie ebensogut aus dunklen Blattgemüsen, Sojabohnen und Sojaerzeugnissen (z. B. Tofu) beziehen, ohne gleichzeitig das schädliche Cholesterin aufzunehmen.

Was ist der Unterschied zwischen einfachen und komplexen Kohlenhydraten?

Kohlenhydrate liefern den Großteil der Energie, die unser Körper täglich braucht. Einfache Kohlenhydrate nennt man Einfach- und Doppelzucker, weil sie aus nur einem oder zwei Molekülen bestehen, komplexe Kohlenhydrate nennt man Vielfachzucker, weil sie aus mehreren hundert (das sind die für den Menschen verwertbaren Stärken) oder aus mehreren tausend Zuckermolekülen (das sind die unverdaulichen Ballaststoffe) bestehen. Die »Life Choice«-Diät bevorzugt komplexe Kohlenhydrate (Vollkorngetreide, -brote, -flocken und -nudeln sowie Bohnen) und begrenzt den Verzehr einfacher Zucker, wie sie in Obst, Fruchtsaft, allen Haushaltszuckern, gezuckerten Produkten, Konfitüren und Sirup vorkommen.

Komplexe Kohlenhydrate werden überdies von der Natur in einer sehr nützlichen Form angeboten: Oft liefern solche Lebensmittel auch Eiweiß, Vitamine, Mineralien und Ballaststoffe sowie – bei Vollkorngetreiden – auch essentielle Fettsäuren. Beim Verdauungsvorgang werden die komplexen Kohlenhydrate, z.B. Stärke in Brot oder Kartoffeln, nach und nach in Glucose umgebildet und somit für den Körper nutzbar gemacht. Diese Spaltung geht relativ langsam vor sich. So wird der menschliche Körper stetig mit Brennstoff versorgt, und der Blutzuckerspiegel bleibt innerhalb stabiler und verträglicher Grenzen konstant.

Einfache Kohlenhydrate kommen sowohl in natürlicher als auch in raffinierter Form vor. Raffinadezucker (das sind die üblichen Haushaltszucker) liefern außer ihrer Energie so gut wie keine weiteren Nährstoffe. Die natürlichen Zucker aus Obst, Gemüse und Milchprodukten treten in einem natürlichen Verbund mit Vitaminen, Mineralien und – in manchen Fällen – auch Ballaststoffen auf. Wenn Sie Lebensmittel verzehren, die viel einfache Zucker enthalten (das sind zumindest alle, die süß schmecken), schnellt Ihr Blutzuckerspiegel nach oben. Darauf reagiert Ihre Bauchspeicheldrüse sofort: Sie schüttet Insulin ins Blut aus, welches den Blutglukoseanteil senkt. Die unangenehme Folge ist, daß auf einen raschen und kurzlebigen Energieschub Ihr Blutzucker auf einen niedrigeren Wert als vorher abstürzt, was Sie müde und abgeschlagen macht.

Als Diabetiker müssen Sie auf Ihre Zufuhr von einfachen Zuckern natürlich besonders achten. Die »Life Choice«-Kost ist zwar auch für Diabetiker geeignet, allerdings sollten Sie hinsichtlich einer Ernährungsumstellung mit Ihrem Arzt Rücksprache halten.

Ist Honig besser als Zucker?

Honig, Rohzucker und brauner Zucker haben gegenüber Weißzucker keine ernährungsphysiologischen Vorteile. Löffel für Löffel sind Kalorienanzahl und Süßkraft nahezu identisch. Honig enthält Fruchtzucker (Fructose), die unser Körper zwar ein wenig aufwendiger spaltet, aber letztlich endet auch Fruktose als Glucose im Blut. Und der Körper macht keinen Unterschied, woher Glucose stammt und welche Form sie vorher hatte.

Was soll ich tun, wenn ich Süßes besonders gern mag?

Dann versuchen Sie es mit frischem, reifem Obst, Vollkornbrot, gewürzten (nicht gezuckerten!) Kräutertees oder Magermilchprodukten wie Joghurt. Möhren haben unter den Gemüsen mit den höchsten Zuckergehalt und sind deshalb für Ihre Vorliebe eine geeignete Knabberei.

Meiden Sie industriell gefertigte Backwaren und gefrorene Süßspeisen, auch wenn sie fettarm sind. Sie tragen wenig oder gar nichts zur gesunden Ernährung bei. Auch fettfreie Produkte müssen keineswegs kalorienfrei sein. Tatsächlich sind sie oft sogar besonders zucker- und somit kalorienreich.

Was sind Antioxidantien?

Meist sind damit – vereinfachend und keineswegs vollständig – die Vitamine C und E sowie das Betacarotin (das im Körper zu Vitamin A umgewandelt wird) gemeint. Jüngere Studien legen den Schluß nahe, daß diese Antioxidantien wirksam gegen freie Radikale vorgehen, welche im Körper zum Teil schwere Zellschäden (z.B. vorzeitiges Altern, Herzschäden oder Krebs) verursachen. Freie Radikale sind ein Nebenprodukt des menschlichen Stoffwechsels. Überdies erzeugt der Körper freie Radikale, wenn er Sonnenlicht, Umweltgiften und Zigarettenrauch ausgesetzt wird. Die Forschung glaubt, daß antioxidativ wirkende Vitamine uns gegen die Zellschäden schützen können, indem sie freie Radikale neutralisieren oder ihre Bildung verhindern. Wenn Sie sich den Richtlinien entsprechend ernähren, versorgt Sie die »Life Choice«-Ernährung mit sehr vielen Antioxidantien.

Folgende Lebensmittel enthalten viele Antioxidantien:

Vitamin C
   Blumenkohl
   Brokkoli
   Cantaloupe-Melonen
   Grünkohl
   Himbeeren
   Kartoffeln
   Kiwis
   Paprika, rote (am meisten), gelbe und grüne
   Rosenkohl
   Süßkartoffeln
   Tomaten
   Wassermelonen
   Weißkohl
   Zitrusfrüchte und Säfte daraus (Zitronen, Apfelsinen usw.)
   Zuckererbsen

Betacarotin
   Brokkoli
   Dunkle Blattgemüse (Spinat, Grünkohl usw.)
   Gelbe und orangefarbene Gemüse: Möhren, Süßkartoffeln, Kürbis
   Gelbe oder orangefarbene Obstsorten: Cantaloupe-Melonen, Pfirsiche, Mangos

Vitamin E
   Brokkoli
   Gegarte Blattgemüse: alle Kohlarten, Spinat usw.
   Getreideflocken, mit Vitamin E angereichert
   Grüne Erbsen
   Haferflocken
   Mais
   Weizenkeime

Ich habe einen kräftigen Appetit, und die Ernährung nach der »Life Choice«-Diät schmeckt mir auch sehr gut. Allerdings werde ich wenige Stunden nach einer Mahlzeit schon wieder hungrig. Was soll ich tun?

Das ist bei vegetarischer Ernährung nicht ungewöhnlich. Wer viel ballaststoffreiche Lebensmittel ißt, fühlt sich schnell satt, noch bevor er viel gegessen hat. Das ist auch sehr nützlich, denn es verhindert eine überflüssige Versorgung mit Kalorien. Allerdings werden manche Menschen schon wieder hungrig, bevor die nächste Mahlzeit ansteht.

In diesem Fall ist es sehr hilfreich, die Tageskalorien auf möglichst viele kleine Mahlzeiten – fünf oder sechs – zu verteilen. Bei kleinen Mahlzeiten muß der Verdauungsapparat weniger arbeiten. Dies wiederum hilft dem Herzen, denn es muß Magen und Darm nicht mit soviel Blut versorgen. Die Folge: Man fühlt sich nicht müde und kraftlos, sondern energiegeladen und wach.

Häufige kleine Mahlzeiten regulieren auch den Blutzuckerspiegel. Dies ist besonders für Diabetiker wichtig. Mit einem konstant ausgeglichenen Blutzuckerspiegel entfallen die unangenehmen Energiespitzen und -täler, die dann auftreten, wenn nur wenige, aber reichhaltige Mahlzeiten verzehrt werden.

Auch für Übergewichtige, die abnehmen wollen, sind mehrere kleine Mahlzeiten hilfreicher als wenige große. Wir neigen dazu, bei Hungergefühl mehr zu essen als eigentlich notwendig. Überdies sind wir nicht sehr wählerisch, wenn uns der Hunger plagt. Man kann seinen Appetit also besser steuern, wenn man durch häufige kleinere Imbisse den großen Hunger gar nicht erst aufkommen läßt.

Essen Sie zu festen Tageszeiten, drei bis vier Stunden zwischen den Mahlzeiten sind empfehlenswert. Ein typischer Tagesablauf könnte demnach folgendermaßen aussehen: Frühstück, Vormittagsimbiß, Mittagessen, Nachmittagsimbiß, Abendessen und als Betthupferl einen Nachtimbiß. Vergleichen Sie dazu den Vorschlag auf Seite 178.

Die Zwischenmahlzeiten: Wenn der kleine Hunger nagt

Vielleicht kennen Sie das Gefühl: Es ist 11 Uhr vormittags, das knapp ausgefallene Frühstück sättigt schon längst nicht mehr, und das Mittagessen läßt auch noch eine Weile auf sich warten. Was tun? Hungrig bleiben bis zum Mittag? Ernährungstechnisch ist das keine gute Idee, weil sie dadurch Gefahr laufen, Ihren großen Hunger mittags über die Maßen zu stillen. Besser ist es, einen kleinen Imbiß einzunehmen.

Die »kleine Mahlzeit zwischendurch« hat ganz zu Unrecht einen schlechten Ruf. Ein kleiner Imbiß am Vormittag, Nachmittag und vor dem Schlafengehen wird sowohl Ihren Blutzucker als auch Ihr Gewicht stabilisieren. Die wichtigste Bedingung für diesen Erfolg ist, daß Sie Ihre Gesamtmenge an Tageskalorien dadurch nicht steigern. Das erreichen Sie aber sicher nicht mit Kartoffelchips oder Keksen (auch keinen fettarmen!), sondern nur, wenn Sie die richtige Art von Imbiß verzehren.

Ideal sind komplexe Kohlenhydrate. Essen Sie zu den »großen« Mahlzeiten Frühstück, Mittagessen und Abendbrot etwas weniger, und genießen Sie die eingesparten Mengen zwischendurch. Anstatt den Vollkorntoast gleich zum Frühstück zu verzehren, essen Sie ihn mit ein paar Tomatenscheiben oder einem Stück Obst am späteren Vormittag. Oder heben Sie sich einen Teil des Nudelsalates vom Mittagessen für einen Nachmittagsimbiß mit einer Scheibe Knäckebrot auf. Vollkorngetreide sind übrigens nicht allein zum Frühstück geeignet; auch zur Bettzeit schmeckt ein Schälchen Haferflocken mit Soja- oder Magermilch gut und ist sehr bekömmlich.

Meiden Sie solche Lebensmittel, die viel einfache Zucker enthalten wie Fertigbackwaren und Fruchtsäfte. Ihr Blutzuckerspiegel wird in die Höhe schnellen, um kurz darauf durch den Insulinausstoß wieder abzustürzen. Sie werden sich müde fühlen und überdies schon bald wieder hungrig sein.

Sachregister

Rezeptregister

Frank Jones

Mit Rotwein gegen Herzinfarkt

Welcher Wein, wieviel, für wen?

Herz-Kreislauf-Krankheiten sind in der westlichen Welt immer noch Todesursache Nr. 1. Paradoxerweise zeigen die Franzosen, die viel rauchen, kaum Sport treiben und reichlich ungesättigte Fette zu sich nehmen, eine der niedrigsten Herzinfarktraten der Welt.

Ihr Geheimnis: Rotwein – mäßig, aber regelmäßig. Die Wissenschaft bestätigt. Ein bis zwei Gläser Rotwein pro Tag verringern das Infarktrisiko um ca. 40 Prozent. Einige Inhaltsstoffe der Rotweine, z. B. Antioxidanzien, die aggressive Zellkiller unschädlich machen, beugen nachweislich vielen verschiedenen Krankheiten vor.

Dieser praktische Ratgeber beschreibt die medizinischen Möglichkeiten des Weins und hilft mit einer detaillierten Übersicht über empfehlenswerte Weinsorten aus aller Welt bei der Auswahl des richtigen Rebensafts.

vgs verlagsgesellschaft Köln

Dr. med. M. Gabriel Khan
Dr. med. Henry J. L. Marriott

Kursbuch Gesundes Herz

Aktiv vorbeugen – Rechtzeitig erkennen –
Sinnvoll behandeln

Noch immer sind Herz-Kreislauf-Krankheiten die Todesursache Nummer eins in den
Industrienationen. Vorbeugemaßnahmen und rechtzeitiges Erkennen können Leben
retten. Was Sie dazu wissen müssen, erfahren Sie in diesem Buch.

Auf der Grundlage der modernen Herz-Medizin geben die Autoren als erfahrene
Herzspezialisten umfassende Informationen zu

Symptomen
Diagnosemöglichkeiten
Therapieformen
Medikamenten und
aktuellen Stichworten wie Antioxidanzien,
zum Beispiel Beta-Carotin oder Vitamin E,
Aspirin, Chlamydien Östrogen etc.

Die übersichtliche Anordnung der Themen in alphabetischer Reihenfolge macht das
»Kursbuch Gesundes Herz« zu einem unverzichtbaren Nachschlagewerk.

Mit einem »Herztest«, der Ihnen zeigt, ob Ihr Herz gefährdet ist.

vgs verlagsgesellschaft Köln